Counseling and Psychotherapy

海 军 院 校 学 科 专 业 重 点 建 设 项 目

心理咨询与治疗

唐云翔　王云霞 ◎主编

上海教育出版社
SHANGHAI EDUCATIONAL PUBLISHING HOUSE

本书编委会

主　编　唐云翔　王云霞

副主编　马海鹰　刘涛生　苏　彤

参编者　崔　轶　高　淇　江　倩　李　玲
　　　　　刘涛生　马海鹰　苏　彤　唐云翔
　　　　　魏　存　王　浩　王云霞　许惠静
　　　　　徐静舟　徐淑雨　严雯婕　占毅楠
　　　　　张　婷　郑思齐　周佳楠　周　娜

前　言

随着社会竞争的加剧，生活节奏的加快，社会大众对自身心理健康的关注日益增加，这一社会需求有力地推动了我国心理咨询与治疗行业正规化、科学化发展。正规化、科学化发展就要求我国的心理咨询与治疗走专业化的道路。由受过专业训练的人，以专业的态度和方法来做专业的事。现在公众也更认可心理咨询与治疗的专业化。

我国心理咨询与治疗专业人员的培养之路仍在探索之中。2001年，我国劳动和社会保障部制定了《心理咨询师国家职业标准》，并于2002年启动了心理咨询师的国家职业资格考试，将心理咨询师职业分为心理咨询员（国家职业资格三级）、心理咨询师（国家职业资格二级）、高级心理咨询师（国家职业资格一级）三个等级。直到2017年9月12日，人力资源和社会保障部印发《关于公布国家职业资格目录的通知》（人社部发〔2017〕68号），公布了140项国家职业资格，其中暂停了"心理咨询师"国家职业资格考试。10余年来，培养了100多万心理咨询师，缓解了社会大众对心理咨询需求的压力。不过，目前我国的心理咨询与治疗人员的专业能力还有待进一步提高，尚需要一些专业教材的系统学习。

本教材的目标读者是有志于学习心理咨询与治疗的人，包括接受系统心理学培训的大学生和社会工作者，以及心理咨询师和心理治疗师培训班、心理健康教育培训班、学校心理辅导员等各类学员。全书由十一章构成，分为两大部分。第一部分为总论，包括第一至第四章，介绍心理咨询与治疗中的共性问题，包括心理咨询与治疗概述、心理咨询与治疗的基本技术、咨访关系和咨访过程、心理咨询与治疗中的主要问题。这一部分是心理咨询与治疗中普遍认可的一般规范，是基础，是"共同知识"。第二部分为分论，包括第五至第十一章，向读者依次介绍主要的心理咨询与治疗理论流派，如精神分析疗法、认知行为治疗、以人为中心治疗、森田治疗、家庭治疗、后现代心理治疗，以及我国本土化的心理疗法。这一部分是由心理治疗师或心理学家创立的、后来逐渐发展的、一些理论流派及相应治疗技术。为了便于读者理解各理论流派治疗的特点，在介绍每种治疗或疗法时都提供了相应的案例。

感谢所有编写人员的辛勤付出,他们为了提高本教材的质量,查阅了大量资料,对部分编写内容进行了反复磋商。

由于编写时间和水平的限制,最终出版的教材一定还存在一些不足,欢迎各位读者和同行专家给我们提出宝贵意见,以便我们在今后的版本中修订。

主　编

2020 年 11 月 25 日

目 录

第一章　心理咨询与治疗概述 /1
　本章要点 /1
　学习要求 /1
　重要术语 /1
　第一节　心理咨询和心理治疗 /1
　　一、心理咨询和心理治疗的概念 /1
　　二、心理咨询和心理治疗的异同 /2
　　三、心理咨询与治疗的分类 /4
　第二节　心理咨询与治疗的基本原则 /8
　　一、保密性原则 /8
　　二、价值中立原则 /8
　　三、自愿原则 /9
　　四、限定性原则 /9
　　五、灵活性原则 /9
　　六、综合性原则 /10
　第三节　心理咨询与治疗的发展历史 /10
　　一、心理咨询与治疗的起源和发展 /10
　　二、心理咨询与治疗在我国的发展 /13
　第四节　心理咨询与治疗的伦理守则 /16
　　一、在咨询或治疗过程中时刻保持伦理学的意识 /17
　　二、保证自己具备咨询或治疗的能力 /17
　　三、尊重和保护来访者或患者 /17
　　四、真诚地向来访者作出承诺 /18
　　五、避免建立双重或多重关系 /18
　第五节　从业人员的素质和成长 /18
　　一、专业知识和技能素质 /18
　　二、心理素质 /20

　　　　三、个人成长 /20
　　复习题 /22
　　推荐阅读 /23
　　附录一　中国心理学会临床与咨询心理学工作伦理守则（第二版）/23

第二章　心理咨询与治疗的基本技术 /36
　　本章要点 /36
　　学习要求 /36
　　重要术语 /36
　　第一节　会谈 /37
　　　　一、会谈的基本过程 /37
　　　　二、会谈的主要类型 /40
　　　　三、影响会谈的因素 /41
　　第二节　非言语技术 /42
　　　　一、面部表情 /43
　　　　二、身体语言 /45
　　　　三、言语表情 /47
　　　　四、沉默 /48
　　第三节　参与性技术 /50
　　　　一、倾听 /51
　　　　二、提问 /54
　　　　三、具体化 /55
　　　　四、鼓励 /56
　　　　五、重复 /57
　　　　六、内容反映 /58
　　　　七、情感反映 /58
　　第四节　影响性技术 /59
　　　　一、面质 /59
　　　　二、解释 /60
　　　　三、一般化 /62
　　　　四、即时化 /62
　　　　五、内容表达 /63

六、情感表达 /64

七、自我暴露 /64

复习题 /65

推荐阅读 /66

第三章 咨访关系和咨访过程 /68

本章要点 /68

学习要求 /68

重要术语 /68

第一节 咨询目标 /69

一、咨询目标的种类 /69

二、确立咨询目标的方法 /72

第二节 咨访关系 /74

一、建立良好咨访关系的意义 /75

二、咨访关系的特征 /75

三、咨访关系的影响因素 /78

第三节 咨访过程 /81

一、收集信息与确立目标 /81

二、帮助与改变 /83

三、咨询的结束 /85

四、咨询过程的分析 /88

复习题 /89

推荐阅读 /90

第四章 心理咨询与治疗中的主要问题 /91

本章要点 /91

学习要求 /91

重要术语 /91

第一节 咨询的设置 /91

一、时间设置 /92

二、地点设置 /94

三、流程设置 /95

四、收费设置 /97
　　五、转介设置 /97
　　六、其他设置 /99
第二节　阻抗与干扰 /100
　　一、来访者的阻抗 /100
　　二、咨询师的干扰 /107
第三节　移情与反移情 /110
　　一、移情 /110
　　二、反移情 /113
复习题 /116
推荐阅读 /117

第五章　**精神分析疗法** /119
本章要点 /119
学习要求 /119
重要术语 /119
第一节　精神分析的发展历史 /120
　　一、经典精神分析理论 /120
　　二、客体关系理论 /122
　　三、自体心理学 /124
　　四、主体间理论 /126
第二节　精神分析的基本理论 /129
　　一、本能驱力理论 /129
　　二、意识层次理论 /131
　　三、心理发展理论 /132
　　四、人格结构理论 /137
　　五、防御机制 /138
第三节　精神分析的治疗技术 /141
　　一、精神分析个体治疗 /141
　　二、精神分析团体治疗 /149
第四节　精神分析的案例分析 /152
　　一、案例报告 /152
　　二、案例分析 /157

复习题 /160

推荐阅读 /162

第六章 认知行为治疗 /163

本章要点 /163

学习要求 /163

重要术语 /163

第一节 认知行为治疗的发展历史 /164

一、行为治疗的发展历史 /164

二、认知治疗的发展历史 /164

第二节 认知行为治疗的基本理论 /165

一、行为治疗的基本理论 /165

二、认知治疗的基本理论 /170

第三节 认知行为治疗的常用技术 /177

一、行为治疗的常用技术 /177

二、认知治疗的常用技术 /185

第四节 认知行为治疗的案例分析 /189

一、案例简介 /189

二、来访者分析与评估 /189

三、治疗过程 /190

复习题 /197

推荐阅读 /199

第七章 以人为中心治疗 /200

本章要点 /200

学习要求 /200

重要术语 /200

第一节 以人为中心治疗的发展历史 /200

一、以人为中心治疗的产生背景 /200

二、以人为中心治疗的崛起 /203

三、以人为中心治疗的形成 /205

四、以人为中心治疗的迅速发展 /206

第二节 以人为中心治疗的基本理论 /207

一、以人为中心治疗的人性理论 /207

二、以人为中心治疗的自我理论 /209

　　三、心理失调与心理治疗的实质 /211

第三节　以人为中心治疗的基本态度与常用技术 /212

　　一、以人为中心治疗的基本态度 /212

　　二、以人为中心治疗的常用技术 /218

第四节　以人为中心治疗的案例分析 /219

　　一、案例简介 /219

　　二、来访者分析与评估 /220

　　三、治疗过程 /220

复习题 /223

推荐阅读 /224

第八章　森田治疗 /225

本章要点 /225

学习要求 /225

重要术语 /225

第一节　森田治疗的发展历史 /226

　　一、森田治疗的创立 /226

　　二、森田治疗的发展 /227

第二节　森田治疗的基本原理 /229

　　一、森田治疗的基本理论 /229

　　二、森田治疗的基本原则 /232

第三节　森田治疗的操作实施 /236

　　一、森田治疗的适应证 /236

　　二、森田治疗的实施形式 /237

第四节　森田治疗的案例分析 /241

　　一、案例简介 /241

　　二、来访者分析与评估 /243

　　三、治疗过程 /245

复习题 /248

推荐阅读 /249

第九章　家庭治疗 /250

本章要点 /250

学习要求 /250

重要术语 /250

第一节　家庭治疗的兴起与发展 /250

一、家庭治疗的定义 /251

二、家庭治疗的特征 /251

三、家庭治疗的兴起 /253

四、家庭治疗的发展 /255

第二节　家庭治疗的基本理论 /257

一、多世代家庭治疗 /257

二、系统家庭治疗 /258

三、结构式家庭治疗 /259

四、人本主义家庭治疗 /260

五、策略派家庭治疗 /262

六、社会建构主义家庭治疗 /263

第三节　家庭治疗的常用技术 /263

一、提问 /263

二、家谱图 /265

三、角色扮演 /265

四、重塑与积极赋义 /266

五、家庭雕塑 /267

六、家庭作业 /268

七、软化症状 /269

八、应对常见挑战的技术 /270

第四节　家庭治疗的案例分析 /271

一、案例简介 /271

二、来访者分析与评估 /271

三、治疗过程 /271

复习题 /275

推荐阅读 /276

第十章　后现代心理治疗 /277

本章要点 /277

学习要求 /277

重要术语 /277

第一节　后现代心理治疗概述 /277

一、后现代主义简述 /277

二、后现代心理治疗概要 /280

三、后现代心理治疗的主要流派和发展趋势 /281

第二节　焦点解决短期治疗 /282

一、焦点解决短期治疗的理论基础 /282

二、焦点解决短期治疗的基本流程与常用技术 /286

三、焦点解决短期治疗的案例分析 /293

第三节　叙事治疗 /295

一、叙事治疗的理论基础 /295

二、叙事治疗的常用技术 /297

三、叙事治疗的案例分析 /303

复习题 /304

推荐阅读 /305

第十一章　我国本土化的心理疗法 /306

本章要点 /306

学习要求 /306

重要术语 /306

第一节　认识领悟疗法 /306

一、认识领悟疗法的病理 /307

二、认识领悟疗法的治疗原理 /308

三、认识领悟疗法的治疗方法 /308

四、认识领悟疗法与精神分析的异同 /309

五、认识领悟疗法的优劣 /310

六、案例：钟友彬治疗强迫症患者 /311

第二节　意象对话疗法 /312

一、意象对话疗法的理论溯源 /312

二、意象对话疗法的治疗原理 /314

三、意象对话疗法的治疗方法 /315

四、意象对话疗法与心理动力学的异同 /316

五、意象对话疗法的优劣 /316

第三节 悟践疗法 /317

一、悟践疗法的发展历史 /317

二、悟践疗法的治疗原理 /318

三、悟践疗法的治疗方法 /319

四、悟践疗法的优点 /319

第四节 道家认知疗法 /319

一、道家认知疗法的治疗原理 /320

二、道家认知疗法的适应证 /320

三、道家认知疗法的治疗方法 /320

第五节 疏导疗法 /324

一、疏导疗法的理论基础 /324

二、疏导疗法的治疗原理与治疗方法 /325

三、疏导疗法的优势 /325

第六节 两仪心理疗法 /326

一、两仪心理疗法的治疗原理 /326

二、两仪心理疗法的理论基础 /326

三、两仪心理疗法的治疗方法 /327

四、两仪心理疗法的优劣 /346

复习题 /347

推荐阅读 /348

参考文献 /349

第一章 心理咨询与治疗概述

【本章要点】

心理咨询是以良好的治疗关系为基础,由专业的人员运用心理学的理论和方法帮助来访者解决问题,提高适应能力。心理咨询和心理治疗之间既有相似之处,也存在不同之处。心理咨询与治疗是一项专业活动,相关从业人员必须具备专业的知识技能、健康的心理素质和持续的个人成长意愿。心理咨询与治疗是一项人与人内心之间的交流活动,对从业者的职业道德有着特殊的要求,在治疗和咨询过程中需要把握一定的原则和伦理规范。不同理论流派在咨询目标、技巧和方法上各有特色,各有侧重。

【学习要求】

1. 掌握心理咨询和心理治疗的概念。
2. 掌握心理咨询与治疗的基本原则。
3. 熟悉心理咨询与治疗的伦理守则。
4. 了解心理咨询与治疗的发展历史。

【重要术语】

心理咨询　心理治疗

第一节　心理咨询和心理治疗

一、心理咨询和心理治疗的概念

心理咨询与治疗是一项专业人员从事的专业活动,从业人员不仅需要接受专业的知识技能培训,更重要的是遵循专业伦理、道德规范。随着人类对自身心理现象的探究和发现,心理咨询与治疗这门学科也在不断发展,帮助我们更清晰地直面我们的心理现象和遭遇的心理问题。在人一生的成长中,心理咨询与治疗会发挥越来越重要的作用。

(一) 心理咨询的概念

心理咨询(counseling)是指运用心理学的技术和方法,通过与来访者交流,营造特殊的人际关系,帮助来访者解决心理问题和提高适应能力的助人活动。我们将提供咨询帮助的人员称为咨询师,将向咨询师寻求帮助的人员称为来访者。咨询师与来访者通过述说、交流、商讨、询问等方式,共同找出来访者心理问题的原因,分析症结,进而帮助来访者寻找解决问题的方法和策略,提高来访者对环境的适应能力、对事情的处理能力,促进来访者身心和谐。

(二) 心理治疗的概念

心理治疗(psychotherapy)是指运用心理学的原理和方法,通过治疗性的人际关系,达到治疗心理疾病和有关躯体疾病目的的助人过程。心理治疗包括五个要素:(1)治疗者,即受过心理学和医学专业训练的临床心理学工作者或医师。(2)治疗对象,即患者(个体或团体),主要是心理疾病、心身疾病和带有心理症状的躯体疾病的患者,如各种心理障碍、行为障碍和人格障碍的患者。(3)心理学的理论、方法和技术,如精神分析学、行为主义心理学、完形心理学、人本主义心理学、认知心理学等。(4)治疗方式,指主要通过言语、表情、手势、态度、行为、良好的医患关系,以及特意安排的情境或药物进行治疗。(5)治疗目标,即通过影响患者的认知、情绪和行为,调动主体的积极性,促进机体的代谢功能,增强患者抗病能力,消除心身障碍症状,矫正不良的行为方式,塑造正常人格,实现患者的心身健康。[①]

二、心理咨询和心理治疗的异同

对于是否将心理咨询和心理治疗这两个概念合并,不同学者的观点并不一致。有些学者认为,心理咨询和心理治疗运用相似的理论,做相似的工作,只因工作场所和环境的不同而采用了不同的概念。另有学者认为,相对于心理咨询,心理治疗针对的人群是问题较严重的患者,需要更长时间、更加深入的治疗。通过综合各方的观点,我们将心理咨询和心理治疗的异同点列举如下。

---

① 车文博.心理咨询大百科全书[M].杭州:浙江科学技术出版社,2001,p.69.

(一) 心理咨询和心理治疗的相似之处

1. 采用的理论、方法和技术基本一致

心理咨询师和心理治疗师在面对求助者时,以心理学的基本理论为基础,着眼于求助者的认知、情感、意志等心理品质,运用心理学的相关技术和方法,帮助求助者解决问题。

2. 强调建立良好的关系

重视求助者与助人者之间的人际关系,在良好的治疗环境和治疗氛围下,帮助求助者直面问题、认清问题,以更加有效的方式审视自己的心理活动。

3. 过程和步骤基本一致

心理咨询和心理治疗大致都需要经历如下几个步骤:建立咨询(治疗)关系;确定问题和目标;确定咨询方案;结束咨询。

4. 目的和意义基本一致

在成长的道路上,帮助求助者认清并消除自己的心理障碍和心理问题,提高求助者的社会适应能力,促进成长。心理咨询和心理治疗的最终目标都是帮助求助者实现自助,即助人自助。

(二) 心理咨询和心理治疗的不同之处

1. 工作场所不一致

心理治疗服务的环境大多为医院或者私人心理诊所。心理咨询服务的环境和场所则更为广泛,除医院、私人心理诊所之外,还包括学校、社区、职业培训部门、司法部门等。

2. 工作对象和工作内容各有侧重

心理咨询面对的对象主要是正常人,面对的问题主要来自日常生活,包括人际关系问题、恋爱婚姻和家庭关系问题、子女教育问题等。心理治疗面对的对象主要是心理障碍、行为障碍、人格障碍等心理精神疾病患者。心理咨询的对象,我们称之为来访者。心理治疗的对象,我们称之为患者。一般认为,与心理治疗相比,心理咨询面对的问题较轻,问题相对比较容易处理。

3. 从业人员的理论知识体系不一致

进行心理咨询工作的助人者通常被称为心理咨询师(也简称咨询师),大多为心理学或教育学背景,接受应用心理学、教育心理学、咨询心理学等心理学相关系统知识的训练。进行心理治疗工作的助人者通常被称为治疗师或者心理医生,大多为医学背景,接受精神医学或者临床心理学相关系统知识的训练。

由上述的异同可以看出,心理咨询和心理治疗之间关系紧密,略有不同,但没有本质上的区别。陈仲庚教授也曾指出,虽然心理咨询和心理治疗之间存在某些差异,但两者没有本质区别。在实际工作中,心理咨询和心理治疗也是相互依存的,心理咨询中包含心理治疗的理念,心理治疗中也包含许多的心理咨询的基本方法和技巧。

三、心理咨询与治疗的分类

心理咨询与治疗涉及的人群和内容十分广泛,既包括人在成长过程中遇到的适应性问题、情境性危机、人格问题、情绪障碍等心理问题,也包括心身疾病、心理精神疾病患者康复期遇到的心理问题。因此,对心理咨询与治疗的分类至今没有一个统一、明确的意见,存在不同的分类方法。

(一) 依据人数规模分类

根据同一时间接受咨询的患者人数,可以将心理咨询分为个体咨询和团体咨询。

1. 个体咨询

个体咨询(individual counseling)是指助人者与求助者之间一对一的咨询,是心理咨询中最主要的咨询形式。个体咨询的特点和优势在于没有第三个人存在,咨询的保密性好,助人者可以最大限度地消除求助者的顾虑,求助者可以更大程度地敞开自己的心扉,易于解决心理问题。

2. 团体咨询

团体咨询(group counseling)是指在团体情境下进行咨询的一种形式,团体咨询一般由1—2位领导者主持,数名至十数名的成员组成,成员人数在10名左右。团体咨询将具有相同问题或类似问题的求助者聚集为一个小组,助人者同时对小组内的所有对象进行咨询和治疗。小组成员通过参加团体活动、人际关系交往、探讨成员关心的问题,表达自己内心的想法,彼此启发、互相支持,加深成员对自己和他人内心世界的了解,从而增强对自己问题的认识,提高社会适应性,促进成长。

团体咨询的优势在于成本低、效率高,可以同时对多人进行心理咨询或治疗,对某些心理疾病或者心理障碍的效果明显优于个体咨询。其不足之处在于,团体咨询只能解决一些共性的、浅层次的问题,缺乏对个体和个体差异的关注,对于深层次的问题需要通过个体咨询进一步解决。

(二) 依据内容分类

根据咨询内容分类，心理咨询可以分为发展性咨询和健康咨询。

1. 发展性咨询

社会的发展速度要远远高于人类心理功能的发展速度，为了更好地适应现代化的工作和生活节奏，人们越来越重视对自我内心世界的审视和关注。在个人的任何一个成长、发展阶段，都有可能产生问题和困惑。发展性咨询(developmental counseling)可以帮助人们挖掘心理潜能，提高社会适应能力，促进人格的完善和人的全面发展。发展性咨询的内容主要涉及青少年心身发展不平衡、学习、人际关系、职业选择、恋爱婚姻家庭关系等。

2. 健康咨询

健康咨询(health counseling)针对的主要是心理不够健康，存在一些心理问题的人群。当前社会压力巨大，心理社会刺激极度复杂，凡是因此而感受到躯体不适或情绪上存在困扰，并对自己的日常生活造成影响的个体，都是健康咨询的对象。健康咨询的内容主要涉及各种情绪障碍、情感障碍、人格障碍、行为障碍、心身疾病(神经性头痛、高血压、自主神经功能紊乱等)和精神病康复期的心理指导。

(三) 依据心理学流派分类

1. 精神分析流派

精神分析理论是现代心理学理论的奠基石，该理论的创始人为奥地利精神科医生弗洛伊德(Sigmund Freud)。弗洛伊德在观察和研究神经症患者的基础上提出并创建了精神分析理论。精神分析理论将人的意识分为潜意识、前意识和意识三个层次。能够被我们自己觉察和知觉到的心理活动称为意识(conscious)。潜意识(unconscious)是指人的本能冲动和被压抑的欲望，其主要特点是非理性、不符合社会道德规范。这种潜伏在我们内心深处的冲动，一般情况下不会被我们个体察觉，在某些特殊的情况下(醉酒、梦)，当个体的意识稽查被削弱，就会突破稽查进入到意识层面，从而被个体察觉到。前意识(preconscious)介于意识与潜意识之间，通常不会被觉察到，需要某些特定的场景、事件才能够被唤醒。此外，前意识担负着稽查官的角色，不准潜意识随意进入意识。

弗洛伊德认为，人大多数的心理问题是因为童年时期经历的创伤没有得到解决，由此导致的焦虑、痛苦等不良情绪被压抑在我们的内心深处(潜意识)。在之后的成长过程中，当再次面临相似场景时，就会引发隐藏在潜意识层面的不良情绪和感受，并对人的心理健康产生影响，这也是心理疾病或心理问题产生的原因。自由联想、阻抗、释梦、移情是精神分析流派在咨询或治疗过程中采用的主要方法。

2. 行为主义流派

行为主义的创始人是华生(John Broadus Watson)。行为治疗在行为主义心理学基础上发展而来,对行为治疗影响较大的理论主要有巴甫洛夫的经典条件反射理论、斯金纳的操作条件反射理论、班杜拉的社会学习理论。行为治疗认为,不管是良好的行为还是异常的行为都是学习的结果,主张将心理咨询或者心理治疗的重点放在求助者当前的不适应行为上,助人者通过学习、训练使求助者的问题行为消失或者使求助者获得新的适应性行为。

经典的行为治疗主要包括系统脱敏疗法、冲击疗法、代币法、示范疗法、生物反馈疗法,等等。

3. 认知主义流派

认知主义流派于20世纪中期逐渐兴起,其重视心理过程的研究,认为个体产生的不良情绪、行为是由于歪曲的认知。认知主义流派中以艾利斯的理性情绪疗法和贝克的认知疗法最具有代表性。认知主义流派反对行为主义强调的刺激—反应模式,同时也反对精神分析流派中潜意识、非理性的作用。认知主义流派以改变求助者的不良认知,重新帮助求助者构建新的、适应性的认知为目标,一旦不良认知被发现并得到纠正,那么求助者的不良行为和情绪就会得到相应的改变。

4. 人本主义流派

人本主义流派兴起于20世纪60年代,主要代表人物及理论是马斯洛及其提出的需要层次理论。马斯洛认为,人的需要是与生俱来的,并具有层次性,从低到高共有五个层次的需要,分别是生理需要、安全需要、归属与爱的需要、尊重需要、自我实现需要。

以人本主义为基础发展而来的治疗方法中,罗杰斯的以人为中心治疗最具有代表性,充分体现了对人的价值和尊严的关心。以人为中心治疗主张对求助者采取倾听、接纳的态度,在治疗中创建良好的治疗关系,充分调动求助者的主观能动性,在治疗中指导求助者认识自我、了解自我。罗杰斯认为,人是有自我实现倾向的,要相信求助者自我实现的潜力。

5. 其他治疗方法

除上述主要的治疗方法之外,常用的还有家庭治疗、森田治疗、焦点解决短期治疗、叙事治疗。

家庭治疗(family therapy)是以家庭为实施对象的一种心理治疗模式。家庭治疗的主要特点:不过分关注个体的心理状态和行为,而是将整个家庭作为治疗的实施对象,将重点放在家庭成员之间的关系和互动上;在家庭这一个系统内,任何一个成员的行为都会对系统造成影响,反过来,系统也会对个人行为产生影响;从家庭结构、角色扮演、沟通等角度出发,依据系统论观点去分析家庭这个系统存在的问题。

基于以上观点,家庭治疗认为,要想改变家庭成员内任何一个成员的不良行为,从单个成员入手是远远不够的,而应该以家庭整个系统为治疗对象,通过调节家庭氛围和疏通成员之间的家庭关系,以执行健康的家庭功能。

森田治疗(Morita therapy)创始人为日本东京慈惠会医科大学教授森田正马。森田治疗主张"顺其自然、为所当为",对不能被自己掌控的情绪,并不去控制和逃避,顺其自然地接受。森田治疗强调不能将消除症状作为治疗目标,而应该将自己从反复想摆脱症状这种思想的泥潭中解放出来,要学会与症状共存,带着症状去做自己应该做的事。森田治疗主要适用于情绪障碍、疑病症、自主神经功能紊乱等疾病的治疗。

焦点解决短期治疗(solution-focused brief therapy)属于后现代心理治疗模式,是以寻找解决问题办法为核心的短期心理治疗技术。与传统的流派有所不同,焦点解决短期治疗更注重现在和未来,更关注问题解决的可能性和正确办法,而不是去探讨问题的成因和问题本身。焦点解决短期治疗认为,人在面临困境时大多是有办法解决问题的,但偶尔会对自己能力的认识出现偏差,通过助人者的正确引导,完全可以寻找到解决问题的方法。

叙事治疗(narrative therapy)同样是一种后现代心理治疗方法,形成于20世纪80年代,其创始人及主要代表人物是澳大利亚的怀特(Michael White)和新西兰的艾普斯顿(David Epston)。与传统流派最大的区别是,叙事治疗摆脱了将人看作为问题的观念,认为人本身不是问题,问题才是问题。叙事治疗通过故事叙述的方式,将求助者遇到的问题外化,再通过解构、重写、问话等技巧,重新解释主流文化带给人的影响。

叙事治疗相信每个人都是自己问题的专家,在治疗过程中倡导与求助者建立合作治疗的关系。没有人比求助者更清楚自己生活经历和生活故事,只有求助者自己才能够为自己的人生打开新的一页篇章。叙事治疗不仅可以使求助者的心理得到成长,使求助者自身变得更自主、更有动力,而且可以让助人者对自我的角色有重新的反思。

第二节　心理咨询与治疗的基本原则

心理咨询与治疗是一项专业性很强的活动,对从业人员的职业技能有着极高的要求。同时,心理咨询与治疗是一项人与人内心深处之间的交流活动,对从业人员的职业道德、职业操守也有极高的要求。心理咨询与治疗是一项复杂的助人自助的活动,助人者在治疗过程中需要遵循特定的规范和原则,这样既有利于保证助人者的专业性以及心理咨询与治疗工作的顺利开展,也可以使心理咨询与治疗的效果得到保证。

一、保密性原则

保密性原则是心理咨询与治疗诸多原则中最重要的一条原则。保密性原则是指未经求助者本人同意,不得将在咨询场合下求助者的言行、信息随意泄漏给任何人和机构。严守保密性原则是双方确立信任关系的前提,也是顺利开展咨询或治疗工作、解决求助者问题的必要条件。有时为了更好地帮助求助者,咨询师或治疗师需要提出督导需求,在这种情况下需要对求助者的个人信息作一些隐蔽性处理。此外,在会议交流或者公开发表的文章中必须使用求助者的个人资料时,必须对求助者的个人信息作技术性处理,确保求助者的个人隐私不被泄露并使其不被他人对号入座。保密性原则并不是绝对的、无条件的、无限度的。在遇到一些特殊情况时,比如当求助者有明显的自杀、强烈伤害他人的想法和倾向时,就不能一味地去遵循保密性原则,而是应该及时与值得信赖的相关人士取得联系,确保求助者和他人的人身安全。

因此,在咨询或治疗开始前,应该向求助者强调保密性原则以及解释不遵守保密性原则的特殊情况,使求助者明白这是一个安全的环境,确保咨询或治疗工作的顺利开展和效果。

二、价值中立原则

价值中立原则是指在咨询或治疗的过程中助人者不能替求助者作出选择,

不能将自己的价值观强加给求助者,对求助者的价值观、人格、行事风格不作倾向性的批评和指责。价值中立原则要求助人者在咨询或治疗过程中时刻保持自身的价值中立,时刻注意是否存在对求助者行为、思想的干预。价值中立原则的意义在于帮助助人者以更客观、更全面的视角去看待求助者的问题,帮助助人者通过表象看清问题的本质,采取更加有效的技巧和策略解决问题。

三、自愿原则

自愿原则是指求助者寻求咨询或治疗是完全出于自愿,而不是迫于父母、上级、朋友等人的压力。自愿原则是心理咨询与治疗是否有效的必要条件之一,非自愿的求助者与助人者之间很难建立起相互信任的良好关系,助人者往往会为建立彼此之间的信任关系付出更多的努力。对于没有心理咨询愿望和要求的人,助人者不必主动寻找并为其作咨询或治疗。只有自己感到心理不适,为此烦恼并愿意找心理咨询人员诉说烦恼以寻求心理援助,才能够获得对问题的解决。自愿原则包含两层含义,既然是自愿前来,也可以自愿离开,这就是所谓的"来者不拒,去者不追"。

四、限定性原则

限定性原则是指助人者在时间、职责、感情等方面需要把握一定的度,不能任由助人者自己随意发挥、随意安排。咨询或治疗前予以时间限定,可以使求助者充分意识到时间的珍贵并充分利用时间。咨询或治疗时间一般规定为每次 40—45 分钟,如果在规定的时间内没有将问题解决,可以再次预约时间,不能随意更改咨询时间。助人者和求助者之间的咨访关系仅存在于咨询室内,禁止在咨询室以外产生其他社会关系的接触,更不能在咨访关系中寻找其他欲求的满足。

五、灵活性原则

灵活性原则要求在不违反其他原则的基础上,为取得最佳咨询或治疗效果而灵活运用各种咨询理论、方法和实施步骤。需要助人者根据求助者的年龄、性别、社会背景、教育文化背景、问题的性质种类、问题的发展阶段等特点选择最适宜的咨询或治疗方法。要做到这一点,就需要助人者有丰富的咨询或治疗经验、扎实的理论基础、敏锐的洞察力和灵敏的反应。

六、综合性原则

综合性原则要求助人者在咨询或治疗过程中对求助者要有整体性、综合性的观念,要站在一个更高的角度去看待心理咨询与治疗工作。分析求助者的心理问题时需要系统全面考虑,既要重视心理活动的内在联系,也要重视社会因素、生物因素对心理问题的影响,采取行之有效的措施、手段帮助求助者摆脱心理困扰,达成助人自助的目标。

第三节 心理咨询与治疗的发展历史

心理咨询与治疗有着漫长的演化历程。心理咨询与治疗的实践活动可以追溯到远古时期,那时人们有心灵困惑时求助于族长或巫师来答疑解惑。后来,哲学家、思想家、传教士或巫医开始为人们指点迷津,解除心病。古代的这些活动可以看作是心理咨询与治疗的雏形。作为一门专门学科,心理咨询与治疗起源于西方,其概念、系统理论和技术方法也主要在西方发展起来,有一两百年的历史。

一、心理咨询与治疗的起源和发展

心理咨询和心理治疗有着不同的起源。心理咨询源自美国,是在职业指导安置和人员心理筛查选拔的社会需求基础上逐渐发展起来的。心理治疗则源于欧洲,是在医疗系统对心身疾病认知逐渐加深的基础上发展起来的。随着心理咨询在医疗领域的广泛应用,以及心理治疗整合性和短程化的发展,心理咨询和心理治疗在许多方面相互渗透、交错和重叠,融合趋势日益明显,变得"你中有我,我中有你"。下述一系列事件反映了心理咨询与治疗在西方(主要是美国)的促发因素和标志性发展。

18世纪末,西方国家精神医疗机构(如福利院或疯人院)在去掉精神病患者身上的铁链和枷锁后,逐渐兴起道德治疗(moral treatment),即为患者营造温暖和信任的环境,强调人性化照料,开展职业指导、娱乐和深入交谈等活动。尽管19世纪中后期这种治疗开始消退,但为后期心理治疗的发展奠定了很好的实践理念和氛围。

19世纪末,奥地利精神病学家弗洛伊德(Sigmund Freud)开始探究癔症的心理病因和治疗,逐渐创立和发展了精神分析体系。该体系被认为是心理治疗的第一个完整体系。

1896年,美国心理学家威特默(Lightner Witmer)在宾夕法尼亚大学创建了美国第一个心理诊所,主要为宾夕法尼亚州低能儿童及其家人提供培训和咨询。

1906年,美国波士顿伊曼纽尔教堂牧师伍斯特(Elwood Worcester)开始结合宗教精神信仰和心理科学知识来治疗功能性神经疾病。随后两年内,在全美各教区掀起了声势浩大的"伊曼纽尔运动"(the Emmanuel Movement),患者爆满为患。由于医学和心理学专业领域的强烈反对,该运动大约在1910年逐渐消散,但该运动真切地让医学和心理学专业人员感受到外行从业者的竞争压力,促使专业者更加重视心理科学知识和理论的实践运用。

1908年,美国学者帕森斯(Frank Parsons)在波士顿创立美国第一个就业指导机构,对人们在择业方面常遇到的问题提供建议。这回应了当时美国大批从农村流向都市的年轻人,对城市适应和职业选择困惑的需求。

1908年,美国曾因精神疾病而住院的年轻人比尔斯(Clifford Whittingham Beers)出版了自传体《一颗找回自我的心》(*A Mind that Found itself*)一书,呼吁改善精神病院的医疗条件,改革心理治疗方法和心理疾病预防手段,有力地推动了美国乃至世界心理卫生运动的发展。

1909年,弗洛伊德受邀赴美国在克拉克大学进行了精神分析学术系列讲座。随后,精神分析在美国心理咨询与治疗领域一家独尊近半个世纪。

在第一次世界大战(1914—1918年)期间,心理测量在军队中的成功尝试,以及快速在其他行业中的推广,使得心理学家在心理咨询与治疗中发挥的作用越来越凸显,使得心理咨询和心理治疗之间的边界开始模糊起来。

1920年,美国心理学家华生(John Broadus Watson)及其研究助手雷纳(Rosalie Rayner)运用巴甫洛夫条件反射原理,使11个月大的男孩小阿尔伯特对小白鼠产生了条件化恐惧。这个违反现今心理学研究伦理的事件标志着行为治疗学说的建立。但直至20世纪60年代,行为治疗才在心理咨询与治疗领域中占据重要地位。

第二次世界大战(1939—1945年)极大地影响了世界政治经济格局,同时也极大地促进了心理咨询与治疗的发展。"二战"期间及随后的10年里,政治、经济、文化的急剧变化,使得人们尤其是退伍老兵越来越渴望在社会适应、情绪调节、人际关系改善等方面得到帮助。这些需求促使心理咨询和心理治疗迅猛发展,并进一步发生了融合。

1942年,美国心理学家罗杰斯(Carl Ranson Rogers)出版《咨询与心理治疗》一书,提出非指导性咨询的核心原则:咨询师应接受来访者的感受,对来访者的感受而不是来访者讲述的内容进行反应。这标志着来访者中心疗法(亦称"以人为中心治疗")这一人本主义理论和方法的创立。

1949年,为了满足退伍老兵及平民对心理咨询与治疗服务的需要,美国国家心理健康研究所(National Institute of Mental Health,NIMH)和美国心理学会(American Psychological Association,APA)在科罗拉多大学共同举办了博尔德会议,确立了临床心理学从业人员的科学家—实践者培养模式(scientist-professional model,又称 Boulder model)。

20世纪50年代,美国心理咨询与治疗有了辉煌发展。1952年美国心理学会第17分会——咨询心理学分会(Division of Counseling Psychology)以及美国人事与指导协会成立。1955年心理疾病与健康联合委员会成立。一些新的咨询理论和方法开始涌现,如家庭系统理论、艾利斯(Albert Ellis)理性情绪疗法、心理咨询与治疗中的跨文化主义等。

20世纪60年代,作为一种有价值的心理健康服务,心理治疗在美国开始被消费者广泛接受。1963年美国发布《社区心理健康中心条例》,旨在将心理病患的照料工作从各州精神专科医院转移到社区心理健康中心。1967年美国心理学会第29分会——心理治疗促进分会成立。美国心理学会专业期刊《心理治疗》(*Psychotherapy*)和《咨询心理学家》(*The Counseling Psychologist*)相继创刊。贝克认知理论逐渐成熟,并与行为理论开始有机结合。

20世纪70年代,美国心理咨询与治疗从业人数继续快速增加,心理咨询与治疗实践日趋兴旺繁荣,国家、州级心理咨询与治疗执照制度相继建立。1977年卡特总统签署行政命令,正式建立心理健康总统委员会。

20世纪80年代,心理咨询与治疗更加强调为人的成长和发展提供服务,更加重视以社会建构的视角看待人。标准化心理咨询与治疗的专业教育和资格认定逐步建立。叙事治疗、焦点解决短期治疗和正念疗法开始出现并逐渐成熟。

20世纪90年代,美国医疗保险政策促使心理治疗转向更加短期、循证的治疗方法,要求心理治疗师为其治疗方案提供有效性证明。从业者在心理服务实践中开始尝试精神药物和心理社会治疗的联合方案。部分州或地区,如加利福尼亚州、佐治亚州、关岛等开始立法,让受训合格的临床心理学家拥有药物处方权。多元文化取向的心理咨询越来越得到重视。1990年,美国心理学会发布了《心理服务从业人员指南:面向种族、语言和文化多样性群体》。

21世纪以来,心理咨询与治疗的理念和实践形式日益受到数字高科技和相关学科研究的影响。远程心理咨询与治疗越来越多地被使用,它有助于减少心理健康服务传统上的限制,如地理阻隔、缺乏交通、专家匮乏、等待时间等,但同时也为患者安全和隐私带来风险。计算机辅助心理治疗,尤其是VR(虚拟现实)技术的应用,同样是一种激动人心的、与高科技融合的新形式。心理咨询与治疗的实践不仅在其内部理论越来越走向折中整合,而且与外部躯体医疗实践活动有整合趋势,即根据全人医疗保健(Health Care for the Whole Person)理念,心理治疗日益被视为一种行为保健(Behavioral Health Care),成为心身整体保健中重要的一部分。认知神经科学的快速发展,也为心理咨询与治疗注入新的理念和实践启示。

二、心理咨询与治疗在我国的发展

心理咨询与治疗在我国的发展历史较短,而且心理咨询和心理治疗分化不是很明显,基本上是相互渗透、相互重叠和共同发展的。这里参考钱铭怡教授基于钟友彬教授研究的分期,重点阐述1949年以来心理咨询与治疗的发展。

(一) 启动阶段(1949—1965年)

这一阶段只有少数专业人员开展了零散的心理治疗工作。1950—1952年,上海的心理学家黄嘉音对轻性精神病、神经症和人格障碍患者,尤其是儿童患者进行了心理治疗尝试,并对相关实践做了比较系统的对比研究,总结治疗经验,陆续出版了数本心理治疗干预专著。时至今日,书中的许多观点及方法仍然值得我们学习和借鉴。1958—1959年,中国科学院心理研究所医学心理组、北京医学院精神病学教研组和北京大学卫生院及心理系合作,对北京大学患有神经衰弱的学生实施快速综合疗法,以医学治疗、体育锻炼、专题讲座和小组讨论形式,通过解释、鼓励、要求和支持等方法开展综合治疗。相关研究报告显示,治疗有较好的效果。后来这一疗法被扩展到工人、军队干部和门诊患者等人群,并运用到精神分裂症、高血压和慢性病中,这项工作被认为是这一阶段影响最大的事件。

(二) 空白阶段(1966—1977年)

由于"文化大革命"的影响,心理科学被视为"伪科学"而遭到批判。心理咨询与治疗同样如此，一切相关的教学科研和临床实践工作处于停滞状态。直至70年代中期，钟友彬等学者利用业余时间秘密采用心理分析疗法对某些神经症患者进行尝试治疗，为后期创立认识领悟疗法奠定了基础。

(三) 准备阶段(1978—1986年)

这一时期开始翻译引进出版西方心理治疗大师专著，如弗洛伊德、荣格、弗洛姆、霍妮等人。专业刊物上开始有心理咨询和心理治疗的相关文章发表。1979年11月，中国心理学会医学心理专业委员会成立，专业委员会积极开展了心理咨询与治疗方面的临床报告、经验交流和研究探讨，大大推广了心理咨询和心理治疗在全国范围内的影响。1985年3月，中国心理卫生协会重新成立(1936年4月成立于南京)，致力于促进我国心理卫生科技的普及和推广。

与此同时，全国一些城市和地区开始举办各种不同形式的心理咨询与治疗讲习班，西方一些国家的有关专家也受邀来华讲学，培训了我国心理咨询和心理治疗的骨干队伍。在80年代初，一些精神病医院和综合性医院精神科开始设立心理咨询门诊，开展心理咨询与治疗的临床工作。北京、上海的一些高校也相继开展了大学生心理咨询工作。

(四) 初步发展阶段(1987年至今)

1. 学术组织相继成立和专业期刊相继问世

中国心理卫生协会重新成立以来，心理卫生队伍不断发展壮大。下设专业委员会也愈来愈多，其中同心理咨询与治疗直接相关的大学生心理咨询专业委员会、心理咨询与心理治疗专业委员会同时成立于1990年11月。1994—2017年又相继成立聚焦于特定心理咨询与治疗理论或方法的危机干预、森田治疗应用、精神分析、团体心理辅导与治疗、认知行为治疗以及性心理健康等专业委员会。

中国心理学会于1999年成立临床与咨询心理学专业委员会，2008年成立心理危机干预工作委员会。

两大协会/学会主办的学术期刊也相继创办，包括中国心理卫生协会主办的《中国心理卫生杂志》《中国临床心理学杂志》和《中国健康心理学杂志》，中国心理学学会主办的《心理学报》和《心理科学》。

2. 心理咨询与治疗机构和从业人员日益增多

我国心理咨询与治疗主要分为医疗机构服务模式、教育机构服务模式和社会机构服务模式，其中前两种模式开始于20世纪80年代，后一种模式始于20世纪90年代。另外，在公安、部队等系统内部的心理咨询与治疗也逐步发展起来。

当前,我国心理咨询与治疗队伍已积累一定规模。据2016年相关统计,持证心理治疗师5000余人,主要分布在医疗机构;持证心理咨询师约90万人,但其中真正从事心理咨询的不足十分之一。与西方发达国家相比,我国在心理咨询与治疗专业人员的数量和质量上仍需要大力提升。

3. 心理咨询与治疗行业管理逐渐规范

近十几年来,国民对心理健康服务需要的快速增长,而高质量专业队伍不足,社会各类人员涌入心理咨询与治疗行业,五花八门的咨询和治疗方式应运而生,致使我国当前心理健康服务领域鱼龙混杂、乱象丛生。为了推动和促进心理咨询与治疗学科的正规、有序和健康发展,我国相关高校、科研院所、政府相关部门及企事业单位等逐渐开始凝结共识,初步建立了相关培训标准、行业规范和认证注册系统等。

一些相关专业委员会相继成立。中国心理学会心理学标准与服务研究委员会2011年成立,致力于心理学领域行业标准化与服务规范化工作,开展心理学实践工作中相关技术标准与服务规范的研究。中国心理学会临床心理学注册工作委员会2014年成立,主要工作是组织注册系统注册标准和伦理条文草案制定,审核注册申请机构和人员的资格,审核和监控专业机构和人员的专业伦理。中国心理学会心理服务机构工作委员会2017年成立,致力于引导和促进心理服务规范化发展,建立行业标准、规范心理服务,加强心理服务体系建设,开展职后教育等。心理咨询师专业委员会、心理咨询师工作委员会于2016年和2019年分别在中国心理卫生协会和中国心理学会下设,共同致力于我国心理咨询师执业能力和从业规范水平的提升。

在这些专业委员会的筹划和组织下,先后制定了相关注册标准、伦理守则和工作规范。如《中国心理学会临床心理学与咨询心理学专业机构和专业人员注册标准》《中国心理学会临床与咨询心理学工作伦理守则(第二版)》《网络心理咨询伦理规范》《热线心理咨询伦理规范》等。

4. 学术研究成果日益丰富

1987年以来,我国在正式学术期刊上发表的有关心理咨询与治疗的论文逐年增加。钟友彬分析了1986—1990年国内知名专业期刊相关文章的发表情况,结果显示论文数每年递增,1990年达20篇。钱铭怡统计中国心理卫生协会主办的三种专业期刊相关论文,发现1994年和1998年先后两次出现了发表数量高峰。本文作者以心理治疗或心理咨询为主题,综合统计了2000—2019年二十年来在《中国心理卫生杂志》《中国临床心理学杂志》《中国健康心理学杂志》《心理学报》《心理科学》这五种专业期刊发表的相关论文,结果显示年发表论文数最低29篇、最高94篇,在2005—2013年论文发表数量有个持续高峰,每年均值在78篇左右,而随后三年连续递减,2014年64篇、2015年54篇,2016年触底36篇后反弹,随后三年又逐渐递增至2019年69篇。

在内容质量上,能昌华等对1982—1994年中国心理治疗文章的数据统计发现,多数文章是个案报告及案例观察,自身对照加上有对比的研究仅29篇。近年来有对照的研究已经比20世纪90年代增加了,但比例仍比较小。尽管与西方发达国家相比,我国心理咨询和心理治疗的有关研究差距明显,但近年来也不乏研究亮点。例如:江光荣等进行了心理咨询过程效果研究,在前人基础上提出咨询过程三维理论;李占江等对强迫症、精神分裂症等认知行为治疗(或称认知行为疗法)操作手册及效果的研究;刘兴华等对正念疗法在强迫症、疼痛及情绪方面干预效果的研究。

5. 我国心理咨询与治疗发展新动态

我国心理咨询与治疗的理论和方法绝大多数来源于西方。20世纪80年代以来,几乎所有西方最重要的心理咨询与治疗流派的理论和方法技术已传入我国,其中有许多已得到广泛应用。我国心理咨询与治疗从业者理论取向主要有行为治疗、精神分析(心理分析)、认知行为治疗、以人为中心治疗、家庭治疗等。近些年来,受西方循证和短期治疗理念的影响,整合式短期心理治疗、正念疗法和接纳承诺疗法也越来越多地在国内被介绍和培训,得到日益广泛的应用。在实践中,我国心理咨询与治疗从业者一直积极进行着心理咨询与治疗本土化的探索和努力,一是积极发展我国本土特色的治疗方法,二是整理和挖掘中国传统思想和相关理念,与西方引进的理论和方法进行融合。代表性的有认识领悟疗法、意象对话疗法、悟践疗法、道家认知疗法、疏导疗法、两仪心理疗法。总体来看,我国心理咨询与治疗学科正大踏步地快速发展,日趋走向成熟。

第四节 心理咨询与治疗的伦理守则

心理咨询与治疗的体系在西方相对比较完善,已经制定了较详细的心理咨询与治疗的伦理守则,对心理咨询师(心理治疗师)的执业过程及行为进行监督和指导。我国相应的工作开展较晚,但是越来越多的人已经意识到咨询或治疗过程中伦理守则的重要性。中国心理学会于2007年1月制定了第一版《中国心理学会临床与咨询心理学工作伦理守则》,2018年2月在第一版的基础上制定了第二版,进一步规范和指导临床与咨询心理学工作(第二版伦理守则见本章附录一)。制定这一伦理守则,旨在帮助心理咨询师(心理治疗师)、求助者、广大社会民众了解心理咨询与治疗工作的工作模式、核心理念和专业责任。伦理守则一方面规定了心理咨询师(心理治疗师)的行为,另一方面界定了在咨询或治疗过程中双方的权利、责任和义务,确保心理咨询和心理治疗的效果,帮助求助者摆脱心理困扰,完善人格,增强社会适应性。

一、在咨询或治疗过程中时刻保持伦理学的意识

在咨询或治疗过程中,有许多因素会干扰咨询师或治疗师对伦理的把握,甚至会忽略相关伦理问题,导致出现不符合伦理规范的行为。因此,在咨询或治疗过程中,必须时刻强调伦理的重要性,提高相关从业人员对伦理的重视程度。这就要求相关从业人员在咨询或治疗过程中时刻对自己的行为、言语进行伦理学的内省,以积极、认真的态度理解和认识实践中出现的伦理问题,提高对伦理问题的认识。

二、保证自己具备咨询或治疗的能力

一名合格的咨询师或治疗师必须具有从业资格和从业能力,不具备从业能力而去开展咨询或治疗的行为是不道德的。只有接受过系统化、严格的专业学习培训,相关从业人员才能够有资格开展咨询或治疗工作。

咨询师或治疗师要清晰地认识自己的能力,要明白心理咨询或心理治疗不是万能的,不接受问题超出自己能力和专业范围的来访者或患者。当自己的能力无法帮助来访者或患者解决问题时,需要及时将来访者或患者转介到其他更有经验和能力的机构或个人。咨询师或治疗师在必要的时候需要接受督导师的督导,帮助解决自己存在的问题,提高自己咨询或治疗的能力。

三、尊重和保护来访者或患者

咨询师或治疗师应当以公正的态度去面对每一位来访者或患者,避免受到年

龄、性别、种族、文化、宗教信仰、社会地位等其他因素的影响。尊重来访者或患者体现在咨询师或治疗师尊重来访者或患者的人格、自主权（自主知情权、自主选择权、自主同意权），以保证来访者或患者可以充分行使自己的自主权。保护来访者或患者的隐私、病情，建立良好的咨询和治疗关系，是保证咨询和治疗有效的前提。

四、真诚地向来访者作出承诺

在咨询或治疗过程中，言而有信、信守承诺是保证咨询或治疗工作顺利开展的前提，也是获得来访者或患者的信任、建立良好关系的必要保证。

五、避免建立双重或多重关系

双重或多重关系是指双方除了存在咨询或治疗关系之外，还存在一种或一种以上的其他关系。心理咨询或治疗是一种特殊的、专业的人际关系，除此种关系之外的其他关系都会对咨询或治疗的效果产生影响，因此双重、多重关系也是心理咨询伦理道德禁止的。避免双重、多重关系，可以使咨询师或治疗师始终站在客观公正的角度审视来访者或患者存在的问题，帮助解决其面临的问题和困扰。常见的双重关系为：借用咨询或治疗关系，向来访者或患者寻求生意上的合作或者金钱上的交易；利用建立起的良好关系，与来访者或患者进一步发展亲密关系或者寻求性方面的需求。

第五节 从业人员的素质和成长

心理咨询与治疗是一种专业性很强的特殊助人职业，从事此项工作的人不仅要恪守相关职业道德和伦理原则，而且要具备娴熟的专业知识技能、健康的心理素质和持续的个人成长意愿。只有如此，才能先成为一个合格的咨询/治疗师，再成长为优秀的咨询/治疗师。

一、专业知识和技能素质

在西方主要发达国家中，心理临床工作者主要由精神科医生、临床心理学家、认定咨询员这三类人员构成。他们的专业资质有着较高的要求，从高中毕业后起算，成为一名认定咨询员一般需要再经过 8 年的学习，包括 3 年的大专、3

年的专业硕士和2年的临床心理咨询实践;临床心理学家一般需要10年,包括4年的大学本科、4年的专业硕士和2年的临床心理服务实践;精神科医生一般需要12年,包括大约7年半的医生资质学习和4年半左右的临床心理实践。美国相关资质认定委员会规定,心理咨询师应该了解和掌握的八个主要知识领域包括:人类成长与发展;社会与文化基础;如何建立助人的关系;小组活动;生活形态和职业发展;鉴定;研究与评价;职业适应。

我国劳动和社会保障部曾制定了《心理咨询师国家职业标准》,要求从业人员必须掌握普通心理学、社会心理学、发展心理学、心理健康与心理障碍、心理测量学、咨询心理学、与心理咨询相关的法律知识等。由于心理咨询师的培训质量和后期管理问题,2017年起国家暂时取消了心理咨询师职业资格的统一鉴定工作。中国心理学会发布的《中国心理学会临床心理学与咨询心理学专业机构和专业人员注册标准》中规定了助理心理师、心理师和督导师的各自注册标准,分析总结如下。

1. 学历要求

助理心理师一般需要具有心理学/医学/教育学/社会学/社会工作专业/人类学硕士、博士学位;心理师一般需要具有临床心理学/咨询心理学/临床与咨询心理学专业硕士、博士学位,或满足一定条件的助理心理师;督导师对学历没做要求,但必须先是注册心理师。

2. 理论学习

基础心理学课程:普通心理学、发展心理学、生理心理学、实验心理学、认知心理学、心理统计、心理测量、中枢神经解剖、变态或异常心理学、人格心理学、社会心理学、健康与社区心理学、文化心理学、科学和专业的道德伦理准则、心理学研究方法。

专业实务课程:心理咨询与治疗的理论与实务、心理评估与会谈、心理健康教育、团体心理辅导、各类心理障碍临床治疗方案的专题学习、模拟实践练习、现场实践培训、特定流派或取向的心理咨询与治疗。

3. 实践操作

助理心理师要求与寻求专业服务的求助者直接接触的时间累计超过250小时,并且接受有效督导时间累计超过100小时,其中个体督导至少30小时;心理师要求直接接触求助者的时间至少250小时,并且接受注册督导师的正式个体督导至少80小时、集体案例督导至少120小时。

二、心理素质

心理咨询与治疗是一项充满个性的工作。很多学者都强调了咨询师或治疗师的人格特征对咨询或治疗效果的影响作用。例如,澳大利亚心理咨询专家卡瓦纳(M. Cavanagh)指出,有效的心理咨询更依赖咨询师的人格特征,而不是咨询师的专业知识和技巧。

美国心理学家科米尔(W. Cormier)认为,最为有效的心理咨询师是那些可以把人格因素和科学的理论及方法加以完美结合的人,并提出一个优秀的心理咨询师应具备六项心理品质:智力;精力;适应力;支持与鼓励;友善;自我意识。我国《心理咨询师国家职业标准》中提出心理咨询师应具备观察能力、理解能力、学习能力、思维判断能力、表达能力、人际沟通能力以及自我控制能力、自我心理平衡能力、交往控制能力。

概括总结下来,心理咨询与治疗从业者应具备如下健康的心理素质。

1. 良好的智力

良好的智力表现为优秀的观察能力、理解能力、学习能力、思维判断能力、表达能力等认知活动方面。

2. 稳定的情绪管理能力

稳定的情绪管理能力表现为良好的自我平衡能力,经常能保持愉快、满足的心情,对生活充满希望,善于从行动中寻求乐趣,能敏感地察觉自我和别人的情绪状态,人际沟通能力良好,善于自我悦纳和接受现实,情绪稳定性好。

3. 优良的个性品格

真诚、善良、热情、耐心、乐观、自信、坚韧、乐于助人、对人宽容、强烈的责任感等。

4. 健全的自我意识

有自知之明,清楚自己的优缺点,明白自己的能力限度;对治疗过程中治疗者与来访者交互影响关系有全局性意识;对自己专业职责和专业道德有着清醒的意识。

三、个人成长

首先,心理咨询师或治疗师也是一个人,存在一个不断自我完善的过程,只有自己是一个体验着成长并具有成长功能的人,才可能接受别人的成长,去体会人在成长过程中的内在需求,从而真正促进来访者的成长。其次,心理咨询与治疗作为特殊的助人工作,非常容易出现职业倦怠(burnout)现象,表现为咨询师或治疗师失去工作热情,感到沮丧、无助,身体经常有疲乏无力感。长此下去,咨询师或治疗师可能发生心身疾病和情绪障碍,同时也会影响工作,所以也需要利用自我反思和定期督导帮助自己成长,克服职业倦怠。此外,心理咨询师或治疗师只有通过持续的知识更新和自我学习,才能从一名合格咨询师或治疗师成长为优秀的咨询师或治疗师。

(一) 自我探索、反思和成长

咨询师或治疗师不可能是完人或圣人,各有自己的限制和不完美的地方,需要不断通过自我探索、反思,在接纳自己不完美的同时,勇于努力突破自我,完善自我。咨询师或治疗师可以尝试通过下列问题来增加自我觉察和改进自己。

- 过去我有什么心理冲突?现在我有什么压抑着的心理冲突?我有无过分使用某种心理防御机制的倾向?
- 我的基本需要都被满足了吗?这种未满足状态对我与来访者的关系有无,以及造成什么样的影响?
- 我是占有型的人吗?它如何妨碍了我提升咨询技能的努力?
- 我的心理是开放的还是封闭的?

(二) 接受专业督导

专业督导是对长期从事心理咨询或治疗工作的从业者职业化过程的专业指导。咨询师或治疗师在理论认识、实践操作和个人修养上总存在某种程度的局限性或盲点,这些局限性或盲点往往负性影响了从业者的咨询或治疗工作。专业督导可以促进咨询师个人成长,帮助咨询师克服职业倦怠,恢复心理健康,提高咨询技能等。

新手咨询师的专业督导建议接受经验丰富的高年资咨询师或督导师的个人或集体督导,这也往往被称为上级督导。但目前我国心理咨询与治疗尚在初步发展阶段,心理咨询与治疗方面的专家数量和质量都还很欠缺,咨询师寻求上级督导有时存在一定困难。鉴于这种现状,咨询师也可以自己组织心理支持小组,进行同水平、同级别咨询师之间的朋辈督导,这样也有助于及时处理自身的情绪、问题,互帮互助,共同成长。

(三) 加强自我学习

咨询师或治疗师的个人成长问题,一直是国外心理咨询或治疗从业者专业培训的一个重点。我国从业者近几年来才越来越重视继续培训和自我成长学习问题，改变了以前考过心理咨询师资格证就万事大吉的观念。《中国心理学会临床心理学与咨询心理学专业机构和专业人员注册标准》中也对注册助理心理师、心理师、督导师的继续教育作了规定，要求注册期满重新注册时需完成一定学时数的继续教育培训或督导。

除了接受督导和参加专业培训班之外，咨询师或治疗师也可以通过结合泛读和有选择精读专业书籍的方式来提升自我的理论功底，通过不断接触个案和实践总结来打磨自己的实战技能。当前，很多刚入行的咨询师或治疗师对如何自我成长学习存在困惑，这里建议可以先从操作规范性好的心理疗法或理论流派入手，如认知行为治疗，有了一定实践经验后，可以初步尝试在实践中融合自己的独特风格，等比较熟悉掌握这一疗法或流派的相关理论和方法技术后，再将学习内容逐渐扩展至艺术性更强的心理疗法或理论流派，如精神分析疗法等。

【复习题】

一、选择题

1. 心理咨询中的发展性咨询不包括（　　）。
   A. 人际关系　　　　　　　B. 职业选择
   C. 人格障碍　　　　　　　D. 恋爱婚姻家庭关系

2. 下列有关心理咨询与治疗的论述，哪一项是错误的？（　　）
   A. 采取的理论、方法和技术基本一致
   B. 强调建立良好的关系
   C. 过程和步骤基本一致
   D. 工作对象和工作内容基本一致

3. 中国心理学会于（　　）年成立临床与咨询心理学专业委员会。
   A. 1998　　　B. 1999　　　C. 2000　　　D. 2001

4. 行为治疗中常用的方法不包括（　　）。
   A. 理性情绪疗法　　　　　B. 系统脱敏疗法
   C. 代币法　　　　　　　　D. 冲击疗法

二、填空题

1. 团体咨询的成员人员一般由_____名构成。
2. 一次心理咨询或治疗的时间一般持续_____。
3. 传统的心理咨询与治疗理论流派包括_____、_____、_____、_____。

4. 认知主义流派中常用的方法包括_____、_____。

三、名词解释

1. 心理咨询

2. 心理治疗

3. 督导

4. 团体咨询

5. 双重关系(多重关系)

四、简答题

1. 心理咨询和心理治疗之间的不同之处?

2. 常见的心理咨询与治疗理论流派?

3. 心理咨询与治疗的基本原则?

4. 心理咨询师或治疗师的个人成长要求包括哪些?

【推荐阅读】

1. 雷秀雅.心理咨询与治疗[M].北京:清华大学出版社,2019.

2. 钱铭怡.心理咨询与心理治疗(重排本)[M].北京:北京大学出版社,2016.

3. 中华人民共和国劳动和社会保障部.心理咨询师国家职业标准(试行)[M].北京:国家开放大学出版社,2002.

附录一

中国心理学会临床与咨询心理学工作伦理守则(第二版)

中国心理学会,2018年2月

总则

善行:心理师的工作是使寻求专业服务者从其专业服务中获益。心理师应保障寻求专业服务者的权利,努力使其得到适当的服务并避免伤害。

责任:心理师在工作中应保持其服务的专业水准,认清自己的专业、伦理及法律责任,维护专业信誉,并承担相应的社会责任。

诚信:心理师在工作中应做到诚实守信,在临床实践、研究及发表、教学工作以及各类媒体的宣传推广中保持真实性。

公正：心理师应公平、公正地对待与自己专业相关的工作及人员，采取谨慎的态度防止自己潜在的偏见、能力局限、技术限制等导致的不适当行为。

尊重：心理师应尊重每位寻求专业服务者，尊重其隐私权、保密性和自我决定的权利。

1 专业关系

心理师应按照专业的伦理规范与寻求专业服务者建立良好的专业工作关系。这种工作关系应以促进寻求专业服务者的成长和发展从而增进其利益和福祉为目的。

1.1 心理师应公正地对待寻求专业服务者，不得因年龄、性别、种族、性取向、宗教信仰和政治立场、文化水平、身体状况、社会经济状况等因素歧视对方。

1.2 心理师应充分尊重和维护寻求专业服务者的权利，促进其福祉；应当避免伤害寻求专业服务者、学生或研究被试。如果伤害可预见，心理师应在对方知情同意的前提下尽可能避免，或将伤害最小化；如果伤害不可避免或无法预见，心理师应尽力使伤害程度降至最低，或在事后设法补救。

1.3 心理师应依照当地政府要求或本单位规定恰当收取专业服务费用。心理师在进入专业工作关系之前，要向寻求专业服务者清楚地介绍和解释其服务收费情况。

1.4 心理师不得以收受实物、获得劳务服务或其他方式作为其专业服务的回报，以防止引发冲突、剥削、破坏专业关系等潜在危险。

1.5 心理师须尊重寻求专业服务者的文化多元性。心理师应充分觉察自己的价值观，及其对寻求专业服务者的可能影响，并尊重寻求专业服务者的价值观，避免将自己的价值观强加给寻求专业服务者或替其作重要决定。

1.6 心理师应清楚认识自身所处位置对寻求专业服务者的潜在影响，不得利用寻求专业服务者对自己的信任或依赖剥削对方、为自己或第三方谋取利益。

1.7 心理师要清楚了解多重关系（例如与寻求专业服务者发展家庭、社交、经济、商业或其他密切的个人关系）对专业判断可能造成的不利影响及损害寻求专业服务者福祉的潜在危险，尽可能避免与寻求专业服务者发生多重关系。在多重关系不可避免时，应采取专业措施预防可能的不利影响，例如签署知情同意书、告知多重关系可能的风险、寻求专业督导、做好相关记录，以确保多重关系不会影响自己的专业判断，并且不会对寻求专业服务者造成危害。

1.8 心理师不得与当前寻求专业服务者或其家庭成员发生任何形式的性

或亲密关系,包括当面和通过电子媒介进行的性或亲密沟通与交往。心理师不得给与自己有过性或亲密关系者做心理咨询或心理治疗。一旦关系超越了专业界限(例如开始性和亲密关系),应立即采取适当措施(例如寻求督导或同行建议),并终止专业关系。

1.9 心理师在与寻求专业服务者结束心理咨询或治疗关系后至少三年内,不得与该寻求专业服务者或其家庭成员发生任何形式的性或亲密关系,包括当面和通过电子媒介进行的性或亲密的沟通与交往。三年后如果发展此类关系,要仔细考察该关系的性质,确保此关系不存在任何剥削、控制和利用的可能性,同时要有可查证的书面记录。

1.10 心理师和寻求专业服务者存在除性或亲密关系以外的其他非专业关系,如可能伤害后者,应当避免与其建立专业关系。与朋友及亲人间无法保持客观、中立,心理师不得与他们建立专业关系。

1.11 心理师不得随意中断心理咨询与治疗工作。心理师出差、休假或临时离开工作地点外出时,要尽早向寻求专业服务者说明,并适当安排已经开始的心理咨询或治疗工作。

1.12 心理师认为自己的专业能力不能胜任为寻求专业服务者提供专业服务,或不适合与后者维持专业关系时,应与督导或同行讨论后,向寻求专业服务者明确说明,并本着负责的态度将其转介给合适的专业人士或机构,同时书面记录转介情况。

1.13 当寻求专业服务者在心理咨询与治疗中无法获益,心理师应终止该专业关系。若受到寻求专业服务者或相关人士的威胁或伤害,或其拒绝按协议支付专业服务费用,心理师可终止专业服务关系。

1.14 本专业领域内,不同理论学派的心理师应相互了解、相互尊重。心理师开始服务时,如知晓寻求专业服务者已经与其他同行建立了专业服务关系,而且目前没有终止或者转介时,应建议寻求专业服务者继续在同行处寻求帮助。

1.15 心理师与心理健康服务领域同行(包括精神科医师/护士、社会工作者等)的交流和合作会影响对寻求专业服务者的服务质量。心理师应与相关同行建立积极的工作关系和沟通渠道,以保障寻求专业服务者的福祉。

1.16 在机构中从事心理咨询与治疗的心理师未经机构允许,不得将自己在该机构中的寻求专业服务者转介为个人接诊的来访者。

1.17 心理师将寻求专业服务者转介至其他专业人士或机构时,不得收取任何费用,也不得向第三方支付与转介相关的任何费用。

1.18 心理师应清楚了解寻求专业服务者赠送礼物对专业关系的影响。心理师在决定是否收取寻求专业服务者的礼物时需考虑以下因素:专业关系、文化习俗、礼物的金钱价值、赠送礼物的动机以及心理师决定接受或拒绝礼物的动机。

2 知情同意

寻求专业服务者可以自由选择是否开始或维持一段专业关系,且有权充分了解关于专业工作的过程和心理师的专业资质及理论取向。

2.1 心理师应确保寻求专业服务者了解自己与寻求专业服务者双方的权利、责任,明确介绍收费设置,告知寻求专业服务者享有的保密权利、保密例外情况以及保密界限。心理师应认真记录评估、咨询或治疗过程中有关知情同意的讨论过程。

2.2 心理师应知晓,寻求专业服务者有权了解下列相关事项:(1)心理师的资质、所获认证、工作经验以及专业工作理论取向;(2)专业服务的作用;(3)专业服务的目标;(4)专业服务所采用的理论和技术;(5)专业服务的过程和局限;(6)专业服务可能带来的好处和风险;(7)心理测量与评估的意义,以及测验和结果报告的用途。

2.3 与被强制要求接受专业服务人员工作时,心理师应当在专业工作开始时与其讨论保密原则的强制界限及相关依据。

2.4 寻求专业服务者同时接受其他心理健康服务领域专业工作者的服务时,心理师可以根据工作需要,在征得其同意后,联系其他心理健康服务领域专业工作者并与他们沟通,以更好地为其服务。

2.5 只有在得到寻求专业服务者书面同意的情况下,心理师才能对心理咨询或治疗过程录音、录像或进行教学演示。

3 隐私权和保密性

心理师有责任保护寻求专业服务者的隐私权,同时明确认识到隐私权在内容和范围上受到国家法律和专业伦理规范的保护和约束。

3.1 专业服务开始时,心理师有责任向寻求专业服务者说明工作的保密原则及其应用的限度、保密例外情况并签署知情同意书。

3.2 心理师应清楚地了解保密原则的应用有其限度,下列情况为保密原则的例外:(1)心理师发现寻求专业服务者有伤害自身或他人的严重危险;(2)不具备完全民事行为能力的未成年人等受到性侵犯或虐待;(3)法律规定需要披露的其他情况。

3.3 遇到3.2(1)和(2)的情况,心理师有责任向寻求专业服务者的合法监护人、可确认的潜在受害者或相关部门预警;遇到3.2(3)的情况,心理师有义务遵守法律法规,并按照最低限度原则披露有关信息,但须要求法庭及相关人员出示合法的正式文书,并要求他们注意专业服务相关信息的披露范围。

3.4 心理师应按照法律法规和专业伦理规范在严格保密的前提下创建、使用、保存、传递和处理专业工作相关信息(如个案记录、测验资料、信件、录音、录像等)。心理师可告知寻求专业服务者个案记录的保存方式,相关人员(例如同事、督导、个案管理者、信息技术员)有无权限接触这些记录等。

3.5 心理师因专业工作需要在案例讨论或教学、科研、写作中采用心理咨询或治疗案例,应隐去可能辨认出寻求专业服务者的相关信息。

3.6 心理师在教学培训、科普宣传中,应避免使用完整案例,如果有可辨识身份的个人信息(如姓名、家庭背景、特殊成长或创伤经历、体貌特征等),须采取必要措施保护当事人隐私。

3.7 如果由团队为寻求专业服务者服务,应在团队内部确立保密原则,只有确保寻求专业服务者隐私受到保护时才能讨论其相关信息。

4 专业胜任力和专业责任

心理师应遵守法律法规和专业伦理规范,以科学研究为依据,在专业界限和个人能力范围内以负责任的态度开展评估、咨询、治疗、转介、同行督导、实习生指导以及研究工作。心理师应不断更新专业知识,提升专业胜任力,促进个人身心健康水平,以更好地满足专业工作的需要。

4.1 心理师应在专业能力范围内,根据自己所接受的教育、培训和督导的经历和工作经验,为适宜人群提供科学有效的专业服务。

4.2 心理师应规范执业,遵守执业场所、机构、行业的制度。

4.3 心理师应关注保持自身专业胜任力,充分认识继续教育的意义,参加专业培训,了解专业工作领域的新知识及新进展,必要时寻求专业督导。缺乏专业督导时,应尽量寻求同行的专业帮助。

4.4 心理师应关注自我保健,警惕因自己身心健康问题伤害服务对象的可能性,必要时应寻求督导或其他专业人员的帮助,或者限制、中断、终止临床专业服务。

4.5　心理师在工作中介绍和宣传自己时,应实事求是地说明专业资历、学历、学位、专业资格证书、专业工作等。心理师不得贬低其他专业人员,不得以虚假、误导、欺瞒的方式宣传自己或所在机构、部门。

4.6　心理师应承担必要的社会责任,鼓励心理师为社会提供部分专业工作时间做低经济回报、公益性质的专业服务。

5　心理测量与评估

心理测量与评估是咨询与治疗工作的组成部分。心理师应正确理解心理测量与评估手段在临床服务中的意义和作用,考虑被测量者或被评估者的个人特征和文化背景,恰当使用测量与评估工具来促进寻求专业服务者的福祉。

5.1　心理测量与评估的目的在于促进寻求专业服务者的福祉,其使用不应超越服务目的和适用范围。心理师不得滥用心理测量或评估。

5.2　心理师应在接受相关培训并具备适当专业知识和技能后,实施相关测量或评估工作。

5.3　心理师应根据测量目的与对象,采用自己熟悉、已经在国内建立并证实信度和效度的测量工具。若无可靠信度、效度数据,需要说明测验结果及解释的说服力和局限性。

5.4　心理师应尊重寻求专业服务者了解和获得测量与评估结果的权利,在测量或评估后对结果给予准确、客观、对方能理解的解释,避免寻求专业服务者误解。

5.5　未经寻求专业服务者授权,心理师不得向非专业人员或机构泄露其测验和评估的内容与结果。

5.6　心理师有责任维护心理测验材料(测验手册、测量工具和测验项目等)和其他评估工具的公正、完整和安全,不得以任何形式向非专业人员泄露或提供不应公开的内容。

6　教学、培训和督导

从事教学、培训和督导工作的心理师应努力发展有意义、值得尊重的专业关系,对教学、培训和督导持真诚、认真、负责的态度。

6.1　心理师从事教学、培训和督导工作旨在促进学生、被培训者或被督导者的个人及专业成长和发展,教学、培训和督导工作应有科学依据。

6.2　心理师从事教学、培训和督导工作时应持多元的理论立场,让学生、被培训者或被督导者有机会比较,并发展自己的理论立场。督导者不得把自己的理论取向强加于被督导者。

6.3 从事教学、培训和督导工作的心理师应基于其教育训练、被督导经验、专业认证及适当的专业经验,在胜任力范围内开展相关工作,且有义务不断加强自己的专业能力和伦理意识。督导者在督导过程中遇到困难,也应主动寻求专业督导。

6.4 从事教学、培训和督导工作的心理师应熟练掌握专业伦理规范,并提醒学生、被培训者或被督导者遵守伦理规范和承担专业伦理责任。

6.5 从事教学、培训工作的心理师应采取适当措施设置和计划课程,确保教学及培训能够提供适当的知识和实践训练,达到教学或培训目标。

6.6 承担教学任务的心理师应向学生明确说明自己与实习场所督导者各自的角色与责任。

6.7 担任培训任务的心理师在进行相关宣传时应实事求是,不得夸大或欺瞒。心理师应有足够的伦理敏感性,有责任采取必要的措施保护被培训者个人隐私和福祉。心理师作为培训项目负责人时,应为该项目提供足够的专业支持和保证,并承担相应责任。

6.8 担任督导任务的心理师应向被督导者说明督导目的、过程、评估方式及标准,告知督导过程中可能出现的紧急情况,中断、终止督导关系的处理方法。心理师应定期评估被督导者的专业表现,并在训练方案中提供反馈,以保障专业服务水准。考评时,心理师应实事求是,诚实、公平、公正地给出评估意见。

6.9 从事教学、培训和督导工作的心理师应审慎评估其学生、被培训者或被督导者的个体差异、发展潜能及能力限度,适当关注其不足,必要时给予发展或补救机会。对不适合从事心理咨询或治疗工作的专业人员,应建议其重新考虑职业发展方向。

6.10 承担教学、培训和督导任务的心理师有责任设定清楚、适当、具文化敏感度的关系界限;不得与学生、被培训者或被督导者发生亲密关系或性关系;不得与有亲属关系或亲密关系的专业人员建立督导关系;不得与被督导者卷入心理咨询或治疗关系。

6.11 从事教学、培训或督导工作的心理师应清楚认识自己在与学生、被培训者或被督导者关系中的优势,不得以工作之便利用对方为自己或第三方谋取私利。

6.12 承担教学、培训或督导任务的心理师应明确告知学生、被培训者或被督导者,寻求专业服务者有权了解提供心理咨询或治疗者的资质;他们若在教学、培训和督导过程中使用后者的信息,应事先征得其同意。

6.13 承担教学、培训或督导任务的心理师对学生、被培训者或被督导者在心理咨询或治疗中违反伦理的情形应保持敏感,若发现此类情形应与他们认真讨论,并为保护寻求专业服务者的福祉及时处理;对情节严重者,心理师有责任向本学会临床心理学注册工作委员会伦理工作组或其他适合的权威机构举报。

7 研究和发表

心理师应以科学的态度研究并增进对专业领域相关现象的了解,为改善专业领域作贡献。以人类为被试的科学研究应遵守相应的研究规范和伦理准则。

7.1 心理师的研究工作若以人类作为研究对象,应尊重人的基本权益,遵守相关法律法规、伦理准则以及人类科学研究的标准。心理师应负责被试的安全,采取措施防范损害其权益,避免对其造成躯体、情感或社会性伤害。若研究需得到相关机构审批,心理师应提前呈交具体研究方案以供伦理审查。

7.2 心理师的研究应征求被试知情同意;若被试没有能力作出知情同意,应获得其法定监护人知情同意;应向被试(或其监护人)说明研究性质、目的、过程、方法、技术、保密原则及局限性,被试可能体验到的身体或情绪痛苦及干预措施,预期获益、补偿;研究者和被试各自的权利和义务,研究结果的传播形式及其可能的受众群体等。

7.3 免知情同意仅限于以下情况:(1)有理由认为不会对被试造成痛苦或伤害的研究,包括:①正常教学实践研究、课程研究或在教学背景下进行的课堂管理方法研究;②仅用匿名问卷、以自然观察方式进行的研究或文献研究,其答案未使被试触犯法律,未损害其财务状况、职业或声誉,且隐私得到保护;③在机构背景下进行的工作相关因素研究,不会危及被试的职业,且其隐私得到保护。(2)法律、法规或机构管理规定允许的研究。

7.4 被试参与研究,有随时撤回同意和不再继续参与的权利,并且不会因此受到任何惩罚,而且在适当情况下应获得替代咨询、治疗干预或处置。心理师不得以任何方式强制被试参与研究。干预或实验研究需要对照组时,需适当考虑对照组成员的福祉。

7.5 心理师不得用隐瞒或欺骗手段对待被试,除非这种方法对预期研究结果必要且无其他方法代替。在研究结束后,必须向被试适当说明。

7.6 禁止心理师和当前被试通过面对面或任何媒介发展与性或亲密关系相关的沟通和交往。

7.7 撰写研究报告时,心理师应客观地说明和讨论研究设计、过程、结果及局限性,不得采用或编造虚假不实的信息或资料,不得隐瞒与研究预期、理论观点、机构、项目、服务、主流意见或既得利益相悖的结果,并声明利益冲突;如果发现已发表研究有重大错误,应更正、撤销、勘误或以其他合适的方式公开纠正。

7.8 心理师撰写研究报告时应注意对被试的身份保密(除非得到被试的书面授权),妥善保管相关研究资料。

7.9 心理师在发表论著时不得剽窃他人成果,引用其他研究者或作者的言论或资料应按照学术规范或国家标准注明原著者及资料来源。

7.10 心理师科研、写作若采用心理咨询或心理治疗案例,应确保隐匿可辨认出寻求专业服务者的有关信息。涉及寻求专业服务者的案例报告,应与其签署知情同意书。

7.11 全文或文中重要部分已登载于某期刊或已出版著作,心理师不得在未获原出版单位许可情况下再次投稿;同一篇稿件或主要数据相同的稿件不得同时向多家期刊投稿。

7.12 研究工作由心理师与同行一起完成时,著述应以适当方式注明全部作者、有特殊贡献者,心理师不得以个人名义发表或出版。论著主要内容源于学生的研究报告或论文,应取得学生许可并将其列为主要作者之一。

7.13 心理师审阅学术报告、文稿、基金申请或研究计划时应尊重其保密性和知识产权。心理师应审阅在自己能力范围内的材料,并避免审查工作受个人偏见影响。

8 远程专业工作(网络/电话咨询)

心理师有责任告知寻求专业服务者远程专业工作的局限性,使其了解远程专业工作与面对面专业工作的差异。寻求专业服务者有权选择是否在接受专业服务时使用网络/电话咨询。远程工作的心理师有责任考虑相关议题,并遵守相应的伦理规范。

8.1 心理师通过网络/电话提供专业服务时,除了常规知情同意外,还需要帮助寻求专业服务者了解并同意下列信息:(1)远程服务所在的地理位置、时差和联系信息;(2)远程专业工作的益处、局限和潜在风险;(3)发生技术故障的可能性及处理方案;(4)无法联系到心理师时的应急程序。

8.2 心理师应告知寻求专业服务者电子记录和远程服务过程在网络传输中保密的局限性，告知寻求专业服务者相关人员（同事、督导、个案管理者、信息技术员）有无权限接触这些记录和咨询过程。心理师应采取合理预防措施（例如设置用户开机密码、网站密码、咨询记录文档密码等）来保证信息传递和保存过程中的安全性。

8.3 心理师远程工作时须确认寻求专业服务者真实身份及联系信息，也需确认双方具体地理位置和紧急联系人信息，以确保后者出现危机状况时可有效采取保护措施。

8.4 心理师通过网络/电话与寻求专业服务者互动并提供专业服务时，应全程验证后者真实身份，确保对方是与自己达成协议的对象。心理师应提供专业资质和专业认证机构的电子链接，并确认电子链接的有效性以保障寻求专业服务者的权利。

8.5 心理师应明白与寻求专业服务者保持专业关系的必要性。心理师应与后者讨论并建立专业界限。寻求专业服务者或心理师认为远程专业工作无效时，心理师应考虑采用面对面服务形式。如果心理师无法提供面对面服务，应帮助对方转介。

9 媒体沟通与合作

心理师通过（电台、电视、报纸、网络等）公众媒体和自媒体从事专业活动，或以专业身份开展（讲座、演示、访谈、问答等）心理服务，与媒体相关人员合作与沟通中需要遵守下列伦理规范。

9.1 心理师及其所在机构在与媒体合作前应与媒体充分沟通，确认合作方了解心理咨询与治疗的专业性质与专业伦理，提醒其自觉遵守伦理规范，承担社会责任。

9.2 心理师应在专业胜任力范围内，根据自己的教育、培训和督导经历、工作经验与媒体合作，为不同人群提供适宜而有效的专业服务。

9.3 心理师如与媒体长期合作，应特别考虑可能产生的影响，并与合作方签署包含伦理款项的合作协议，包括合作目的、双方权利与义务、违约责任及协议解除等。

9.4 心理师应与拟合作媒体就如何保护寻求专业服务者个人隐私商讨保密事宜，包括保密限制条件以及对寻求专业服务者信息的备案、利用、销毁等，并将有关设置告知寻求专业服务者，并告知其媒体传播后可能带来的影响，由其决定是否同意在媒体上进行自我暴露、是否签署相关协议。

9.5　心理师通过(电台、电视、出版物、网络等)公众媒体从事课程、讲座、演示等专业活动或以专业身份提供解释、分析、评论、干预时,应尊重事实,基于专业文献和实践发表言论。其言行皆应遵循专业伦理规范,避免伤害寻求专业服务者、误导大众。

9.6　心理师接受采访时应要求媒体如实报道。文章发表前应经心理师本人审核确认。如发现媒体发布与自己个人或单位相关的错误、虚假、欺诈和欺骗的信息,或其报道断章取义,心理师应依据有关法律法规和伦理准则要求媒体予以澄清、纠正、致歉,以维护专业声誉、保障受众利益。

10　伦理问题处理

心理师应在日常专业工作中践行专业伦理规范,并遵守有关法律法规。心理师应努力解决伦理困境,与相关人员直接而开放地沟通,必要时向督导及同行寻求建议或帮助。本学会临床心理学注册工作委员会设有伦理工作组,提供与本伦理守则有关的解释,接受伦理投诉,并处理违反伦理守则的案例。

10.1　心理师应当认真学习并遵守伦理守则,缺乏相关知识、误解伦理条款都不能成为违反伦理规范的理由。

10.2　心理师一旦觉察自己工作中有失职行为或对职责有误解,应尽快采取措施改正。

10.3　若本学会专业伦理规范与法律法规冲突,心理师必须让他人了解自己的行为符合专业伦理,并努力解决冲突。如这种冲突无法解决,心理师应以法律和法规作为其行动指南。

10.4　如果心理师所在机构的要求与本学会伦理规范有矛盾之处,心理师需澄清矛盾的实质,表明自己有按专业伦理规范行事的责任。心理师应坚持伦理规范并合理解决伦理规范与机构要求的冲突。

10.5　心理师若发现同行或同事违反了伦理规范,应规劝;规劝无效则通过适当渠道反映问题。如其违反伦理行为非常明显,且已造成严重危害,或违反伦理的行为无合适的非正式解决途径,心理师应当向临床心理学注册工作委员会伦理工作组或其他适合的权威机构举报,以保护寻求专业服务者的权益,维护行业声誉。心理师如不能确定某种情形或行为是否违反伦理规范,可向临床心理学注册工作委员会伦理工作组或其他适合的权威机构寻求建议。

10.6　心理师有责任配合临床心理学注册工作委员会伦理工作组调查可能

违反伦理规范的行为并采取行动。心理师应了解对违反伦理规范的处理申诉程序和规定。

10.7 伦理投诉案件的处理必须以事实为根据,以伦理守则相关条文为依据。

10.8 违反伦理守则者将按情节轻重给予以下处罚:(1)警告;(2)严重警告,被投诉者必须在指定期限内完成不少于16学时的专业伦理培训或/和临床心理学注册工作委员会伦理工作组指定的惩戒性任务;(3)暂停注册资格,暂停期间被投诉者不能使用注册督导师、注册心理师或注册助理心理师身份工作,同时暂停其相关权利(选举权、被选举权、推荐权、专业晋升申请等),必须在指定期限内完成不少于24学时的专业伦理培训或/和临床心理学注册工作委员会伦理工作组指定的惩戒性任务,如果不当行为得以改正则由临床心理学注册工作委员会评估讨论后,取消暂停使用注册资格的决定,恢复其注册资格;(4)永久除名,取消注册资格后,临床心理学注册工作委员会不再受理其重新注册申请,并保留向相关部门通报的权利。

10.9 反对以不公正态度或报复方式提出有关伦理问题的投诉。

附:守则包含的专业名词定义

临床心理学(clinical psychology):心理学分支学科之一。它既提供相关心理学知识,也运用这些知识理解和促进个体或群体心理健康、身体健康和社会适应。临床心理学注重个体和群体心理问题研究,并治疗严重心理障碍(包括人格障碍)。

咨询心理学(counseling psychology):心理学分支学科之一。它运用心理学知识理解和促进个体或群体心理健康、身体健康和社会适应。咨询心理学关注个体日常生活中的一般性问题,以增进其良好的心理适应能力。

心理咨询(counseling):基于良好的咨询关系,经训练的临床与咨询专业人员运用咨询心理学理论和技术,消除或缓解求助者心理困扰,促进其心理健康与自我发展。心理咨询侧重一般人群的发展性咨询。

心理治疗(psychotherapy):基于良好的治疗关系,经训练的临床与咨询专业人员运用临床心理学有关理论和技术,矫治、消除或缓解患者心理障碍或问题,促进其人格向健康、协调的方向发展。心理治疗侧重心理疾患的治疗和心理评估。

心理师(clinical and counseling psychologist)：系统学习过临床与咨询心理学专业知识、接受过系统的心理治疗与咨询专业技能培训和实践督导，正从事心理咨询和心理治疗工作，并在中国心理学会有效注册的督导师、心理师、助理心理师。心理师包括临床心理师(clinical psychologist)和咨询心理师(counseling psychologist)。二者界定依赖于申请者学位培养方案中的名称界定。

督导师(supervisor)：从事临床与咨询心理学相关教学、培训、督导等心理师培养工作、达到中国心理学会督导师注册条件并有效注册的资深心理师。

寻求专业服务者(professional service seeker)：来访者(client)、精神障碍患者(patient)或其他需要接受心理咨询或心理治疗专业服务的求助者。

剥削(exploitation)：个人或团体违背他人意愿或在其不知情的情况下，无偿占有其劳动成果，或不当利用其拥有的各种物质、经济和心理资源，谋取利益或得到心理满足。

福祉(welfare)：个体、团体或公众的健康、利益、心理成长和幸福。

多重关系(multiple relationships)：心理师与寻求专业服务者之间除心理咨询或治疗关系外，还存在其他社会关系。除专业关系外，还有一种社会关系为双重关系(dual relationships)，还有两种以上社会关系为多重关系。

亲密关系(romantic relationship)：人与人之间产生的紧密情感联系，如恋人、同居和婚姻关系。

远程专业工作(remote counseling)：通过网络或电话等电子媒介进行的、非面对面的心理健康服务方式。

（资料来源：心理学报，2018，50(11)：1314-1322.）

第二章

心理咨询与治疗的基本技术

【本章要点】

　　本章重点介绍会谈中咨询师常用的基本技术。通过本章的学习,了解会谈的基本过程、类型和影响因素,学会观察和评估来访者在咨询过程中的面部表情、身体语言、言语表情、沉默等非言语信息,注意非言语与言语技术在会谈中的地位、作用和使用要点,有效运用咨询中的言语技术,包括参与性技术和影响性技术。参与性技术主要有倾听、提问、具体化、鼓励、重复、内容反映、情感反映,用于启发来访者自我探索和澄清问题。影响性技术主要包括面质、解释、一般化、即时化、内容表达、情感表达和自我暴露,用于实施干预,促进来访者的变化,实现咨询的目标。

【学习要求】

　　1. 了解会谈的类型,熟悉会谈的过程和影响因素。
　　2. 熟练观察和使用会谈中的非言语技巧。
　　3. 熟练掌握参与性技术,能够恰当地运用倾听、提问、具体化、鼓励、重复、内容反映、情感反映等技术来展开会谈。
　　4. 掌握影响性技术,能够使用面质、解释、一般化、即时化、内容表达、情感表达、自我暴露等技术对来访者进行干预。
　　5. 熟练运用言语与非言语技术建立良好的咨访关系。

【重要术语】

　　非言语技术　参与性技术　影响性技术　具体化　重复　内容反映　情感反映　面质　一般化　即时化　内容表达　情感表达　自我暴露

第一节 会 谈

在心理咨询与治疗的工作中，会谈是一项必须掌握的专业技能，直接影响咨询与治疗的效果。波普(B.Pope)认为，"会谈是发生在两个个体之间的对话式交流"。马塔拉佐(Joseph D.Matarazzo)进一步指出，会谈是"为达到预定目的的两个人或更多人之间的交流方式，这种交流是通过言语和非言语的形式进行的"。临床心理学家将会谈(interview)定义为根据一定的目标进行的谈话。会谈既是一门艺术也是一门科学，既要接纳理解来访者的信息，又要分析梳理作出相应的反馈，这要求心理工作者能够融合丰富的人际交流知识和专业沟通技巧，既要对不同社会经验、人生观、价值观抱持海纳百川的接纳态度，又要有敏感性、洞察力以及善于在实践中钻研和总结的个人能力。

一个个案的咨询或治疗可能由一次或多次会谈组成，每次会谈有不同的目的和作用，这是根据每次咨询与治疗的目标来设定的。在这一过程中，治疗师与来访者共同面对问题，并遵循一定的流程展开咨询。

一、会谈的基本过程

一次完整的会谈应包括以下七个过程。

（一）营造咨询氛围

每个来访者进入咨询室的咨询动机不尽相同。有的是相信咨询会有助于问题的解决，有的是抱着试试看的态度，有的则是身不由己被劝说而来，等等。大多数来访者对于心理咨询与治疗并不了解，既有期待也有好奇，甚至还会担心紧张，不知道在咨询过程中该如何表现自己。因此，在会谈一开始，咨询师需要营造轻松愉快、安全温暖的咨询氛围，既可以通过环境来营造，也可以通过表情和语言。会谈场所的整洁、舒适、色调适宜，有助于来访者放松心情，并产生良好的第一印象。咨询师表现出的无条件接纳和关注，交流中传递出的尊重、真诚和适度的热情，能够让来访者感受到平等、友善和安全感。在这样舒适、放松的气氛中展开咨询，有助于更快地建立咨访关系，让来访者更容易打开心扉沉浸到会谈中去。

(二) 确定谈话范围

心理咨询与治疗中的会谈是为咨询的目标服务的,并不是漫无目的随心而谈。因此,谈话的范围需要有一定的方向和限制,咨询师应控制会谈的范围来保证咨询的效率。

会谈的范围包括:(1)来访者主动提出的求助内容。如临近毕业对未来不确定的焦虑,发现男友欺骗自己的愤怒,可以初步确定来访者的谈话内容以个人发展和恋爱方面为主。(2)咨询师在与来访者交流中观察到的疑点。在谈话过程中,咨询师会时刻关注来访者的行为举止、言语和表情,敏锐的咨询师善于捕捉来访者言行中表现出的疑点,如所述内容与情绪反应不一致的地方,言语间流露的弦外之音,说到某个话题时的欲言又止,或谈到某个人或某件事时的突然停顿或哽咽等。咨询师可以将这些疑点作为会谈的切入点,引导来访者进行深层次的自我察觉和自我分析,探讨意识层面下被压抑的潜意识欲望或需求,这对于深入理解和剖析来访者的心理问题有重要作用。(3)心理测评结果中发现的问题。心理测评是心理咨询和心理治疗的重要辅助手段,测评的结果有助于咨询师快速了解咨询对象的人格特征、心理健康状态,可以将测评结果中呈现的问题作为会谈的内容展开,如量表中反映出的焦虑、抑郁或睡眠问题等。这样不仅可以将谈话内容快速聚焦,提高咨询效率,而且可以围绕问题相关的身心症状、诱发因素、应对方式等设置咨询的内容和目标。(4)谈话目标中若有多个内容,应分别处理。一次会谈中,来访者有时会千头万绪牵扯出多个认为重要的问题,咨询师需要对问题进行排序。通常情况下,排在首位的是来访者在此次会谈中最想解决的问题,其次是对来访者身心或社会功能影响最大的问题。有时还需要综合考虑优先解决某类问题,如钥匙型的问题——最先解决此问题才能解决其他困扰的问题,或几个问题中最有可能成功解决的问题。

(三) 资料收集

会谈过程中对来访者的资料收集贯穿咨询始终。根据会谈的进度,资料收集的内容会有所变化,在心理咨询或治疗的初始阶段,需要收集来访者的基本信息、症状表现、严重程度等来为初始判断或诊断做准备,咨询的中后期资料收集侧重于拟定的目标与计划实施情况、认知或行为上的改变、变化后的感受等来评估干预的效果。

总的来说,心理咨询与治疗中需要收集的来访者信息包括:

- 人口学资料、个人经历、成长史；
- 家庭背景、婚恋、生活、工作、学习情况；
- 病史、医疗史、药物或物质使用情况等；
- 对自己身体状况的主观判断、衣着、行为举止、情绪状态、认知功能；
- 主述的问题或困扰，对自身的影响（症状表现）；
- 既往或当下的人际关系、社会支持系统、社会功能；
- 诱发事件或应激事件；
- 应对方式及效果，应对成功或失败的经验教训；
- 问题解决的计划、目标；
- 咨询作业（如果有）执行情况。

（四）内容分析

来访者的资料收集好后，就要分析其中的内容和要素。分析的目的是梳理出来访者杂乱信息中的条理，找出外在的人物、环境、事件的发展脉络，以及内在的来访者心理状态变化的轨迹、认知模式及情绪反应。从收集的资料中分析第一次或最近一次诱发情绪反应的场景、人物关系、环境特点，寻找诱发因素的时间线和规律性；分析时间线背后来访者对事件的解释、评价，以及由此产生的情绪状态、行为反应和采取的调节机制，以评估来访者遇到生活事件时的思维模式、应对方式、人际互动能力和可获得的社会支持；从人际关系中探寻他人对来访者的评价，从来访者的言语与表情中分析来访者的人格特质；根据主述的问题或困扰分析来访者求助的原因、动机，明确咨询的目的，分析改变的可能性。在资料分析的过程中，咨询师或治疗师要避免批判，以接纳、倾听、共情、具体化等技术来逐步了解个案并促进咨访关系或治疗同盟的建立。

（五）问题评估或诊断

在踏入咨询室的那一刻起，咨询师就在对来访者进行评估，评估的角度是多方面的，既可以通过来访者的外貌、行为、举止，也可以通过对收集资料的内容分析。综合上述信息，咨询师会形成对来访者问题的初步判断：(1) 评估个案是否适合接受心理咨询与治疗。一般来说，所有精神病患者、人格障碍患者都不适宜进行心理咨询，但自知力已恢复的康复期患者可以作为心理咨询与治疗的对象。(2) 判断来访者问题的类型和严重程度。由于心理咨询与心理治疗的侧重有所不同，选用的一些干预方法和手段也有所差别，因此心理咨询师如果判断来访者的问题属于心理治疗的范畴，则应将来访者转介到心理治疗的门诊去。(3) 依据诊断标准和症状表现对来访者作出鉴别诊断。

咨询师可以将初步诊断的结果告知来访者,看来访者是否接受,如来访者不接受可以一起探讨是否有其他可能性或者是否还有未报告的其他重要信息。如果来访者表示接受,则咨询师可以结合自身的理论流派与来访者商定咨询目标和治疗方案。

(六) 咨询或治疗的目标设立

在心理评估与心理诊断的基础上,治疗师要与来访者共同制定治疗目标。治疗目标的确立应是具体的、可行的、咨访双方都可以接受的。也就是说,咨询目标应该针对某类问题设置较清晰的标准,来访者能够描述出要达到的标准的具体内容,而且在咨询过程中对目标能够经常性地检验和评价,以确定目标的现实性、可完成性。在个案的完整会谈中,可能会设立一个总目标和多个阶段性目标。每个小目标的达成都有助于增强来访者的信心,激发治疗动机。

(七) 会谈的结束

这里的结束并不是指咨询时间的结束,而是个案完整会谈的阶段性节点。如何判定会谈是否可以结束了呢?首先,咨访双方均认可咨询中的目标已经达成。其次,咨询师评估来访者的变化,确定咨询已经达到预期的效果,例如来访者能将咨询中学到的有关知识以及分析问题和解决问题的方法迁移到日常生活中去,则会谈可以进入结束阶段。

如果是初始会谈,咨询师要总结本次咨询中的问题及进展,强调咨询要点,布置家庭作业(如果有),并与来访者商定下次咨询的时间。如果是整个咨询的会谈结束,咨询师就要帮助来访者全面总结,明确来访者今后努力的方向,巩固咨询效果。

二、会谈的主要类型

(一) 结构式会谈和非结构式会谈

按照会谈是否有标准化的程序,可以将会谈划分为结构式会谈和非结构式会谈。

结构式会谈是指咨询师根据咨询目标的需要拟定好会谈的提纲,设置层层递进的问题,按照预先编制好的提纲向来访者主动提问,从来访者回答中收集信息的会谈方式。这种会谈目的明确,逻辑清晰,计划性强,能够在短时间内收集到咨询师需要的资料,有利于问题的聚焦和快速诊断,但其缺点是过于程式化,过多的提问容易令来访者心生反感,因此更适合已经建立良好咨访关系的会谈。

非结构式会谈是指事先不作设定,没有固定的主题和程序,咨询师对于交流的话题不设限制,营造轻松信任的氛围,引导来访者卸下防御畅所欲言。这样的会谈往往能够令来访者感到被接纳被理解,更愿意表达真情实感,咨询师也能找到多个切入点,获得更多表层和深层的信息,有利于对来访者的问题作出较系统的判断。这种自由式交谈,对咨询师的信息捕获和分析能力提出更高的要求,也存在一定的弊端,如会谈中来访者思维活跃东拉西扯,容易失去重点,也易造成咨询时间的浪费。

(二) 收集资料式会谈、诊断式会谈和心理治疗式会谈

按照会谈的作用,可以将会谈划分为收集资料式会谈、诊断式会谈和心理治疗式会谈。

收集资料式会谈就是做我们前面提到的资料收集的工作,是会谈的最基本形式。咨询的最初阶段往往以收集资料式会谈为主,咨询师会以谈话的方式了解来访者的信息、个性、事件、经历等内容,通过资料的收集咨询师可以掌握来访者的基本情况,为后续的评估、诊断、治疗做准备,也为咨访关系的建立打下良好的基础。

诊断式会谈的目的是确定来访者的问题性质,来访者是否适合心理咨询或治疗,求助的问题是什么,哪个是需要着力解决的主要问题。此时,咨询师在收集资料的基础上验证各种假设,必要时可以借助心理测评工具来辅助诊断。在此过程中,咨询师继续建立和保持与来访者的人际关系。

心理治疗式会谈是咨询师在心理咨询与治疗的理论和技术指导下帮助来访者发生转变的过程,是在心理咨询与治疗中耗时最长的一类会谈。诊断式会谈之后就进入到心理治疗式会谈。在此过程中,咨询师与来访者共同商定治疗目标,向来访者介绍咨询与治疗的方法、过程和设置,明确双方的责任与义务,并运用咨询与治疗的技术影响来访者,使来访者产生改变。

三、影响会谈的因素

(一) 人的因素

咨询师与来访者是会谈中的两个主要变量,直接影响着会谈的方向和效果,是心理咨询与治疗中的重要影响因素。

1. 咨询师或治疗师

咨询师或治疗师这一职业,要求他们将个人生活状态、生活方式融入他们的专业中去,因此与通常的职业不同,会谈中咨询师首要的工具就是他自己,他的专业能力、性格特点、个人素质、人际沟通方式甚至外貌特征、习惯性动作、气质与风度等都会对来访者和咨询产生影响。在每一次会谈过程中,咨询师都会带着自己的个人特质和成长经验与来访者互动。在面对来访者时,咨询师也在表现自己,意识到这一点很重要。咨询师既是倾听者、支持者、研究者和督促者,同时也是示范者。如果期望来访者成长与改变,咨询师必须正视自己作为治疗力量的事实,治疗过程中的互动和自我觉察有利于去影响来访者,也有利于咨询师在专业实践中的个人成长。

2. 来访者

来访者身上存在的诸多因素也会影响会谈的内容和过程。来访者的性别、人格特点、社会文化背景,对治疗的期望、态度、兴趣,人生经验与价值观,以及既往的咨询经历及对咨询的理解等都会对会谈效果产生影响。在完全陌生的环境中,来访者可能不会一下子完全暴露自己的真实情况,求助者往往对作为来访者的角色以及咨询师的形象、能力和态度等有角色期望,咨询师需要意识到这一点,才能更好地把握咨询的节奏,营造安全与信任的氛围。

(二) 环境因素

会谈的环境对咨询或治疗的效果有一定程度的影响。会谈场所的整洁、舒适、淡雅的色调,能够令来访者产生轻松愉悦之感。咨询室良好的隔音性能体现对来访者隐私的保护,有助于来访者身心放松,也能够让咨访双方不受外界干扰而专注于会谈本身。咨询室的光线要适中,太强或太弱都会让来访者缺乏安全感,而且不要摆放与咨询无关的或引人注目的摆设,避免来访者分心。为了增强来访者的安全感,沙发不应设置在背对房门的位置,而且两张沙发呈直角摆放,让来访者在必要时可以避免与咨询师面对面直视。此外,会谈场所的温度、湿度都应适宜。

第二节 非言语技术

会谈中,最先进入咨访双方认知加工的信息,往往是身体动作、面部表情,这些并不是通过语言传递的,而属于非言语信息。美国心理学家梅拉比安(Albert Mehrabian)研究指出,信息交流的总效果中只有7%来自言语内容,38%来自说话的语气,55%则来自身体语言。可见,非言语信息在会谈中扮演着极其重要的角色。非言语信息可以作为言语信息的补充、修正,也可以独立出现,表示其意义。非言语信息不仅是咨询师与来访者沟通交流的重要方式,而且还为咨询师提供来访者没有意识到的、通过语言无法传递的内容。善于利用会谈中的非言语技术,咨询师不仅能更全面地评估来访者,也能适时地向来访者表达支持、鼓励和认可。一个点头、一个微笑也许比"我很理解你"这样的话语,更能让来访者感到咨询师的信任和关注,也能更有效地促进求助者的变化。

一、面部表情

面部表情(facial expression)就是通过眼部肌肉、颜面肌肉和口部肌肉的变化来表现各种情绪状态,是一种跨文化普遍使用的语言,比其他任何身体部位的表达都要丰富。它与人的内心活动,尤其是情绪息息相关,一个人内心的喜怒哀乐无不在脸上透露出来。观察非言语行为首先是集中在面部表情上,咨询与治疗中每一个面部表情的变化都有其意义,会谈中从面部表情获得的信息量将近一半,这种情绪与信息的传递和交互常常决定着会谈的进程及方向。

一般来说,眼睛和嘴巴附近的肌肉群是面部表情最丰富的部分,而且在信息表达上具有跨文化的一致性,咨询师要善于观察和捕捉,所谓察言观色的重心也在于此。

我们常说"眼睛是心灵的窗户",眼睛通常是情感的第一个自发表达者,能够最直接、最完整、最深刻、最丰富地表现人的精神状态和内心活动,能够创造无形的、适宜的情绪气氛,代替词汇表述的贫乏,促成无声的对话。通过眼睛可以看出一个人是开心还是忧伤,是恐惧还是放松,是喜欢还是厌恶。在治疗过程中,咨询师与来访者位置的安排之所以呈直角也是为了避免直接对视,使来访者产生心理负担。咨询师可以通过与来访者眼睛的稳定接触、游移或闪避等变化观察对方所思所想,评估来访者是否在跟随咨询的节奏。从眼神中,咨询师可以判断来访者叙述的内容是否真实,也可以解读来访者言语之外的意图。如果来访者在交流中躲避咨询师的视线,很可能是心虚的表现,或者有隐情未能说出。如果来访者说完直视着咨询师,说明他渴望咨询师的回应,期待得到认可。当咨询师说话时,来访者给予眼神关注,则表示他对此很感兴趣,可以继续谈论。若来访者在诉说时,时不时看陪同人,说明这个陪同人对来访者来说很重要,可能是来访的原因之一。若来访者眼神关注咨询室内某个物品,则提示此物品可以作为咨访双方深入沟通的桥梁。在会谈过程中,眉间的肌肉皱纹也能表达个体的情感变化。通常情况下,不愉快或迷惑可以借助皱眉来表达,嫉妒或不信任时会将眉毛上扬。研究发现,一条眉毛扬起是怀疑的信号,双眉扬起是惊讶的信号,双眉下垂则是沮丧和忧伤的信号。

嘴部表情主要体现在口形变化上。伤心时嘴角下撇,欢快时嘴角提升,委屈时撅起嘴巴,惊讶时张口结舌,愤恨时咬牙切齿,忍耐痛苦时咬住下唇。实践中我们会发现,眼睛和嘴巴张大,眉毛上扬,是惊愕的表情;冲突、挑战、敌对的态度用绷紧下颌的肌肉和斜眼瞪视来表示,这时嘴唇也是紧闭的,表示已摆出一种防御姿态,头和下颌常挑衅地向前推出,眉毛下垂,眉头皱起;嘴角肌肉的微小活动还能够表现出微笑、轻视、思索、下定决心等。通过观察对方面部表情是否呆滞、皱眉,嘴部是否紧张,或在微笑,或咬嘴唇等肌肉变化,以及是否脸红、出汗或苍白等肤色变化,咨询师可以感知到来访者是紧张还是放松。

在理解面部表情时需要注意的是,有些动作在某种情况下可能根本没意义,而在另一种情况下却十分有内容,但内容含义可能很不一样。比如,皱眉可以简单理解为一句话的中间停顿,在另一种情况下也可能是"心里冒火"或"讨厌"的信号,或者是思想集中的表现。如果仅仅研究皱眉或面部表情,就难以确切把握其含义,还要知道这位皱眉者在干什么,咨询师要联系其他一系列的非言语行为表达出来的含义进行解读。一般来说,面部各个器官是一个有机整体,协调一致地表达出同一种情感。当人感到尴尬、有难言之隐或想有所掩饰时,其五官将出现复杂而不和谐的表情。面部表情的线索可能稍纵即逝,特别是微表情,很难被发现,需要咨询师在会谈中保持敏感和警觉,咨询师也可以将捕捉到的表情信息作为切入点与来访者进行讨论,从情绪角度分析加深来访者对自身问题的理解,这对咨询向纵深方向发展极为有利。

咨询师在观察来访者时也要注意自身的面部表情管理,会谈中咨询师的一颦一笑也会对来访者产生影响。在观察来访者时,咨询师的目光应亲切自然,让来访者感到放松、信任。在交流过程中,保持适当的视线接触,而不应一直直视或回避来访者,既要表现出对来访者的关注又不能给来访者压力。当来访者提到自己不愿面对的经历时,如性、屈辱、罪过等,咨询师的目光要适当回避,避免引起对方的不安和焦虑。咨询师面部表情反映出的情感信息应当与来访者的倾诉内容相适应,相反或不适当的表情容易唤起来访者的负面情绪,影响咨询的效果和咨访关系。

二、身体语言

人类的身体语言(body language)极为丰富,站立的姿势、坐姿的调整、举手投足均包含其中。身体语言是经由身体的各种动作,代替语言借以达到表情达意的沟通目的。在情绪发展过程中,人们也习得了各种身体姿态或动作来表达态度和传递信息,如鼓掌表示开心或赞同,顿足代表生气,搓手表示焦虑,垂头代表沮丧,摊手表示无奈,捶胸代表痛苦等。由肢体动作表达情绪时,当事人经常并不自知。当我们与人谈话时,时而蹙额,时而摇头,时而摆动双手,时而两腿交叉,这些肢体语言通常是下意识的举动,并不是有意为之。由此,心理学家提出如下假设:当你与人说真话的时候,你的身体将与对方接近;当你与人说假话的时候,你的身体将离开对方较远。此假设验证的结果发现,如果要求不同受试者,分别向别人陈述明知是编造的假话和正确的事实时,说假话的受试者会不自觉地与对方保持较远的距离,而且显得身体向后靠,肢体的活动较少,面部笑容反而增多。可见,身体语言很少具有欺骗性,它往往比来访者言语中的信息更加可信,对于身体语言的观察和运用是咨询师需要掌握的重要技术。

(一) 肢体动作

会谈中,来访者的手势、身体姿势、腿脚动作在沟通中起着重要的作用。这些肢体动作的变化往往反映着咨询状况的变化。

1. 手势

手是肢体运动最频繁的部位,既可以在语言交流中作为传递信息的辅助,又可以在非言语交流中传递无意识的信息。手势的不同频率、幅度和力度,往往意味着个体想要说明、强调、解释或者指出某一问题、插入谈话等,借助手势还可以表达快乐、愤怒、悲伤、焦虑、惊讶等情绪。一个焦虑的来访者会有频繁的、快速的手部动作,也可能表现出双手的颤抖。来访者双手紧握不时地搓动意味着情绪紧张,或者正在讨论的话题令他感到压力。双手插在衣兜里或者紧贴着身体往往意味着回避、退缩。谈话过程中,来访者如果手里一直在把玩笔、手机等物品,表明对当下的话题不感兴趣,或者对咨询漫不经心的态度。双臂交叉抱于胸前,表示对正在说的内容或者对咨询师有防御,随着会谈的延伸,双臂慢慢放下,则意味着防御性在降低,对咨询师越来越信任。当会谈中的来访者谈到某些他认为通常情况下不易被接受的话题时,常常会更多地运用手势等身体语言。

2. 姿势

较手势而言,姿势反映躯体的整体状态,观察姿势的要点是要看站姿、坐姿和姿势的朝向。昂首挺胸走进咨询室的来访者往往较为自信。坐在椅子边缘,身体紧绷僵硬,意味着来访者内心紧张不安。谈话时,身体前倾,双手打开,意味着放松、接纳,对咨询的积极配合。捏弄自己的衣服、咬笔杆,或者啃指甲都是缺乏安全感的表现。身体朝向咨询师一侧,表明对咨询师信任,对交流的话题有兴趣,反之体态改变到不能够正视咨询师的地步,则表明交谈的意愿较低,想要离开。来访者一开始身体前倾但随着交谈的推进,身体慢慢向后仰,说明原本对咨询师有很大期待但渐渐变得不认可不信任。如果来访者频繁变换坐姿,表示焦虑或者不想继续这个话题。咨询师要识别对咨询不利的姿势信号,一旦发现有言语不当之处要及时调整。此外,谈话中如果发现上述身体变化,也要意识到这可能会是一个触动了对方敏感之处的隐情或者创伤,对于心理咨询与治疗来说具有重要的价值。

3. 腿脚动作与步态

来访者进入咨询室时的走路姿态也能反映出来访者的心理状态。步伐急促或来回踱步的来访者,往往是内心焦虑不安。昂首阔步的来访者,往往较为自信且自我中心。步幅小且低着头走路的来访者,往往心事重重、内心压抑。走路时东张西望、畏首畏尾的来访者,往往是不自信且神经敏感的。当来访者对咨询师感兴趣的时候,来访者的双脚的方向会朝向咨询师。交谈时来访者双脚或腿不自然地抖动,意味着紧张或者烦躁不安。这些动作都是下意识的情感流露。当来访者的言语信息与身体语言不一致时,这些身体动作反映的信息常常代表着来访者的真实想法。

(二) 空间距离

会谈中双方的空间距离也在传达一种非言语信息,包括自我防御程度、咨访关系建立的程度、对谈话内容感兴趣程度等。人类学家观察发现,每个人都有自己的独立空间,来满足安全和隐私的需要,人与人之间在面对面的情境中,常因彼此间情感的亲疏不同,而不自觉地保持不同的距离,如果他人闯入我们的安全区,就会引起不满、愤怒和反抗。显然,人际距离的变化,是会谈双方沟通时在肢体语言上的一种情感性的表示;彼此熟悉时,就亲近一点,彼此陌生时,会保持距离。如一方企图向对方接近,对方将自觉地后退,仍然维持相当的距离。来访者与咨询师之间也是如此,双方的距离是彼此关系的反映。

咨访双方会谈时,座位间的距离一定要适当,既不能相距太近,也不能太远,一般在一米五左右为宜。相距太近会让人局促不安,太远又会令人感觉疏远、冷漠。有的来访者进入咨询室后,会自行调整座椅的位置,拉近或是拉远,这往往与他对会谈本身或咨询师的态度息息相关。将座椅拉远表示来访者有很强的防御,咨询师要走近来访者的心理世界需要付出较大努力,也可能来访者对上次的咨询较不满意,对咨询师的能力产生怀疑。拉近座椅除了表示来访者对会谈的期待以外,也要考虑是否存在移情的情况。

咨询过程中,如果来访者表现出对距离不满意,咨询师可以就此问题与来访者展开讨论,一方面可以以此为切入点走进来访者的内心世界,另一方面也可以侧面了解来访者平时的人际交往距离和人际关系。

咨询师也要注意,虽然身体语言是追踪心理状态的利器,但也会遇到模棱两可的情况,必须综合考虑当下的语境、言语内容、关系深浅、人格特点、文化背景等,才能把握得更加准确。

三、言语表情

言语表情(speech expression)是通过言语方式表达的情绪,往往具有很强的感染力。这里所说的言语表情并不是言语内容本身,而是借助言语中声调、语速、音量、音色的变化表达出的情绪。言语表情既能够配合语言内容使信息传达得更准确,又能反映出"言不由衷"背后的真情实感,是在会谈中信息传递的重要方式。

1. 音量

音量,即声音的大小。同样一句话,音量的改变表达出的意思会不尽相同。咨询师要先了解来访者音量的基线水平。如果来访者平日说话声音就大,则表示个性强,甚至暴躁易怒。如果沟通中来访者的声音突然变大,常表示强调、警告、反对或者情绪激动。如果沟通中来访者的声音突然变小,则可能意味着羞愧、心虚、不敢面对,或失望、软弱。

2. 音调

音调,即声音的高低。音调的变化常常反映出来访者情绪的变化。在这里对于表演型人格的来访者,咨询师要特别注意识别,他们音调起伏大,而且配合着手舞足蹈或者丰富的表情,这种音调的起伏往往不具有咨询的意义。在会谈中,音调的提高,表明对所谈内容的强调,希望引起重视,也可能是传达激动、兴奋、烦躁的情绪;音调的降低,有时也有强调的意味,希望引起注意,也可能是意识到所谈内容与人们看法不一致产生怀疑、回避,或者触及敏感、伤心、痛苦的部分。

咨询师在会谈中要注意与来访者的音调相匹配。如果来访者的声音平缓而悲伤,咨询师也要轻声说话。如果来访者声音愤怒而响亮,咨询师的声音应与其接近,但要略低于来访者,带动来访者的音调慢慢平复到正常水平。这种音调匹配的过程,也有着治疗的作用。

3. 语速

语速,即言语的速度。说话的节奏快慢与个人的个性特征有关,如焦虑特质的个体往往语速较快。在咨询中,语速的快慢也可以反映情绪状态。语速变快意味着情绪高昂、激动、兴奋、焦虑,有时候也掺杂着压抑的愤怒。语速变慢往往是来访者陷入思考当中或者对于即将说出的内容有所犹豫,也可能是想要表达得更确切,或者是冷漠、沮丧等。

4. 声音的停顿

会谈中,声音的停顿是明显的"此时无声胜有声"的信号,往往具有浓烈的感情色彩或者一定的暗示作用。来访者在谈话中会因为突然伤心哽咽而声音停顿,说明此时讨论的内容对来访者来说有重要的意义。在咨询过程中,来访者有意识的声音停顿,则意味着强调、希望引起重视,有时可能是询问、期待回应,或者想更清楚更准确地组织语言。咨询师也可以利用好声音的停顿来传达让来访者思考、强调或询问的意图。

对于这些言语表情的判断,需要咨询师平时注重观察和积累,加强敏感性和洞察力,也要注意结合当前的语境、谈话内容、因果关系进行系统分析。

四、沉默

沉默(silence)是会谈中经常会遇到的现象。对于新手咨询师来说,常常会将来访者的沉默看成是冷场而无所适从。其实,会谈中出现沉默是很正常的现象。沉默作为一种非言语行为,也是一种传递信息的方式。沉默现象有可能是咨询中的危机,也有可能是一种契机,需要咨询师去解读沉默背后的意义,化危为机,善加利用。不同的沉默有不同的处理方法,并不是所有的沉默都需要打破。在会谈中，常见的沉默有创造性沉默、冲突性沉默和自发性沉默。

1. 创造性沉默

创造性沉默也叫思考型沉默，对于咨询与治疗过程有积极意义，它的明显表现就是来访者凝视着空间中的某个点若有所思，这是来访者对刚刚说过的话或者体验到的感觉反复斟酌的一种反应。此刻，来访者也许是沉浸在对咨询师话语的理解中，也许是受到启发而产生的新的认知体验中，也可能是勾起了更深刻的回忆或自我探索。

创造性沉默常见的言语反应是"我从来没有这么想过……"，"我还没有从这个角度考虑过这个问题……"，"我本来以为我是很恨他的……"，等等。此时，咨询师应给来访者足够的思考空间，不要打破沉默，也不要分散对方的注意力，可以静静等待来访者整理好思绪再次开口。如果沉默的时间过长，则可能会偏离咨询的焦点，咨询师可以通过关切的问话协助来访者思考，或鼓励来访者将斟酌的问题进行交流。

2. 冲突性沉默

冲突性沉默是内心冲突造成的一种沉默，往往是由于害怕、愤怒或者愧疚引起的。此类沉默对心理咨询与治疗的进程有阻碍作用，咨询师应第一时间采取积极有效的措施打破沉默，来保证会谈的顺利进行。具体来说，冲突性沉默可以分为反抗型沉默、怀疑型沉默和情绪型沉默。

反抗型沉默是阻抗的表现之一。有些来访者本身对心理咨询是排斥的，或者是被迫前来求助的，对于会谈和咨询师都有抵触情绪，他们认为咨询师不能帮到自己，说了也没用，便会通过沉默进行无声抵抗，这种情况往往发生在会谈的初期。有时候也可能是在谈话过程中，来访者认为咨询师的抱持性不够，比如用批评教育的口吻说话，引起来访者的反感，不愿继续表露自己，而用沉默来表达愤怒和不满。咨询师识别出这类沉默时，应先检讨自己言语表达中的不妥之处，如有要主动道歉。如果是对咨询的抵触、不愿配合，咨询师也不必急躁，耐心诚恳地与来访者沟通，营造轻松的交谈氛围，不急于进入主题，从来访者感兴趣的话题着手，一点一点打破僵局，凭借丰富的实践经验让来访者消除戒心；也可以向来访者说明心理咨询是提供帮助的途径，也是自愿的行为，并不强迫，来访者可以随时退出，如果想要中止咨询也是可以的。

由于对咨询师尚不够信任，来访者会用疑惑、探索的目光打量咨询师，经常会表现出不安的神情且欲言又止、吞吞吐吐，有时会试探性地询问咨询师的经验、资质、专业能力等。这常见于疑心重且担心不能够保守秘密或者自恃学历、身份、地位较高的来访者,他们会用怀疑型沉默来替代侃侃而谈。面对这种情况,咨询师首先要保持镇静,咨询师的紧张或急躁不安,只会让求助者更加坚定自己的判断,降低咨询师在来访者心中的专业形象,此时咨询师需要表现出不卑不亢、沉着冷静地应对来访者的询问,如有必要可以说明保密原则,注意语气语调的拿捏,塑造可信、沉稳的形象。

情绪型沉默与谈话当时的情绪息息相关。来访者可能感觉受到伤害,也可能对此时的问题感觉到气愤,或者过去出现的情形使他们害怕而出现情绪型沉默,还可能是下面要讨论的事使他感受到羞愧,不想提及而低头不语。如果是气愤会伴随着脸红、喘粗气等表现,如果是羞愧、伤害、不愿面对会回避咨询师的目光,有时来访者会用言语表达"我不想再聊下去了"。在这种情况下,咨询师应鼓励来访者宣泄,并通过共情来缓解来访者的情绪,与来访者一起讨论,找出气愤、悲伤、羞愧的根源,往往这些内容有着重要的治疗意义。

3. 自发性沉默

自发性沉默源于来访者脑子里很乱或者没有找到合适的话题,不知道下面该说什么好的情境,也被划分成茫然型沉默和内向型沉默。

茫然型沉默表现为目光的游移不定,来访者因为不知道该说什么好,什么是重要的问题或者内容,什么是咨询师想知道的,或者内心想表达的东西太多,又不知道从何说起。内向型沉默则是求助者个性内向不善言辞导致的,与其一贯的行为模式一致,会有欲言又止的表现。

此时,咨询师应注意倾听,耐心引导来访者充分表达,通过询问如"能告诉我你在想什么吗"来打破沉默,将来访者的思路带回到会谈中。

沉默是心理咨询与治疗中常见的现象,咨询师不必回避或紧张,正视沉默,接受沉默,而且利用好沉默往往能够从咨询的僵局中找到突破口,获得最有价值的信息,从而提高会谈的质量和效果。

第三节 参与性技术

参与性技术是指咨询师在会谈过程中为了实现咨询与治疗的目标,促进来访者成长和发展,积极参与到咨询过程中的用于澄清问题以及引导并启发求助者进行自我探索和实践的技巧。心理咨询与治疗中常用的参与性技术包括倾听、提问、具体化、鼓励、重复、内容反映、情感反映等。

一、倾听

倾听(listening)是心理咨询与治疗最基本的技术,指的是在接纳的基础上,认真、积极、关注地聆听,并主动引导、积极思考、澄清问题、建立关系、参与帮助的过程。倾听贯穿咨询会谈过程的始终,是咨询师的基本功,一个优秀的咨询师必定是一个好的倾听者。咨询中的倾听不只是单纯地用耳朵去听,还要借助言语的引导,去听出来访者的问题及内心世界,感悟来访者经历的事件,体验来访者的情绪感受和持有的观念等。咨询师的倾听对整个咨询过程来说既是建立良好咨访关系的基础,又是来访者宣泄压力、释放情绪的途径,因此高质量的倾听本身也具有咨询与治疗的功能。

(一)倾听的要求

1. 倾听的内容框架

倾听是收集信息的重要手段,通过倾听主要了解来访者三方面的内容:一是经历,到底发生了什么事;二是情绪,当时或现时体验到的悲伤、愤怒或者委屈等;三是行为,来访者有哪些应对的反应,当时做了什么,比如发生了怎样的争执。咨询师应全神贯注聆听来访者的语言表达,细读来访者的非语言行为,认同来访者的内心体验,接纳来访者的思维方式,以便设身处地地理解,获得来访者的信任,使会谈顺利展开。

2. 倾听的外在表现

倾听的外在表现是指咨询师在会谈中身体的倾听和专注。在咨询过程中,咨询师的全身姿势传递出他对来访者的关切,愿意聆听和陪伴。伊根(Gerard Egan)提出咨询师的身体倾听包括如下五个基本要素,简称为SOLER(由每个词的第一个英文字母组成)。

面对来访者(squarely):咨询师与来访者坐在茶几两旁,呈90°角。借助茶几的缓冲,给来访者安全的人际空间。来访者有前攻后退的足够空间,才会愿意敞开心怀。

身体姿势开放(open):代表无条件的包容与接纳,消除来访者的焦虑、不安。此外,咨询师开放的身体姿势会带动来访者身体与心理的开放。咨询师的身体若萎缩封闭,就会让来访者慌乱、退缩而无力。

身体稍微倾向来访者(lean):这种姿势传递出咨询师对来访者的关心,让来访者感动之余愿意开放自己,剖析内在。如果咨询师身体后仰,紧贴椅背,会散发出对来访者的冷漠和傲气的信息,扼杀来访者的勇气,使来访者因气馁心生畏惧而无力再谈。

良好的目光接触(eye):咨询师与来访者的眼神接触,传达出咨询师对来访者的重视。来访者感受到咨询师散发的温暖和支持,就会有勇气,愿意勇敢地面对问题。如果咨询师的眼光闪烁不定,就会让来访者的眼神无法凝聚,心思涣散,会觉得咨询师虽身与自己同在,而心另有所属。

身体放松(relaxed):咨询师放松的身体姿势传达出咨询师心境平静,来访者受到咨询师这种放松的身体姿态的感染,自然能够放松。如果咨询师表现得很紧张,紧握拳头,双眉紧锁,将会使来访者产生紧张感或不信任感。

3. 倾听的内在模式

除了身体倾听,咨询师还要有心理倾听。心理倾听是指不仅倾听来访者的语言内容,也注意来访者语言叙述中语调的抑扬顿挫、声音的高低强弱,以及伴随言语的非语言行为。非语言行为蕴藏的信息,往往比语言行为来得丰富、真实。语言行为是来访者可以觉察的习惯模式,是一种任由来访者操控的适应性反应,让人舒服但带有虚假成分。非语言行为则是来访者没有觉察的习惯模式,无法由来访者操控,虽毫无修饰、令人难堪但真实自然,是来访者的内在声音和真实告白。有些来访者心口不一,在谈到对某事的感受时反复强调自己一点儿也不生气,却满脸通红、拳头紧握,一副要打架的姿势。有些来访者语调高昂有力,身体却后退萎缩。咨询师在聆听来访者的叙述时,要仔细观察来访者的身体动作,才能真正了解来访者的内心世界,设身处地,感同身受,让来访者感受到咨询师的理解与陪伴,建立良好的咨询关系,自愿地卸下面具,呈现本来的面目,倾吐心声。

4. 接纳与反馈

倾听要求咨询师对于来访者叙述的内容无条件尊重和接纳,在获取信息的过程中,并不是单纯被动接受,咨询师在对全部信息给予鼓励性回应的基础上,可以选择认为对会谈进程或对来访者有益的信息来分析讨论,敏于反应。

(二) 倾听的注意事项

不耐烦、过早下判断、作解释、提建议和不恰当的赞扬与道德谴责等,是导致会谈失败的主要原因。咨询师在倾听时要注意避免以下错误。

1. 价值观不中立

会谈中,咨询师的价值观应该是中立的,不应对来访者的谈话内容表现出惊讶、厌恶、气愤等神态和情绪反应,咨询师也不应从道德层面去批判求助者的所作所为。不成熟的咨询师会对来访者的行为作过多的价值判断,如"你这样是不对的"、"你就应该这样"等。将自己的价值观、是非标准强加给来访者,会引发来访者的退缩和敌对,不仅是倾听的忌讳,而且也是咨询的大忌。

2. 干扰、打断来访者

倾听时打断来访者的话语,或者在咨询过程中过多无关动作等对来访者产生干扰,或不耐心听来访者述说而谈自己感兴趣的话题,或通过提问了解咨询师自己感兴趣的内容,转移来访者的话题,这些都会让来访者感到不被尊重,认为咨询师抓不住重点,也会破坏咨访关系。

3. 急于下结论

新手咨询师往往没有耐心充分倾听,常会表现出急于发现问题、确定问题、解决问题的倾向。因为太想帮助来访者,初学者往往会向来访者提出大量的问题以便找到一个快捷的解决办法,他们通常试图在短时间内解决来访者的困扰。这会将咨询会谈引入歧途,导致来访者觉得咨询师没有耐心听自己诉说,在最应当得到理解的地方被误解,弄错了待解决的主要问题,最终只有草草结束咨询关系。

4. 过早过多的建议

新手咨询师容易在听到来访者谈到一个问题时产生类似经验的联想("这个问题我以前遇到过"),并按照自己的既定思路去询问、推测或过早地作出解释。而来访者也往往急于得到咨询师的建议和保证,导致咨询师并没有完全收集信息和耐心分析,就开始提一个问题给予一个指导,急于求成,也忽视了倾听的陪伴意义。

5. 咨询技巧运用不当

初学者在咨询中常会运用一些不适当的技巧,如问问过多、概述过多、情感反映不恰当等。有时咨询师的"贴标签"、情绪放大等做法反倒形成了对来访者的负性暗示,强化了来访者的不良情绪。要知道,会谈中相对于咨询师而言,来访者往往处于弱势,咨询师的话语更有分量,暗示作用更强,不恰当的表达会对来访者造成困扰而影响咨询的效果。

二、提问

提问(questioning)是指咨询师依据咨询的目标,通过向来访者发问的形式,激发来访者对某一话题进行澄清、具体化和积极思考的技术。提问的目的是鼓励来访者进一步表露,使咨询过程进行下去。

(一) 开放式提问

开放式提问(open-ended questioning)被认为是最有用的咨询技术之一,通常使用"什么""如何""为什么""怎样""愿不愿意"等词来发问,让来访者就有关问题、思想、情景、情感等进行详细说明。一般来说,咨询开始或转换话题的时候大多采用开放式提问。这类问题没有预设的答案,能促使来访者主动地、自由地敞开心扉,自然而然地讲出更多的相关情况、想法、情绪等,而不需要搜肠刮肚地回忆、思考,或者仅仅以"是"或"不是"等几个简单的词汇就结束回答。

灵活组织语言使用开放式提问,能够激发来访者倾诉的欲望。咨询师以不同词语开始的提问得到的来访者的回答也不同。(1)以包括有"什么"在内的提问:"那么以后又发生了什么事情呢?""当时你有些什么反应呢?""还有什么人在场?"等的提问,可以帮助咨询师找出某些与问题有关的特定的事实资料。(2)带有"怎样""如何"等词语的提问,往往会引导来访者对事情经过的描述以及对问题的看法和情绪反应。如:"对这件事情你是怎么看的?""你是如何知道别人的想法的呢?"(3)通过"为什么"的问题,可以从中找出来访者对某事产生的认识、行为、情绪等的原因。如:"为什么你觉得不公平?""为什么你说别人都看不起你?""你当时为什么这样做?"这样的问题往往会得到多种较为具体的回答和解释。(4)以"能不能""可不可以""行不行"开始的提问,可以促使来访者的自我剖析、自我探索。如:"能不能告诉我,这件事情为什么会使你感到那么生气?""可以不可以告诉我,你是怎样想的呢?"这类问题一般都会得到来访者独特的答复。

开放式提问在使用中也要注意。首先,这类问题的提出要建立在良好咨询关系的基础上,否则,来访者可能会产生被询问、窥视、剖析的感觉,从而产生怀疑和抵触情绪。其次,咨询师要注意提问时的语气、语调和词汇选择,既不能过于随便,又不能有咄咄逼人或指责的成分,尤其在涉及来访者隐私的时候。此外,提出开放性问题以后,要给来访者足够的时间来回答问题,不要干扰、打断。总之,提问应是咨询本身的需要,绝不是为了满足咨询师的好奇心或窥探欲。

(二) 封闭式提问

封闭式提问(close-ended questioning)是答案唯一、谈话范围限定的一类问题,通常使用"是不是""要不要""有没有""对不对"等词发问,多用"是""否"式的简单句式回答。当会谈内容深入,这种询问常用来搜集资料并加以条理化,澄清事实,获取重点,缩小谈论范围。当来访者的叙述偏离正题时,使用封闭式提问也可以适当中止来访者的叙述,避免会谈过分个人化。

在会谈中,封闭式提问使用不宜过多,否则会使来访者产生被讯问的感觉,压制来访者自我表达的意愿和积极性,甚至对咨询关系产生破坏性影响,来访者来咨询是为了抒发自己的感受,如果一直处于被动地位,会降低求助动机。而且,咨询师不要一次提出多个封闭性问题,一连串的你问我答会使来访者产生混乱,结果可能是回答了最不重要的问题,甚至让来访者变得沉默,停止自我探索。

三、具体化

具体化(concreteness)也称为澄清(clarification),指咨询师协助来访者清楚、准确地表达自身的意图、观点,以及使用的概念、体验到的情感和经历的事件。会谈中,有的来访者叙述思想、情感、事件时常模糊不清、矛盾、不合理,使问题变得复杂,这也常常是困扰来访者的重要原因之一。此时,咨询师以"何人、何时、何地、有何感觉、有何想法、发生什么事、如何发生"等开放式提问,帮助来访者更清楚地描述其问题,将模糊问题具体化,有助于来访者理清思路,提高自我认识能力。

具体化可以将未明确的问题呈现出来。如来访者用含糊的词语表达其心理状态,"我烦死了""我感到绝望"等。咨询师可以用"能告诉我发生了什么事吗?""你在为什么事情烦恼呢?"的句式将模糊的情绪、思想清晰化。通过询问,咨询师可以把握来访者所说的负性事件,进一步了解来访者的认知方式和行为特点。有时,来访者觉得烦恼、不安,具体化询问后,或许会发现问题并没有什么了不起。

造成来访者心理困扰的一个原因是过分概括化,即以偏概全的思维方式。如将个别事件上升为一般结论,把对某一事件的看法发展成对某个人的整体评价,把过去扩大到现在和未来等。例如,"他们都不喜欢我"、"我很笨"、"他坏透了"等,这就需要予以澄清。例如,咨询师:"你说班上同学们对你不好,是谁对你不好?在哪些事情上对你不好?能举些例子吗?"询问后发现是个别同学喜欢开他的玩笑,有两次他有些难堪,此外他想有一两个知心朋友,都未如愿。通过具体化分析,发现根源在过分概括化的思维,一是把个别人扩大到全班同学,二是把开玩笑当作是对自己不好,从而影响到他对同学的看法,对人际关系产生不良评价,进而影响到情绪,出现抑郁、不信任等心理。这是一种认知的偏差,可以用认知疗法来改变来访者错误的认知方式。

具体化还可以将概念不清的问题进行解释和澄清。有些来访者没有真正了解某些"疾病",乱给自己贴标签。"更年期综合征(焦虑)""神经病""精神分裂症""抑郁症"等。例如:来访者声称自己得了神经衰弱,担心会影响学习、损害健康,甚至发展为"神经病"。问:有何症状? 答:睡不着。问:要过多少时间才能睡着? 答:半小时左右。他听说睡不着就是神经衰弱。咨询师通过询问,了解他的睡不着与神经衰弱并没必然联系。同时了解到这种现象原来就有,来访者一直也没当回事。前些时候,听说系里有个同学因睡眠困难,得了神经衰弱而休学,忽然觉得自己似乎也会在躺下后翻来覆去,不能安然入睡。当晚,睡觉时老想着这个问题,导致入睡困难,夜不能寐,之后连着的几个晚上也是如此,后来发展到白天也提心吊胆。遇到类似问题,咨询师需要用具体化的技术来帮助澄清,可以用"你能说得具体一点吗?""你是怎么知道的?""能给我举个具体的例子么?"等问话来协助来访者梳理问题,准确地讲述其面临的情境及对情境的反应。

四、鼓励

鼓励(encouragement)是心理咨询中倾听的重要技术,就是指咨询师通过言语和非言语等技术对来访者进行鼓励,促使来访者进行自我探索和改变的技术。咨询师的倾听,是一种主动的、积极的、参与式的倾听,咨询师的倾听对来访者而言就是一种鼓励。鼓励技术具体还可以表现为咨询师直接地重复来访者的话,或仅以某些词语如"嗯""讲下去""还有吗"等来强化来访者叙述的内容并鼓励其进一步表达;还可以是非常明确的语言,如"通过这两次咨询,你也发现自己在与人沟通方面有进步了,继续努力下去你是有能力解决这一问题的"。通过鼓励技术传达出咨询师对来访者的接纳、认可,对所谈话题有兴趣,这是对来访者一种有力的强化,可以促进会谈,提升来访者的倾诉欲望。

鼓励的另一个作用是通过对来访者所述内容的某一点、某一方面给予选择性关注,引导来访者深入展开作进一步探索。比如,一位来访者说:"我和女朋友已经相爱半年了,可我父母有不同意见,我母亲喜欢我女朋友,但我父亲反对我上大学时谈恋爱。我为此很烦恼,书也看不进去,晚上经常失眠,不知怎么办好。"此案例中有多个主题,咨询师可选择其中一个予以关注。比如:"你说你们俩相爱半年了?""你母亲喜欢你女朋友?""你父亲不赞成读大学时谈恋爱?""你失眠了?""你说你现在看不进书?"等等,鼓励来访者表达不同的主题就可以引导来访者朝着不同的方向探索,达到不同的深度,挖掘更多的信息。因此,咨询师应把握来访者所谈的内容,根据经验及咨询目标的需要等有选择性地给予鼓励,一般来说,情绪反应最强烈的问题优先考虑。

五、重复

重复(repetition)是心理咨询的重要技术,是指咨询师直接重复来访者刚刚陈述的某句话,引起来访者对所述信息的重视或注意,以明确要表达的内容。咨询中有些来访者的表达常常是令人不解的,或与事实不符,或与常理不符,对此,咨询师可以应用重复技术澄清。例如,一位男士因人际关系不良前来咨询,咨询师进行开放式提问:"请谈谈身边的人和你的关系如何吧?"来访者回答:"我是从农村考到来这里的,一直以来没有一个朋友,大家都觉得我除了死读书什么都不懂,身边的人都看不起我。"显然,身边所有人都轻视他明显与常理不符。此时,咨询师可以重复,即直接重复来访者的这句话"身边的人都看不起你",以此引起来访者的重视,强调来访者刚刚陈述的内容。由于咨询师的重复,来访者要进行解释,咨询师就可以明确来访者真正想表达的内容,有助于促进咨询师对来访者的理解和分析。例如,来访者可能回答"啊,也不是所有人吧,但大部分是这样",此时咨询师明确了来访者倾向于以偏概全地看待问题。来访者也可能回答"我其实很想交朋友,但我好像有点自卑,不知道如何开口交流",此时明确的是来访者的愿望。来访者还可能回答"我曾经主动接近××,但因为有些事情我确实不懂,他们总开我玩笑",此时明确的是发生过的事件。

通过重复,咨询师进一步了解来访者,也促进来访者进一步了解自己;咨询师发现并直接复述来访者话语中的矛盾之处,鼓励来访者解释澄清,促进会谈深入到问题中去,有利于咨询与治疗顺利进行。

咨询师在使用重复技术时需要注意:只在来访者的表达出现疑问、不合理、与常理不符等情况下使用,若来访者的表达是明确的、清楚的,就没有必要使用重复技术。如果过多使用可能会使来访者误解。上例中如果咨询师过多地重复"你是农村来的""你没有朋友",来访者可能会产生疑问"这位咨询师是不是听不懂我说的话啊?"或者觉得"咨询师是不是也看不起自己",从而对咨询师的能力和专业度产生疑问。

六、内容反映

内容反映（reflection of content），又称为释义，是心理咨询中重要的参与性技术，指的是咨询师把来访者陈述的主要内容经过概括、综合和整理，用自己的话反馈给来访者，以达到加强理解、促进沟通的目的。咨询师选择来访者陈述的实质性内容，最好是引用来访者最有代表性、最敏感、最重要的词语，再用自己的语言将其表达出来。

咨询师使用内容反映的步骤是：(1)明确来访者传达出的信息内容；(2)选择适当的语句进行释义，选择接近来访者使用的关键词或情绪词的语句；(3)将来访者信息的主要内容或概念用自己的语言表达出来(陈述句)；(4)通过倾听和观察来访者的反应来评价释义的效果。

例如，来访者说"我知道整天闷在房间里只会让我的情绪越来越糟"，咨询师可以回应"你觉得不能再这样下去了，希望作一些改变让情绪变好，是这样吗？"这就是对来访者陈述话题的内容反映。

内容反映使得来访者有机会再次剖析自己的困扰，重新组合那些零散的事件和关系，深化会谈的内容。有时，咨询师也可以结合开放式提问，就其中的问题，通过来访者的解释、修正，来深入、准确地理解来访者。内容反映也可以使来访者表述的内容更加明朗化，使求助者清晰地知道自己要解决的问题，帮助求助者更清晰地作出决定。

七、情感反映

情感反映（reflection of feeling）是指咨询师把来访者语言与非语言行为中包含的情绪和情感整理后，反馈给来访者。情感反映是心理咨询中的重要参与性技术，咨询师把来访者陈述的有关情绪、情感的主要内容经过概括、综合和整理，用自己的话反馈给来访者，以加强对来访者情绪、情感的理解，促进沟通，也为咨询师提供了探查来访者感情卷入程度的机会。

情感反映和内容反映很相似，内容反映是将陈述的内容综合后予以反馈，而情感反映着重于来访者的情绪反应。一般情况下，内容反映和情感反映是同时进行的，情感反映的最有效方式是针对来访者现在的而不是过去的情感。例如："现在看来这件事仍然让你很愤怒""提到这件事你感到伤心吗？"

情感反映可以促使来访者觉察情绪和情感。在来访者语言与非语言信息的指引下，咨询师融入来访者的经验，与来访者感同身受，并用自己的语言，将内心的体会传达给来访者。咨询师走进来访者的经验后反映的情感,更能引起来访者的共鸣,还能传达出咨询师对来访者的关注和用心。让来访者感到被了解、被重视、被支持,可以帮助咨询师与来访者建立良好的咨访关系。

情感反映可以协助来访者重新面对和审视自己的情绪,清理和整合自身的情绪状态,正视那些来访者过去否认、隔离的情绪,核对咨询师反映的情感是否正确。咨询师带领来访者面对自己的情感,觉察自己的情感,进而接纳自己的情感。这个过程让来访者有机会进一步认识自己、表达自己,让被否认的情感成为人格成长的推动力。

情感反映使用时的注意事项:这一技术可以使用在心理咨询的任何阶段;咨询师给出的情感反映,要准确反映来访者的感受,不能夸大或减弱;该技术不仅反映来访者言语中表达的情感,更要反映非言语传达的情感内涵;咨询师要注意所用的言语,尽量不要重复来访者的用词;反馈的焦点放在此时此刻,反映来访者的多种情感。

第四节　影响性技术

在会谈中,参与性技术的使用可以帮助咨询师发现来访者存在的问题,并作出解释和分析,但要帮助来访者领悟进而作出改变,还需要掌握影响性技术。影响性技术是咨询师为了实现咨询目标,促进来访者成长和发展,而使用的帮助来访者解决心理问题的一系列干预技术,包括面质、解释、一般化、即时化、内容表达、情感表达、自我暴露等。

一、面质

面质(confrontation)又称质疑、对立(性)、对质、对峙、对抗、正视现实等,是指咨询师指出来访者的思想、态度和行为中存在的明显差异、矛盾冲突和含糊的信息,并进行对质讨论,促进来访者澄清认识,最终实现统一。面质的目的不在于向来访者说明他做错了什么,而是反映矛盾,帮助来访者正视自己的问题,鼓励他们消除过度的心理防御,促进问题的解决。

面质适用的咨询情形包括以下四种。

1. 来访者言行不一致

会谈中的来访者有时会表现出语言与行为的不一致,由此产生痛苦。比如,来访者说:"我知道吸烟有害健康,我真想戒烟。"可是却点燃了一支烟。又如来访者一再强调与男友分手很痛苦,但却面露喜色,咨询师可以直接指出:"你说分手很痛苦,可你现在的表情却很轻松⋯⋯"

2. 理想与现实不一致

来访者说:"今天开了一个很糟糕的会,现在我就想辞职不干了,浪迹天涯⋯⋯"看得出来,来访者希望工作能轻松些并且能更有成就感,但是言语中透露出的现实情况是工作压力大,内心需求得不到满足,产生苦恼和郁闷情绪,灰心丧气,急需纾解。咨询师可以用这样的句式面质:"你原本感觉工作上应该是⋯⋯,但实际上⋯⋯"

3. 前后语言的不一致

来访者可能在叙述时出现前后不一致的情况。例如,前面讲到很爱父亲,感觉父爱很伟大,后面又说与父亲关系不好,基本上很少接触和沟通,前后内容上出现冲突,咨询师可以质疑。

4. 咨询双方意见不一致

咨询过程中可能会出现咨询师对来访者的评价与来访者的自我评价不一致,或来访者对咨询关系的看法与咨询师的观点不一致的情况,如"你觉得我和别人一样不喜欢你,可恰恰相反,我喜欢听你说你的故事"。

咨询师要明确面质的目的是协助来访者深入了解自己的感受、信念、行为及所处境况的,激励来访者放下自己有意无意的防卫和掩饰心理来接受自己、面对现实,并由此产生富有建设性的活动;促进来访者实现言语和行为的统一、理想自我与现实自我的一致,明确自己具有却被自身掩盖的能力、优势,即自身的资源,并加以利用。通过咨询师的面质给来访者树立学习、模仿的榜样,以便将来有能力对他人或者自己作面质,这是来访者心理成长的重要部分,也是需要学习的重要课题。

值得注意的是,面质的语言有时会有一定的威胁性,所以在应用时要根据具体情境在有事实依据的情况下使用,而且以来访者的利益为第一要义,避免咨询师发泄个人情绪,尤其是要以良好的咨访关系为前提,选择适当的用词、语气和态度,注重面质与支持相结合来使用。

二、解释

解释(interpretation)是一种重要而复杂的影响性咨询技术,是指咨询师利用心理学理论结合个人的经验、实践和观察,说明来访者思想、情感和行为的原因、实质、发展过程及影响因素等内容,超出来访者表面的陈述和认识,为来访者的行为、想法或者情感赋予一种新的意义,让来访者从一个新的角度来看待自己的问题,产生顿悟,进而发生积极的变化。

例如:一位来访者,由于小时候父亲坐牢,被其他小朋友歧视,常感到受人欺负,而且没有朋友。长大后,与人交往有困难,她常常觉得别人不是真心待她,她很渴望友谊,不知道如何获得。咨询师可以给出的一种解释如"由于童年期受到过伤害,所以你与人交往时,一直缺乏一种安全感"。这是咨询师结合精神分析的理论,解释来访者童年经历中潜意识的安全感缺乏。在运用解释技术时要注意以下五点。

1. 明确解释的内容

在进行解释时,咨询师首先应该知道向对方解释的内容是什么,面对来访者不同的问题,咨询师可以创造出各种不同的解释。只有充分收集资料,全面了解来访者的问题之后,咨询师才能进行针对性的解释。

2. 解释因人而异

心理咨询与治疗对于来访者而言是"私人订制"的,来访者是个性化的,在会谈中治疗者对于问题的解释也应该是因人而异的,面对什么样的问题,来访者是什么样的人(学历背景、沟通能力、领悟能力、理解能力等),运用什么理论,都需要咨询师综合考虑,比如理解力领悟力低的来访者,咨询师的解释就要尽量通俗易懂,避免过多的专业术语,也可以举例来辅助解释,让来访者容易明白,容易接受。

3. 解释适时适当适量

与其他影响性技术一样,解释这种技术也要适度运用,才能收到良好的效果。一般解释都是在一次会谈的后期或者几次会谈之后进行的,过早解释容易妨碍来访者的自我反思,破坏来访者的自我防御机制,而在充分沟通交流后,来访者对问题已经有了一定的理解和领悟,对咨询师也产生了信任感,此时的解释更容易被来访者接受。解释的同时要观察来访者的反应,尤其是非言语行为,如眼神的变化、微笑、点头或者沉默等,评估来访者对解释的接受和认可程度。当代心理咨询专家艾维(Allen E. Ivey)等人认为,对任何一次治疗会谈来说,2—3个运用得当的解释可能是最大的限度。对于来访者的认知体系来说,这是他能接受的来自外部的挑战的上限。解释应用过多或者使用不当,会让来访者产生抵触情绪,甚至质疑咨询师的能力。

4. 解释不可强加给来访者

如果来访者还没有心理准备,或者将来访者有异议的解释加在他身上,如"你之所以没有朋友就是因为这个原因,你好好想想,一时理解不了是因为你不了解心理学"这样的解释强迫来访者接受,会对治疗产生反效果。即使解释合理,如果对方尚不能接受,咨询师应分析原因,灵活调整,以免来访者产生阻抗。

5. 解释要建立在良好的咨访关系之上

解释应用不好会对咨访关系产生反效果,因此咨询师应在对来访者及其问题全面掌握以及来访者信任度和接纳度良好的基础上进行。

与解释类似的一种参与性技术是内容反映(释意)。两者的区别是释意完全按照来访者的原意,不改变其参考系,而解释则是咨询师提供自己的理解,改变了参考系。当来访者来治疗的时候往往是带着自己解决不了的问题困扰,这所谓的"解决不了"就是从来访者自己的参考系出发导致的。咨询师运用心理学理论和个人经验为来访者提供认识自己和周围关系的新思维、新理论、新方法,让来访者跳出迷局看问题。

三、一般化

一般化(generalization)是咨询师根据来访者描述的问题,向来访者说明其问题的普遍性,通常情况下遭遇此问题的人也都会有此反应,以降低来访者的焦虑,减轻来访者心理压力的技术。来访者之所以来求助,很大一部分原因是觉得自己遇到的问题是特殊的、独一无二的,认为自己的状态"最惨""没有希望""无法控制"。

例如,来访者:"到了这个新单位,我本来满怀憧憬,结果很多事情和我设想的不一样,每天情绪都很糟糕,我感觉我完了。"咨询师:"对于刚刚进入新环境的人来说,适应不良是很常见的现象,这往往容易影响心情。"通过告知来访者许多人都会遇到他类似的问题或者困境,这不是病态的、无法控制的灾难,可以让来访者从认知和情绪上更易于接纳自己的问题,释放内心的压力、焦虑或恐惧,增加改变的动力和信心。

四、即时化

即时化(immediacy)是咨询师在会谈中描述此时此刻正在发生的事情的一

种言语反应技术。通过即时化技术，咨询师可以公开表达对自己、对来访者或者咨访关系的现时感受，也可以分享咨询师的情感，有时会有自我流露。比如："不好意思，你刚才说的这件事我没有明白，关于××内容你能再说一遍吗？"这是对咨询师自己的即时化。"刚才聊到他的时候，我发现你的双手紧握，有些紧张。"这是对来访者的即时化。对于咨询关系的即时化，例如："我感觉一开始你把我想象成与你之前的咨询师一样，对我有抵触，但现在感觉你愿意和我交流了，这样很好。"可见，即时化技术注重问题的具体化以及对人物关系、行为模式的解释，可以帮助来访者进一步认清自己与他人的关系，了解自身的人际关系模式，体会与人相处的行为模式。

五、内容表达

内容表达（expression of content）是指咨询师传递信息、提出建议、提供忠告、给予保证、进行解释和反馈，以影响来访者，促使咨询目标实现的技术。例如，咨询开始阶段咨询师介绍心理咨询是什么，解决什么问题，怎样解决等，面对来访者关于总做噩梦，咨询师解释梦是怎么回事等都是内容表达。

咨询过程中，各项影响性技术都属于内容表达，都是通过内容表达技术起作用。与内容反映不同，内容表达是咨询师表达自己的意见，内容反映则是咨询师反映来访者的叙述。虽然内容反映中也含有咨询师施加的影响，但比起内容表达来，则要显得隐蔽、间接、薄弱得多。来访者中心学派、非指导型咨询师多用内容反映，而希望直接施加影响、表达自己观点的咨询师则多喜欢内容表达。

反馈是一种内容表达，反映咨询师对来访者的种种看法，借此可以使来访者了解自己的状况，也可以从来访者的言语和非言语反应中得知自己的反馈是否正确，从而相应作出调整。

提出忠告和建议也是内容表达的一种形式，但应注意措辞要和缓、尊重。比如："我希望你能改变对……的看法。""如果你能用积极、合理、有效的行为模式解决你的困扰，或许比你现在所做的要更好"，而切不可用"你必须……""你一定要……""只有……才能……"。否则，来访者可能产生不愉快的感觉。同时，咨询师应该明确给出的忠告和建议只是解决问题的方式之一，不一定是唯一正确的、必须实行的，若要强加于来访者则会影响咨访关系。

六、情感表达

情感表达(expression of feeling)就是咨询师将自己的情绪、情感及对来访者的情绪、情感等,告知来访者,以影响来访者的会谈技术。其作用是通过情感的表达,促进来访者的探索和改变,促使咨询顺利进行。情感表达和情感反映完全不同,情感表达是咨询师表达自己以及对来访者的喜怒哀乐,而情感反映是咨询师将来访者的情感内容整理后进行反馈。

咨询师作出情感表达,是为来访者服务的,而不是为作反应而作反应,或者为了自己的情绪宣泄,因此咨询师表达的内容、方式应有助于来访者的叙述和咨询的进行。咨询师的情感表达可以针对来访者。如:"看到你经过三次咨询,已经找到自己的问题所在,而且发生明显的改变,我为你的变化感到高兴。"此时咨询师明显地通过情感表达,对来访者进行鼓励。有时情感表达也可以针对咨询师自己。例如:"如果我能以全市第一的成绩考上大学,我也会非常高兴。"但是,咨询师应该注意,一般只对来访者作正性情感表达,如"我很欣慰你作出积极的选择",而不能作负性情感表达,例如:"你虽然明白了自己的问题所在,但经过五次咨询,你没有主动解决问题,我很生气。"这样的情感表达只能对咨询效果起反作用。当然,共情时的负性情感表达除外,如:"听到你如此惨痛的遭遇,我也为你感到难过。"咨询师通过这种负性情感表达,传递出对来访者的关注,表现出共情。正确使用情感表达,既能体现对来访者设身处地的理解,又能传达自己的感受,使来访者感受到一个活生生的咨询师形象,也能了解咨询师的人生观,促进咨访关系。同时,咨询师的这种开放的情绪分担方式为求助者作出示范,易于促进求助者更多的自我暴露。

七、自我暴露

自我暴露(self-disclosure)也称自我表露、自我开放,是指咨询师在适当的情况下,将自己的情感、思想、经验与来访者分享,或开放对来访者的态度、评价等,协助来访者对自己的感觉、想法和行为后果有进一步了解,而且从中得到积极的启示。

会谈中来访者的自我暴露是十分重要的,这在治疗中也是必需的,但实践证明,咨询师适时适当地自我暴露,也往往会有意想不到的效果。自我暴露有助于咨询师与来访者建立相互信任和开诚布公的良好关系,而且会促进来访者更多的自我表达。有研究发现,咨询师的自我暴露会使得来访者感到咨询师的吸引力增加了,也提高了来访者积极参与会谈的兴趣。

自我暴露主要有两种形式。第一种形式是向来访者表明自己在咨询会谈时对来访者言行问题的体验,如"看到你这次没有按照你母亲给你规划的线路,自己选择了来这里的路线,我感到高兴",咨询师以这样自我暴露的方式表达了对对方进步的欣喜,这往往能增加来访者对咨询师的喜欢程度。第二种形式是咨询师告诉来访者自己过去相关情绪的体验及经验,如"在这个年纪的时候,我也是很叛逆的,也曾经顶撞我的母亲,做过很多现在想想离经叛道的事情……"此时,咨询师要注意简明扼要,避免偏离来访者话题的中心,可以结合开放性问题或者来访者的回应将话题引回来访者身上。

自我暴露在心理咨询与治疗中可以增进咨访关系,对来访者形成示范作用,也能够帮助来访者从不同视角进行思考。但在使用中要注意,整个会谈是以来访者为中心的,自我暴露不是每一次咨询中必需的环节,过多使用会喧宾夺主占用来访者的咨询时间,而且超过一定限度,会让来访者误会咨询师也深陷泥潭,进而怀疑咨询师帮助自己的能力。

【复习题】

一、选择题

1. 按照会谈的作用,可以将会谈划分为(　　)
   A. 收集资料式会谈　　　　B. 诊断式会谈
   C. 结构式会谈　　　　　　D. 心理治疗式会谈

2. 咨询师把求助者语言与非语言行为中包含的情绪和情感整理后,反馈给来访者的技术是(　　)
   A. 情感反映　　　　　　　B. 情感表达
   C. 参与性技术　　　　　　D. 影响性技术

3. 会谈中,有的来访者叙述思想、情感、事件时常模糊不清,矛盾、不合理,这时咨询时可以使用(　　)来帮助来访者澄清。
   A. 提问　　　　　　　　　B. 即时化
   C. 具体化　　　　　　　　D. 一般化

4. "你刚才说的这件事我没有明白,关于你与母亲的关系这件事你能再说一遍吗?"这是咨询中的(　　)。

A. 倾听 B. 即时化
C. 具体化 D. 一般化

5. 咨询师在适当的情况下,将自己的情感、思想、经验与来访者分享,或开放对来访者的态度、评价等,协助来访者对自己的感觉、想法和行为后果有进一步了解,这是咨询中的(　　)。
A. 面质 B. 内容反映
C. 情感反映 D. 自我暴露

二、填空题

1. 按照会谈是否有标准化的程序,可以将会谈划分为_____与_____。
2. 一般来说,咨询师要观察和捕捉的面部表情的重点部位是_____和_____。
3. 言语表情主要表现在来访者的_____、_____、_____、_____。
4. 咨询师在提问时,应避免过多使用_____问题。
5. 影响性技术主要包括_____、_____、_____、_____、_____、_____等。

三、名词解释

1. 参与性技术
2. 影响性技术
3. 内容反映
4. 情感反映
5. 面质
6. 一般化

四、简答题

1. 影响会谈的因素有哪些?
2. 会谈中的沉默需要打破吗?
3. 内容表达与内容反映有何不同?
4. 面质适用于哪些咨询情形?

【推荐阅读】

1. 艾伦·E.艾维,玛丽·布莱福德·艾维,卡洛斯·P.扎拉奎特.心理咨询的技巧和策略:意向性会谈和咨询(第八版)[M].上海:上海社会科学院出版社,2018.

2. 科里.心理咨询与治疗经典案例(第7版)[M].谭晨,译.北京:中国轻工业出版社,2010.

3. 吉拉德·伊根(Gerard Egan).高明的心理助人者——心理咨询的操作过程与技能[M].郑维廉,译.上海:上海教育出版社,1999.

4. 谢里·科米尔(Sherry Cormier).心理咨询师的问诊策略(第6版)[M].张新建,等译.北京:中国轻工业出版社,2009.

5. 岳晓东.登天的感觉:我在哈佛大学做心理咨询[M].北京:民主与建设出版社,2018.

第三章

咨访关系和咨访过程

【本章要点】

　　本章重点阐述了心理咨询与治疗中的咨访关系和咨访过程。咨访关系的主要内容包括建立良好咨访关系的意义、良好咨访关系的特征以及咨访关系的四种影响因素。咨访过程是从时间进程的角度描述咨询，从咨询的开始阶段（协商期望、心理测评与诊断、确立咨询目标）、中间阶段（来访者积极改变的过程，咨询师在咨询中的有益行为），到最后的结束阶段（与来访者一起结束咨访关系，巩固和迁移来访者的进步，转介与随访）。理解咨访过程能够帮助咨询师更好地觉察当前的状况，对下一步工作有更强的目的性。本章还在开头部分介绍了咨询目标，包括咨询目标的种类、不同心理疗法的咨询目标、确立咨询目标的方法和注意事项等。

【学习要求】

　　1. 学会如何建立良好的咨访关系。

　　2. 学会如何结束咨询、如何在咨询的结束阶段巩固和泛化来访者的进步、如何随访。

　　3. 能够使用同化模型去理解来访者在咨询中改变的各个阶段。

　　4. 了解主要心理咨询流派的咨询目标、设立咨询目标的方法。

【重要术语】

　　咨询目标　咨访关系　咨访过程

第一节 咨询目标

一、咨询目标的种类

(一) 咨询目标种类概述

1. 医学目标与心理学目标

精神病学是医学的一个分支学科,是研究精神疾病病因、发病机理、临床表现、预后以及治疗和预防的一门学科。精神疾病有公认的诊断标准,达到诊断标准的来访者需要在医疗机构进行心理咨询,咨询目标主要是治愈或缓解精神疾病。广义的心理学的咨询目标则更加广泛,不仅包含精神病理的治疗,也包含亚健康心理状况的修复,还包含个性成长和能力提升。

2. 矫正目标与发展目标

为了方便理解,心理咨询目标可以分为两大类:一类是消除某些过量或非适应性的症状或行为,例如采用暴露疗法治疗恐怖症或恐惧症;一类是培养适应性的行为或特质,例如通过自信训练培养自信心、问题解决疗法培养问题解决能力。前者是矫正目标,后者是发展目标。积极心理学强调发展目标——培养人格优势、积极的心理品质、人的幸福和发展,其矛头直指临床心理学关注疾病的消极取向。其实,临床心理学也有发展目标,而且消除过量或非适应性的症状和行为往往更加紧迫。心理咨询与治疗对这两类目标均需要给予足够的重视。

3. 预防目标

当前对心理障碍的治疗还存在很大的局限,而且正式的治疗也耗费巨大。然而,人们已经在很大程度上认识心理障碍产生的风险因素和保护因素,通过调节这些因素降低发病率成为一个可行的选择。预防目标就是通过减少风险因素、增加保护因素,从而降低人群罹患心理障碍的风险。

4. 综合目标

各个流派对心理咨询的综合目标的看法存在很大程度的一致。综合目标就是要让来访者成为一个心理健康的人。亚霍达(Marie Jahoda)认为,成为一个心理健康的人需要达到以下六个方面的目标。

第一,对自己的态度。心理咨询要让来访者能够清楚地认识自己,包括长处与短处、内在的欲望、自己的社会形象等；对于自己的缺点，总体上是接受的（不否认和掩饰回避）。另外，有些咨询师以帮助来访者建立稳定的身份意识为目标。他们认为，稳定的身份意识在心理健康中占有重要地位，其能够促进来访者拥有稳定的长期目标、职业取向、交友模式和价值观。

第二，成长、发展和自我实现。根据马斯洛的需要层次理论，安全、归属、爱、被尊重和自尊是基本需求，不满足就会出现心理问题。然而，仅仅满足基本需求并不能达到真正的心理健康，作为高层次需求的自我实现才是心理健康的重要特征，它能够让人为了长远目标而牺牲当下的享乐，持续保持紧张、努力的状态，能够让人积极地投身于生活中。心理咨询的目标之一便是培养来访者自我实现的特质。

第三，整合。人类的心理过程和功能是极其复杂、多样的，对此的整合是公认的心理健康标准。咨询师需要帮助来访者达成整合的目标。整合的具体表现为，对各种心理力量之间的平衡，自我能够将本我和超我的力量协调一致，心理和行为具有很强的可塑性和适应性，拥有稳定的价值观和人生观，能够以社会允许的方式满足自己的基本冲动或者将基本冲动升华为其他方式。

第四，自律（独立自主）。健康人的行为不仅仅是对社会环境的被动反应，还有内心主动的调节，这种调节与其内在准则或目标是一致的。心理咨询需要帮助来访者建立和谐的内在准则和目标系统，提高来访者控制自己行为的能力，使来访者的行为能够满足社会要求和个人愿望。

第五，对现实的认知。人们经常出现各类错觉，比如自卑的人经常觉得别人在背后议论自己。心理咨询需要帮助来访者降低对现实的扭曲，使来访者的认知符合一般事实、经得起现实检验，对于人性固有的认知缺陷有自知力，能够尽量免受其负面影响。另外，心理咨询也帮助来访者发展社会知觉，使来访者能够洞察更多隐含的社会交往信息，培养善解人意的特质。

第六，对环境的掌握。心理咨询帮助来访者建立安全的、令人满意的人际关系；帮助来访者积极适应和调节，使其行为处事符合社会处境的要求；帮助来访者培养问题解决能力，使来访者能够克服困难的处境，处理好生活问题和工作问题。

(二) 不同流派的咨询目标

1. 行为疗法的咨询目标

行为疗法（亦称"行为治疗"）的理论基础是ABC模型，A、B、C分别代表前提(antecedents)、行为(behavior)和后果(consequence)。前提指的是引发行为的必要条件和提示,比如吸烟这一行为发生的必要条件是手头有烟,提示是允许吸烟的环境和吸烟的线索——摸到打火机或者想到吸烟。后果指的是行为带来的奖励或惩罚,比如吸烟带来了焦虑的降低(奖励)。咨询师首先确定来访者的问题行为,然后找到维持该行为的前提和后果。在吸烟这一例子中,吸烟是问题行为,手头有烟、处于允许吸烟的环境、想到吸烟、吸烟带来焦虑的降低都是维持条件。行为疗法的咨询目标就是"通过改变来访者问题行为的维持条件(相关的前提和后果),进而改变问题行为"。

2. 存在主义疗法的咨询目标

存在主义疗法的咨询目标是帮助来访者解决存在性问题。存在性问题指的是死亡、无意义感等问题,是人类只要生存、活着就必须面对的根本困境。如果个体对死亡的焦虑、对生命无意义的问题得不到妥善处理,就会产生各种各样的心理问题,也不能发展出有意义和满足的生活。亚隆(Irvin Yalom)在其《存在主义心理治疗》中定义了人类的四个根本的存在性问题——死亡、自由与责任、存在主义孤独、无意义。咨询师通过帮助来访者直面这些存在性问题,鼓励来访者探索自己的选择,使来访者认识到自己的自由和对生命的责任,从而发展出更富有目标、意义和满足的生活。

3. 人本主义疗法的咨询目标

人本主义疗法的关注焦点是来访者的成长,而不是来访者身上的问题。治疗的目标在于提供一种安全的氛围,在这种氛围中,来访者可以卸下自己的社会面具和心理防御,从而发现真实的自己并自由探索如何成为自己期望的人。罗杰斯总结了自我实现的四个特质:(1)对经验保持开放性,能够思考和吸收不同的看法和观点;(2)相信自己的潜能,认为能够通过自己的努力和知识达成既定的目标;(3)拥有内在的价值标准,并基于价值标准作出个人的选择和行为;(4)愿意继续成长,不因为小有所得而自满,也不因碰到挫折而放弃。帮助来访者发展这些自我实现的特质就是人本主义疗法的咨询目标。

4. 精神分析疗法的咨询目标

精神分析学派认为,心理问题的根源是潜在的病理模式、非适应性的防御机制。咨询师通过与来访者交流其长期存在的困扰、重复发生的问题、特殊的人际关系模式等,从而认识到来访者的病理模式,对这一病理模式进行澄清,并探究这一病理模式形成的原因。在来访者对自己的病理模式形成认识的基础上,咨询师接着教授来访者相应的心理技巧,帮助来访者化解心理冲突、建立健康的人际关系。

二、确立咨询目标的方法

(一)确立咨询目标的原则

1. 具体性原则

良好的咨询目标通常是具体的。来访者通常带着模糊的目标来到咨询室,例如一个患有社交焦虑障碍的来访者想要的是"与人交往不再紧张害怕"。咨询师需要做的是让这个宽泛模糊的目标变得更加具体,可以限制具体的交往对象和交往情境,例如"面试时,和面试官交流不再紧张害怕"。

2. 可测性原则

行为疗法强调咨询目标可测量,这对心理咨询是一个重要的启发。因为可测性越高,咨询师对来访者评估的准确性越高、越客观。及时评估不仅有助于了解咨询效果,适用于科学研究和调整咨询方案,而且能了解来访者的进步状况,给来访者提供真实的反馈。咨询目标的可测性需要满足两个要求:(1)精确定义,只有当咨询目标被精确定义时,测量结果才会可靠。(2)可量化,如果咨询目标是"行为改变",测量指标可以是目标行为的频次、持续时间、强度等;如果咨询目标是改变"某种心理特质和症状",那么咨询师可以使用相应的标准化量表进行评估。

3. 可行性原则

咨询目标需要在预期的咨询期间能够达成,制定咨询目标一方面要考虑来访者的资源和能力,另一方面也要考虑咨询师的专业能力和心理咨询的局限性,咨询目标不应超出这些因素允许的范围。另外,咨询目标应该是合理的、适宜的,不会引发其他的负面效应,而且尊重来访者的价值观和社会背景。

4. 系统性原则

设置咨询目标需要做到:第一个咨询目标的达成,有利于后续咨询目标的达成。这需要咨询师和来访者在设置目标时,考虑到不同目标之间的联系、实现目标的紧迫性和难易程度。一般而言,保持来访者的安全是咨询师最优先考虑的目标,比如强烈的自杀意念和自伤行为需要被优先解决。另外,维持来访者情绪的稳定,消除来访者的痛苦,才能进一步处理创伤和非适应性的防御机制。这就要求设置咨询目标需要遵从系统性原则,咨询师需要看到来访者心理发展的复杂性,考虑到长期目标与短期目标、特殊目标与一般目标、矫正目标与发展目标等整合统一的目标系统。

(二) 确立咨询目标的相关技术

1. 邀请协作

许多咨询师喜欢使用邀请协作这一技术降低自己的"专家"身份,把自己放在与来访者平等的位置上。咨询师首先"请求许可",询问来访者是否可以帮助自己列一些可能的目标等,同时递给来访者纸笔(非言语行为的邀请)。起初的邀请应当是一个简单的任务,来访者不需要付出很大的努力。在来访者接受邀请后,咨询师可以进一步鼓励来访者和做示范引导的工作。这种技术可以促进咨访关系,调动来访者的积极性。对于某些特殊的群体,例如青少年、被强制安排咨询和自我意识强度高的来访者,邀请协作能够有效地降低他们对咨询的阻抗。

2. 期待性问题

许多来访者带着模糊不清的目的走进咨询室,他们或是过于关注问题层面而忘记了对生活原本的期待,或是过于压抑以至于不明白自己内在的渴望。咨询师询问他们的生活目标是什么,往往得到的是来访者模棱两可的回答或者对于困境的大量倾诉。对此,焦点解决治疗的咨询师发展了"奇迹问句"——"假如某天晚上在你睡着的时候,发生了一个奇迹,你的所有问题都解决了,你的生活是怎样的呢?"奇迹问句让来访者停止思考困境,转而怀着希望,以具体的、情境性的方式思考理想中的生活。存在主义疗法的代表人物亚隆发展了"绝症问题"——"想象你患上了黑色素癌,这是种绝症,你只剩下两年的生命了。这种癌症在前期不会损害你的生理功能,所以你大概还有一年半的时间可以正常地生活,你打算做些什么呢?"绝症问题把来访者带入一个"将要死亡"的境地,激发来访者思考"最想要做的事"。临床咨询中可以观察到有些来访者开始思考这个问题时突然"激活"了,低沉、迷惘的心境切换到积极、活跃的状态,兴奋地谈论着自己的"计划"。

3. 动机面询

确立咨询目标阶段会遭遇来访者的阻抗,来访者可能会有想要"保持现状"的倾向,或者对于改变"犹豫不决"。来访者想要改变,却难以改变,其中的一个重要原因就是改变的"动机"不够明确以及自我效能缺失。来访者的动机是模糊的,意向是矛盾的,信心是不足的。动机面询是应对此而发展出的技术,帮助来访者找出理由说服自己去改变,促进来访者作出改变的承诺,提升来访者对于改变的自我效能感。

(三) 确立咨询目标的注意事项

1. 谁来确定目标

不同心理治疗学派对此有不同的见解。例如,焦点解决治疗倾向于在咨询师的引导下来访者自己来确立目标,认知行为治疗则由咨询师主导确立目标。根据咨询师个人的理论取向,来访者和咨询师应对确立咨询目标展开协作,咨询师指导的程度不应该挫伤来访者的积极性,来访者提出的目标也需要经过咨询师的专业指导。

2. 来访者的期望

来访者的期望是推进咨询的巨大动力,然而来访者的期望和咨询师的期望有时并不是一致的。有可能的原因是来访者的期望不现实,也可能是来访者与咨询师不匹配。如果在正式咨询开始前的评估阶段就发现期望上的矛盾较大,可以建议来访者选择其他更匹配的咨询师。如果确定要继续咨询,咨询师和来访者需要对期望进行协商,将期望保持一致并导向咨询目标。

3. 留有回旋余地

虽然咨询目标需要尽量具体,但是也要保持一定的弹性。随着咨询的进展,来访者的问题会更加清晰,来访者对于自己想要达到的目标也更加明确。这时,咨询目标就需要跟着咨询的发展作出细微调整。另外,咨询并不是一帆风顺的,咨询碰到障碍时也需要对目标进行调整。咨询师需要提前让来访者知晓咨询目标调整的常态,避免来访者有受挫感或者怀疑咨询的专业性。

4. 处理目标焦虑

长远、过高的咨询目标也许会引发来访者的焦虑。引发焦虑的原因通常是完美主义、自我挫败或对困难的过度关注。对此,咨询师可以与来访者讨论完美主义的问题,把最终目标分为短期的、易实现的过程性目标,并引导来访者把注意力放在自身的优势和可利用的资源上。

第二节 咨访关系

咨访关系是指在心理咨询与治疗的过程中,咨询师与来访者(求助者)之间建立的特定的关系。对咨询师而言,与来访者建立良好的咨访关系是心理咨询顺利开展的基础,也是使来访者从咨询中获益的前提条件。

一、建立良好咨访关系的意义

(一) 良好的咨访关系是心理咨询与治疗顺利开始和发展的基础

人本主义心理学家罗杰斯提出:"许多用心良苦的心理咨询之所以未能成功,是因为在这些咨询过程中,从未能建立起一种令人满意的咨询关系。"强调了建立良好咨访关系对心理咨询效果的重要影响。大多数来访者虽然是主动求助,但对于他们而言咨询师首先是一个陌生人,很难在完全陌生的情况下袒露心声。因此,建立良好的咨访关系,是心理咨询顺利开展的基础。

(二) 良好的咨访关系是不良情绪宣泄的助推器

来访者因存在无法解决的问题前来求助,必然伴随着不良情绪的困扰。事实上,有些时候被压抑的情绪本身就是问题出现的原因。良好的咨访关系能缓解来访者的压力,帮助来访者实现对不良情绪的表达和宣泄,让来访者感受到,咨询师与他同在,可以分享他的快乐与痛苦,这本身就具有心理治疗的作用。

(三) 良好的咨访关系是完成认知改变的催化剂

心理咨询的最终目标都是改变来访者原有的认知结构,帮助来访者形成新的、具有适应性的认知方式,而这种改变需要在咨询师的引导下完成,而且应建立在具有良好咨访关系的前提下。认知疗法认为,心理咨询师不仅要扮演治疗者,也要扮演教育者。扮演治疗者是完成心理咨询短期目标的要求,咨询师应具有识别和帮助来访者解决问题的能力。扮演教育者是完成心理咨询长期目标的要求,来访者在咨询师的启发和引导下,重新反思和探索自己,逐渐形成新的合理的认知和行为方式。在心理咨询中,咨询师也作为榜样而存在,良好的咨访关系有利于来访者接受咨询师传递的态度,学习咨询师表现出的积极反应,促进良好行为的产生和内化。

二、咨访关系的特征

作为一种特殊的人际关系,咨访关系的固有特征主要表现在以下五个方面。

(一) 独特性

在心理咨询与治疗的过程中,来访者本身及其问题都具有独特性,因而咨询师与不同来访者之间的咨访关系也是独特的。咨访关系是一种在特定时段内形成的、隐蔽的、具有保密性的人际关系,可以使咨访双方在短时间内达到人际关系中最密切的程度,但是这样亲密的关系限制于一定的时间范围内,仅出现在咨询和治疗的情境中。在心理咨询或治疗结束后,咨访双方便不能再继续保持这种密切的关系。这有利于为来访者营造安全的氛围,促进来访者的自我暴露和自我探索。

咨访关系的独特性还表现在三个方面:(1)新的人际关系,即咨询师不能重复来访者已有的不适当的人际作用模式,新的人际关系应是不批评、不包办代替和不偏移的。(2)亲密的人际关系,咨询师与来访者之间亲密关系的治疗作用体现为去压抑,使来访者如释重负,缓解问题带来的压力。为建立和维持与来访者的亲密关系,咨询师应做到接受、理解、尊重等。(3)建设性的人际关系,这一点是心理咨询目的所在,意味着促进来访者的自我理解和潜力的发挥,增进来访者的自尊、自信和独立自主精神,来访者最终能把他与咨询师的关系以及发展关系的经验成功应用于生活之中。良好的咨访关系是建设性的,一切从来访者的角度出发,咨询师绝不会通过这种关系为自己谋求私利。

(二) 合作性

心理咨询是由咨询师和来访者在磋商精神的指导下合作完成的,心理咨询的目标也是双方共同制定的,咨询师是受过培训的专家,而来访者是自己和自己生活的专家,有效的心理咨询需要双方合作完成。

霍维茨(Leonart Horwitz)将咨访关系比作治疗同盟,即咨询师与来访者的合作,强调在心理咨询与治疗过程中来访者的变化依赖于治疗同盟中的一些支持性因素,如接纳、尊重、共情等。治疗同盟的建立有利于缓解来访者的心理压力,降低防御心理,使来访者更加积极地看待自己,也为来访者理解和接受新观点,尝试新的认知和行为方式提供了机会。当来访者得到较为满意的效果时,治疗同盟的内化就会产生,来访者的改变也会更加持久和稳定。

(三) 平等性

一般而言,咨询师与来访者之间是帮助与被帮助的关系,咨询师在咨访关系中的地位似乎本来就高于来访者。但实际上,良好的咨访关系是以双方平等的沟通和交流为基础的,不存在强弱、对错的分别。如果咨询师认为自己在地位、尊严或人格等方面优于来访者,必然无法建立良好的咨访关系,也就无法顺利开展心理咨询工作。

除在咨访关系上是平等的之外,平等性还体现在心理咨询与治疗过程中的非批判性和非替代性。非批判性是指在心理咨询与治疗中,不使来访者感到被批评或批判。在面对来访者的种种问题时,咨询师很容易不自觉地站在"道德的制高点"上,批评或批判来访者的认知和行为,而来访者问题的产生往往与生活中不恰当的认知、行为或不恰当的评判和评价有关。在面对批评或批判时,来访者大多会表现出阻抗,反感甚至反对咨询师的言语,因而无法通过这种方式改变来访者的认识和行为模式,有碍于心理咨询的推进。非替代性就是在来访者面临决策时,咨询师不能包办或代替,不能替来访者作出决定。有许多来访者陷入进退两难的境地而无法作出抉择,甚至前来求助的目的就是想找一位专家帮助自己作决定。当然,咨询师不能代替来访者作出选择,如果来访者不能独当一面,碰到任何问题都求助他人,个人就无法成长,问题也没办法真正得到解决。降低来访者的依赖性,增强来访者的独立性,也是心理咨询的目标之一。咨询师要协助来访者作出决定,但不能代替来访者作出决定。咨询师不可能永远陪着来访者为他应对生活中的所有事件,因而咨访关系是平等的关系,需要双方共同努力,共同参与。

(四) 客观性与主观性的统一

客观性是指在心理咨询与治疗的全过程中,咨询师都应该保持中立、客观的态度,避免将自己的价值观念带入咨询当中,控制个人可能出现的主观偏见。只有这样,咨询师才可以对来访者的情况进行客观分析和理性处理,来访者也才能真正从咨询中获益。生活中的其他人际关系之所以难以获得同样的效果,是因为在生活中,普通大众难以站在客观中立的立场上去帮助别人分析和解决问题,不可避免地会带入个人的观念和利益,从自己的角度出发作出主观的推断和建议,即"公说公有理,婆说婆有理"。另外,客观性要求咨询师谨防反移情的影响,不管是包含积极情感还是消极情感的反移情,对心理咨询都是十分不利的。

主观性要求咨询师以真情、共情的态度对待来访者,让对方感受到尊重和温暖,建立起亲密的咨访关系。只有在亲密的咨访关系中,来访者才能毫无顾虑,畅所欲言,咨询师更容易对来访者造成良性影响,促进来访者作出改变。

客观性与主观性相统一的咨询关系更为稳定和有效,能使咨访双方抛开外界干扰,将注意力集中于解决最根本的问题,有利于推动咨询或治疗过程良性发展。

(五) 专业限制性

咨访关系常见的专业限制包括：(1)单一性，即咨询师与来访者之间只能有咨访关系这一种人际关系，除此之外，不能同时是朋友、亲人等熟悉的人，双重或多重关系会干扰咨询师的判断，影响咨询师的客观中立性，是有违咨询伦理的。(2)来访者主动性，建立咨访关系的前提是来访者有持续且强烈的求助意愿，来访者因遇到无法独立解决或无法通过其他途径加以解决的难题而产生了求助愿望，转而寻求专业的帮助，这是咨访关系建立和维持的基础。心理咨询不是咨询师主动发起的活动，如果来访者认为不需要别人帮助，或者主动停止了咨询，那么即便咨询师认为自己肯定能帮到来访者，也不应主动去找来访者，即"你要来，我接待；你要走，我不追"。(3)职责限制，咨询师应清楚地界定哪些是咨询师的责任，哪些是来访者的责任。在咨询过程中，来访者常常会把所有问题都交给咨询师，把咨询师当作救世主，希望咨询师能把自己的问题干脆地解决掉。比如，某位来访者因母子矛盾前来求助，希望咨询师能让自己的孩子能乖乖地听话，但自己却拒绝作出改变。显然咨询师并不是救世主，在咨询过程的前期，来访者的非适应行为占主导地位，这一阶段咨询师的帮助发挥着主要作用。随着咨询过程的推进，来访者的适应性行为被逐渐培养起来时，咨询师应该弱化支持，让来访者的自助发挥主导作用。咨询的最终目标就是帮助来访者走出困境，实现自助。(4)时长限制，这也是咨访关系的一个特点，每次咨询或治疗时长限制在1小时左右，第一次咨询时间可以适当延长。当来访者意识到他与咨询师交流时间有限时，就会主动调整行为以便更好地利用会谈时间，简短会谈中必要的信息量是有助于来访者学习的，过量的信息反而会降低来访者的收获，这也是保证咨询效果的必要的制约因素。

三、咨访关系的影响因素

咨访关系的建立、维持和发展，同心理咨询与治疗的效果紧密相关。影响咨访关系的因素有很多方面。从来访者方面来说，有来访者的咨询动机、求助意愿强度、文化背景、认知水平、期望程度等。从咨询师方面来说，有共情、尊重、温暖、真诚、人格特征等。外界环境因素也对咨访关系造成直接或间接的影响。在心理治疗中，咨询师针对来访者的不同问题要选择适当的技术和方法来处理，而且在建立和推动咨访关系发展中，咨询师要起到主导作用，因而咨访关系的主要影响因素都与咨询师有关。

根据帕特森的观点,罗杰斯提出的积极关注、共情、尊重和温暖属于反应维度,主要是关于咨询师的非言语表达。穆加特罗伊德(Stephen J.Murgatroyd)等人提出关于咨询师言语表达和帮助来访者做出行为实践的三个行动维度:具体化、即时化和面质。具体化、即时化和面质这三种因素已在第二章详细介绍,这里简要介绍罗杰斯提出的四种影响因素,详细内容见第七章中"以人为中心治疗的基本态度"。

(一) 真诚

真诚(genuineness)是指在心理咨询或治疗的过程中,咨询师以真实的状态对待来访者,表里如一,能开诚布公地与来访者交谈,不让来访者去猜测或引申咨询师言语中的含义。

真诚包含两个方面的内容,一个是咨询师对自己的真实,另一个是咨询师对来访者的真诚,似乎后者更为重要,但后者是建立在前者基础上的。咨询师对自己真实,就是坦诚面对自己的情感,做到言行情一致。在咨询过程中,有些来访者可能会因为移情或阻抗等原因对咨询师进行言语攻击或者不配合咨询工作,咨询师或许会感到不快。当出现这种情况时,咨询师应该坦诚面对这种不舒服的感觉,坦率地承认,不要试图掩盖自己的情绪。这可以为来访者树立一个真诚的榜样,坦诚面对真正的自我,不要试图否认、掩盖或隐藏自己的真实的情绪和想法,帮助来访者从新的角度看待自己,进而引起来访者自我行为知觉的改变。咨询师对来访者真实,即咨询师在来访者面前"不戴面具",不扮演"完美的人生导师",不过分强调咨询师的地位和权威,否则会使来访者感到压迫和不适,造成不必要的距离隔阂。咨询师的真诚有利于促进来访者的自我暴露和情感表达。

(二) 积极关注

积极关注(positive regard)最早由罗杰斯提出,最初他称之为无条件积极关注(unconditional positive regard),是指对具有无条件自我价值的人的温暖关注——不论他(她)的条件、行为和情感,他(她)都是有价值的。后来人们逐渐倾向于使用"积极关注"一词。积极关注更强调积极的态度,是指咨询师以积极的态度看待来访者,关注来访者言语和行为上的积极方面,利用来访者身上的积极因素促使来访者作出改变。

罗杰斯指出:"在助人关系中,确保得到喜欢和奖赏似乎是非常重要的元素。"也就是,要求咨询师有积极的人性观。陷入苦闷中的来访者意识范围会变窄,他们只能看到自己的缺点,甚至把困难无限放大。此时就需要咨询师利用积极关注看到来访者身上的积极因素,帮助来访者重新获得勇气。因此,如果咨询师希望咨询有效,他就必须认为来访者身上存在自我成长的潜能,在来访者个人努力和他人的帮助下,来访者可以作出改变,实现自我成长。这种积极的、具有关爱性的情感可以为来访者营造一个踏实、安全的咨询氛围,有利于促进良好咨访关系的发展,推动来访者进行自我探索,更加全面地看到自己可利用的资源,意识到自己的优点,进而树立战胜困难的信心。

(三) 共情

共情(empathy)作为心理咨询中影响咨访关系建立和发展的首要因素,是指咨询师能从来访者参照体系出发,设身处地地体验来访者精神世界的能力,也被译为"投情""同理心""同感心""感情移入""神入"等。

作为心理咨询的基本能力,要求咨询师时刻对来访者的状态保持敏感,能及时、恰当地表达共情,随着咨询过程的发展,逐步进入来访者的精神世界。这并不是一件容易的事情,共情是一个复杂的过程,因为咨询师无法以绝对客观明确的方式知道来访者的情绪和想法,因此共情是主观的,要求咨询师运用自己的知识和情感来推断对方的感受和体验。不过,共情也要求咨询师做到客观理性,过多的情绪投入可能会出现反移情,干扰咨询师的判断。另外,每位来访者都有各自的特点,问题也不同,需要咨询师认真倾听的同时进行综合分析,并在短时间内作出反应。有效的共情不仅需要咨询师在认知和情绪上理解来访者,而且要掌握能够把共情传达给来访者的言语和非言语技能。

正确运用共情,是建立融洽咨访关系的重要条件,也是带来有疗效改变的关键因素。共情本身就具有治疗作用,可以促进来访者的自我治愈。共情有助于促进来访者的自我接纳,提高自尊,修正过往消极的情感体验。共情可以让来访者感到安全,促进来访者进行自我探索,逐渐暴露自己隐藏的感受。

(四) 尊重和温暖

尊重(respect)和温暖(warmth)作为建立良好咨访关系的必要因素,两者是相辅相成的,都具有增强积极关注和共情的效果。尊重更偏向理性层面,是指咨询师给予来访者全方位接纳,包括人格、认知和行为等方面,目的在于为来访者提供一个安全、舒适的环境,帮助来访者获得自我价值感,提升自尊。温暖更偏向感性层面,是指咨询师对来访者具有感情色彩的态度,也译作"热情",目的在于增加咨询中的人性的性质,化解来访者的阻抗,拉近咨访双方的距离,激发来访者的合作意愿,改善咨访关系。

尊重更多体现在礼貌、平等上,而温暖主要表现为亲近、友好。只有尊重,会让来访者觉得客气,有距离感。只有温暖,会让咨访距离过于接近,可能出现移情和反移情的问题。两者兼顾则更有利于咨询关系和咨询过程的稳定发展。

第三节 咨访过程

一、收集信息与确立目标

(一)协商期望

1. 咨询的形式

对于心理咨询,存在有形式内容差异极大的诸多咨询流派。认知行为治疗取向的咨询目标更为明确具体,咨询师也更富有指导性。心理动力学着眼于过去、病理的行为模式。焦点解决治疗、人本主义疗法等则更少指导性,取向更为积极。来访者在进入咨询室前就带有某种对咨询的期望,有些来访者希望咨询师像专家一样指导自己,有些则希望咨询师以来访者为中心。有证据表明,当咨询的形式与来访者的期望一致时,来访者会收益更多。

2. 协商期望的注意事项

协商期望需要在正式进入咨询之前进行。来访者通常会将咨询师看作"专家",专家的期望比自己的更加重要,因为他们知道怎样才是最好的。另外,维持专家对他们的好感度尤为重要,最好还是不要说出与咨询师相冲突的期望,因为这会影响后续的治疗中专家是"倾情付出"还是"有所保留"。以上的顾虑还只是一部分,还有其他大量的因素影响着来访者不能很好地表达自己的期望。由于来访者和咨询师对咨询期望的不匹配,大量的咨询关系宣告结束,因为来访者没有得到他想要的。

(二)评估来访者

1. 评估的目的

评估的目的主要是:(1)判断来访者是否会从咨询中获益;(2)对治疗相关安排达成一致(次数、进程和费用);(3)为来访者提供充分的信息(心理测评结果,咨询的安排等)。

2. 心理测验

标准化的心理测验评估一系列症状，例如焦虑、抑郁、睡眠、社会支持、人格等。评估在很大程度上取决于咨询师的理论取向。例如，行为治疗取向的咨询师会进行详尽评估，收集关于行为的大量信息。精神分析与心理动力学取向的咨询师则重点对来访者的心理意识（psychological mindedness）进行评估，阿普勒鲍姆（S.A.Applebaum）把心理意识定义为"以获得经验和行为的意义为目的，去看待思想、情绪和行为之间联系的能力"。心理动力学取向的咨询师普遍认为，缺乏这种能力的来访者在他们的治疗工作中获得进展是极其困难的。已经开发出大量的测量工具用于评估来访者的心理意识水平。咨询师可以询问来访者对某一事件的解释，可以是选择题，也可以是开放题，然后根据已有的标准去评估来访者的心理意识水平。

3. 诊断

尽管对来访者进行诊断有许多相关的批评，例如给来访者贴标签、专家主导的不平等咨询关系、问题被定义为疾病使得来访者不积极为自身的改变承担责任等，但是缺乏系统诊断提供的信息，咨询师不仅会错过医学领域大量的专业知识和治疗资源，还会承担一些风险。例如，给需要转诊的来访者进行心理咨询，忽略了来访者某个严重的精神异常症状等。另外，通过对来访者进行诊断，然后根据诊断结果和现有心理疗法的循证依据，咨询师可以向来访者推荐对其心理问题更具针对性、被证明更有效果的心理疗法。

（三）建立工作联盟

工作联盟的三个关键方面：双方对治疗目标达成一致；相互理解；有一种良好的人际关系。其反面就是来访者或咨询师的过度卷入（例如过分取悦对方、对对方产生性或浪漫的想法）或卷入不足（例如疏离、无共情、冷淡、对抗）。有许多证据表明，咨访关系是成功治疗中的基本成分，关于咨访关系的内容在上一节已详细讨论。在咨询过程中，建立工作联盟是咨询开始阶段的工作重点。一旦确定来访者适合进入某种疗法进行治疗，咨询师的工作重点便转移到建立工作联盟。这个工作的优先性甚至高于确立治疗目标，因为良好的工作联盟不仅影响到咨询师与来访者是否能够真诚交流，从而发现问题、明确目标、推动咨询进程，还直接影响到来访者是继续治疗还是过早退出。工作联盟并不是一帆风顺的，不仅仅是咨询师的技术运用不好会对此产生负面影响，还因为根植于人性本身的弱点会不断威胁咨访关系。毫无疑问，在整个咨询过程中，会出现大量的损害或促进工作联盟的交互行为。虽然工作联盟是早期的工作重点,但是在咨询的整个阶段都需要不断地被回顾反思,从而修复关系中的裂痕、促进进一步的发展。

(四) 确立治疗目标

有些来访者对自己的问题有明确的认识或者带着明确的目标来到咨询室,有些来访者则认识不到自己的问题或者目标非常模糊。对于前者,咨询师可以很快地确立咨询目标,开展下一步工作。然而,对于后一类来访者,明确问题和治疗目标是一个需要谨慎对待的任务。在咨询的初始阶段,帮助来访者了解自己的问题、找到改变的理由、明确个人的生活目标等可以成为治疗目标,在达成此类目标后再明确最终的治疗目标,进入具体的改变阶段。

二、帮助与改变

(一) 同化模型

对于理解咨询过程中咨询师的帮助和来访者的改变,最重要的理论也许是斯泰尔斯(William B. Stiles)及其同事提出的同化模型(assimilation model)。同化模型吸收了皮亚杰认知发展理论的概念,认为个体拥有一个用于认识和解释世界的模型,或者说是指导个体认知和行为的一系列图式。如果个体的新经验被理解,那么这些新经验将会整合进原有的认知图式,这一过程就叫同化。心理咨询的积极变化就是来访者的创伤经验、消极经验、排斥经验等被同化到原有的世界模型,原先的问题经验(problematic experience)被识别、重构、理解并最终解决。

1. 问题经验

问题经验被觉察或付诸行动时,个体会产生心理不适的感觉或想法。斯泰尔斯把问题经验理解为一种声音(一种内部语言,问题经验在意识层面的呈现,伴随着概念化的语言表征)。这些声音源于创伤性事件,承载着痛苦,在个体的意识中被屏蔽,它们与个体内部的其他声音是隔绝的、没有联系的。然而,问题经验并不会一直保持沉寂,它们非常活跃,经常寻求表达,期望获得解决。这表现在来访者的防御不断被突破,或者自身的言语行为不断受到问题经验的影响。

个体的内部语言可以分为主导声音(强势声音)和问题声音(弱势声音)。主导声音可以被理解为来访者的超我、内部组织者和调节者,代表的是来访者常识性的经验、主导性的价值观。问题声音是代表问题经验的声音,是与主导声音相冲突的,因此被主导声音排斥、回避。声音之间缺少联系、彼此冲突就被理解为病理性的,声音之间彼此接纳、沟通、和谐就被理解为是健康的。

2. 同化的八个阶段

对于问题经验(声音)的同化可以划分为八个阶段。

阶段一:隔离。来访者没有意识到问题,情感极其微弱,反映出来访者对问题经验成功回避,问题声音保持沉默。

阶段二:主动回避。问题声音会时不时地出现,然而来访者不想要去考虑那些问题经验。情感与问题经验的联系是不明确的,情感也是模糊不清的。

阶段三:模糊不清的意识。来访者能够意识到问题经验,但是不能清楚认识问题经验,也难以清晰表达问题经验。问题声音反复出现在意识之中,与问题声音相联系的情感是痛苦的、令人不适的。

阶段四:问题澄清。来访者能够清楚地认识到问题经验,也能够清晰描述问题经验。能够辨别出主导声音和问题声音,并能够分别认识和描述这两种声音。情感是负面但可控的。

阶段五:理解或洞察。在认识到问题经验后,来访者能够部分地理解问题,主导声音和问题声音之间开始了沟通和理解。情感是愉悦与痛苦的混合,其中愉悦感来自来访者对痛苦经验的洞察。

阶段六:应用或修通。主导声音和问题声音开始协同工作,对问题经验的理解被应用于处理实际的问题,来访者开始从对问题经验的同化中获得实际的收益。情感是积极的、有活力的。

阶段七:问题解决。来访者成功地解决特定的问题,达成咨询目标。相关的内部语言是协调统一的。情感是满足的、高自我效能的。

阶段八:掌握。在内化这一问题经验时,来访者不仅学习到特定经验的处理方式,还将其泛化到更广泛的情境,提高了个体自身的整体机能,能够更有效地应对一系列复杂的情境。情感是积极愉快的,或是平静中立的。

3. 同化模型的作用

对于咨询师来说,同化模型的作用在于让自己掌握来访者"在哪个阶段",并能系统理解来访者在各个阶段的表现。例如,来访者处于第二阶段"主动回避",或者第八阶段"掌握",他们都不愿意继续谈论咨询师挑起的有关问题经验的话题。然而,对于第二阶段的来访者,咨询师需要认识到他们的"回避",明白应对阻抗是下一步的工作。对于第八阶段的来访者,咨询师就应该停止浪费对方的时间,转向新阶段的咨询目标或者终止咨询。

4. 跨领域使用同化模型

同化模型的应用跨越各个心理咨询流派。在同化模型八个阶段中,精神分析学派的焦点在前半阶段,倾向于促进来访者呈现压抑的内容、澄清问题并走向领悟。认知行为治疗学派的焦点在后半阶段,着眼于具体技能的获得或问题行为的纠正,并将治疗中的收获迁移到更广泛的实际情境中。理论上看,精神分析疗法更适合对自己问题还不清晰的来访者,咨询师能够帮助这类来访者探索自己的病理模式,并且获得洞察。认知行为治疗取向的咨询师则着重发现问题后的积极改变。有研究显示:对于自己问题有较好认识的来访者,采用认知行为治疗的效果比精神分析更好;对于自己问题认识模糊的来访者,采用这两种治疗的效果不存在显著差异。应该认识到的是,认知行为治疗取向对问题也有积极的探索,其根据 ABC 模型探索问题的近端原因。这些原因多为常识性的,易于理解,却同样非常重要且更真实准确。精神分析疗法则尝试将问题成因追溯到深层动机、过往经历层面。另外,精神分析疗法经过发展也吸引了大量认知行为治疗取向的行为改变技术。这也从侧面支持了同化模型是跨流派的整合模型。

(二) 变化事件

用于理解咨询过程中的帮助和改变,除了同化模型这样复杂的整合理论,也有单个的简单概念——变化事件(change events)。当来访者显示出问题(比如情绪上的痛苦,内在的矛盾)时,咨询师对此采取措施,与来访者建设性地交流互动。当措施有效时,咨询师或来访者能感受到一种"良好瞬间",这就是单个的变化事件,它被用来捕捉治疗中有价值的部分。

三、咨询的结束

(一) 咨询结束的作用

1. 学习结束的经验

生命由一系列体验组成,包括各种工作、亲密关系等,每种体验都存在"结束"这个阶段。在心理咨询中,终止咨询可以作为促进来访者学习结束经验的一个机会。

2."咨询有限"的概念调动来访者和咨询师的积极性

认识到咨询是有限,问题不可能长久地拖延下去,来访者和咨询师更能协调工作、提升积极性,在有限的几次咨询中获得更大的进展。

3.保持咨询中获得的进步,并将其应用于实际生活中

成功的咨询会带给来访者积极的改变。在咨询的尾声,咨询师需要帮助来访者巩固和保持已经取得的成果,将其迁移到更普遍广泛的情境中。例如,物质成瘾的来访者,在咨询的结束阶段会接受预防复发的干预。接受技能学习的来访者,在成功习得技能后,还要接受额外干预以便将技能迁移到更广泛的情境。

(二) 咨询结束的内容

1. 咨询结束的时间

咨询终止的时间需要避免两个极端:一个是突然的、太快的终止,来访者会遭遇丧失、失去支持;一个是无期限拖延,来访者会变得依赖咨询师。终止的时间可以参考以下几点:来访者是否达到咨询合同中规定的目标;来访者是否已经取得自己希望的进步;继续进行心理咨询是否对来访者有帮助。咨询是否结束也取决于外部环境。研究显示,公共咨询机构(例如医院)结束咨询最常见的理由是咨询师需要接待的来访者过多或者行政因素,私人机构则是咨询师或来访者认为已经达成咨询目标。

2. 单次会谈的结束

单次会谈的结束需要来访者和咨询师均意识到会谈即将结束,需要避免来访者猝不及防地"被结束"。咨询师可以简单说明咨询的时间快要结束了,并主动提出对本次会谈作个总结。总结可以起到组织关键点和澄清误会的作用。接下来,咨询师和来访者还要共同约定下次咨询的时间,有时候也会提前定好下次咨询的讨论焦点。

3. 咨询关系的结束

咨询关系的结束这一话题需要尽早提出,以使来访者提前做好准备。咨询师和来访者需要在"何时结束对咨询最有益"这一话题上达成共识。咨询师需要在这一阶段评估来访者的各项功能(应对问题能力、人际关系技巧、情绪水平等),并且与来访者讨论"如何在没有咨询师支持的情况下应对问题","咨询关系的意义",以及"如何将咨询中的收获应用到今后的生活中"等议题。另外,咨询师还要帮助来访者减少对自己的依赖。通常,来访者在咨询中接受咨询师的强化并逐渐习得良好的行为。在这一过程中,来访者也发展出对咨询师的依赖。

咨询师需要帮助来访者自我强化——在做出目标行为后,来访者能够自己鼓励自己。咨询师可以先教授来访者自我强化的方法,然后在来访者做出良好行为后提示来访者使用这些方法。咨询师慢慢从鼓励、奖赏的角色中退出,来访者也从对咨询师的依赖慢慢转移到对自己的依赖。

(三) 咨询结束时的问题

1. 来访者的阻抗

咨询关系有了很高程度的亲密感时,来访者容易产生对终止的阻抗。来访者可能会要求更多的咨询时间和咨询次数,而且不断提出新的咨询目标。咨询师需要克服"自己有义务帮助来访者"的心理,不能够一而再满足来访者的要求。咨询师可以点破来访者对终止咨询的阻抗,并提出安排几次咨询处理这个问题,进而引导来访者学习如何面对结束一段关系。

2. 咨询师的阻抗

咨询师对咨询关系的过度卷入是阻抗的主要原因。咨询师可能体验到自己对来访者的依赖、担忧、内疚等过度投入的感情,或者对来访者有不恰当的欲望。咨询师需要保持警惕,对这些问题及时觉察、自我识别,然后与同事或督导讨论解决方案。

3. 过早终止

对于来访者终止咨询的情形,咨询师抱有曲解和过于乐观的看法,大大低估了对治疗不满意的来访者的比例。出现这种情况的原因是相当多的来访者表现出顺从,避免谈论咨询师不爱听的事物。对此的启发是,咨询师应当主动询问来访者对咨询的不满之处,这不仅是结束咨询关系时该做的,也是每次面谈结束时该做的。有研究者建议,对于过早终止,咨询师需要组织一次"退出会谈",以消除来访者在咨询经历中的消极情感,并为继续咨询和转介留有余地。另外,尽管来访者的过早终止可能是咨询师犯了错误,但还有更多的不可控因素也会导致咨询的结束。咨询师可以抱着反省的态度了解来访者退出的原因。如果是自己犯了明确的错误则积极改正,但很大一部分情况是来访者与咨询师的匹配问题或者是咨询外的因素,咨询师不应因来访者的过早退出而降低自己的职业效能感。

(四) 随访与转介

1. 随访

随访是咨询师在咨询结束后对来访者的积极监控,其作用是对来访者的进步进行强化,并留心可能出现的问题以便及时解决。咨询师需要和来访者在咨询结束时确定随访的形式和时间,并推荐来访者采用表格等专业工作监控自己的状态。随访形式可以是正式的见面会谈,可以是电话访谈,可以是写信或者发一份线上问卷。形式是次要的,关键在于咨询师需要真正作为一个人去关心来访者,而不只是流水线般地收集数据。

2. 转介

转介是咨询师将来访者介绍给其他咨询师。转介的原因有很多,其中咨询师无法很好地帮助到来访者是最主要的原因。咨询师需要与来访者就转介问题至少进行一次会谈,以使双方都对此有更多的认识并为此做好准备。转介的人选是一个核心问题,咨询师需要对他的专业技能有充分的认识,而且对于转介后更有可能帮助到来访者有较大把握。

四、咨询过程的分析

(一) 咨询过程分析的作用

咨询过程复杂且变化极快,影响因素也多种多样。咨询师需要敏感地察觉到正在发生的情况,并了解现状的前因后果,从而指导他们采取更有利于来访者的下一步行动。关于咨询过程的系统理论,以及咨询过程分析的方法,都旨在帮助咨询师发展出更强的"对现状的觉察"和"对下一步工作的明确意图",从而更充分地发挥咨询师的优秀技能。

(二) 全面过程分析

全面过程分析(comprehensive process analysis, CPA)是一项心理咨询的训练内容,它包含记录、转录和回顾三个步骤。(1)记录,即利用电子设备对咨询过程进行记录,通常是录音。(2)转录,即对电子咨询记录进行转录。对具体的词汇、语句给予关注,对感兴趣或者觉得重要的方面做笔记。(3)回顾,即回顾咨询的记录(音频、视频、或转录后的全文),以利于更加充分地解释和分析咨询过程中的重要事件,如"良好瞬间""新奇的比喻或其他引申""顿悟事件"。对咨询过程进行分析的价值是,帮助咨询师在之后的咨询中更加敏感地觉察到正在发生的事,而且能够有意识地促进以往咨询中良好的成分和避免不良的成分。

(三) 咨询过程的隐秘信息

1. 来访者与咨询师的掩饰

心理咨询存在这样一个事实基础,来访者与咨询师均对对方隐藏了大量信息。在许多情况下,咨询的双方控制着他们的所思所想,选择性地进行谈话,掩饰自己的动机与情感,他们对此也操控自己的非言语行为。例如,当咨询师对来访者产生了误解时,来访者可能会保持沉默来顺从咨询师。

2. 觉察隐秘信息的练习

有一些训练让来访者和咨询师在结束每次咨询后列出"没有说出来的东西"。例如,人际过程回忆(interpersonal process recall,IPR),这种练习要求咨询师和来访者分别倾听咨询的录音带,然后对他们在录音中的交互事件进行评论。这种方法有一定限制,因为难以要求来访者配合回忆,而且对隐蔽信息回忆的程度也依赖于来访者的主动暴露程度和探究积极程度。另一种方法是咨询师独自听录音,在相关交互事件上回忆并记录自己的内心体验,通过个人回顾或者与督导讨论来增加对咨询过程的理解。建议在当天就进行回顾,确保能够回忆起足够多且准确鲜活的记忆。

【复习题】

一、选择题

1. 来访者无征兆地提前结束了咨询协议,咨询师应该(　　)。
   A. 忽略这个问题　　　　　B. 组织一次"退出会谈"
   C. 质问来访者　　　　　　D. 怀疑自己的执业能力
2. 以下哪个不是确立咨询目标的原则?(　　)
   A. 具体性原则　B. 可测性原则　C. 可行性原则　D. 挑战性原则
3. 真诚要求咨询师(　　)。
   A. 有什么说什么　　　　　B. 自我发泄
   C. 扮演权威者　　　　　　D. 言行情一致
4. 以下哪种行为符合咨访关系中专业限制性原则?(　　)
   A. 跟来访者恋爱　　　　　B. 满足来访者所有要求
   C. 客观中立　　　　　　　D. 拒绝来访者终止咨询的要求

二、填空题

1. 同化模型认为来访者在咨询过程中经历八个阶段的改变,这八个阶段是_____、_____、_____、_____、_____、_____、_____、_____。

2. 心理咨询的综合目标就是要让来访者成为一个心理健康的人。亚霍达认为心理健康包含六个方面,这六个方面是_____、_____、_____、_____、_____、_____。

3. 罗杰斯提出的咨访关系的影响因素包括_____、_____、_____、_____。

三、名词解释

1. 问题经验
2. 变化事件
3. 共情
4. 咨访关系

四、简答题

1. 咨询结束的作用有哪几点?
2. 简述随访的作用和形式。
3. 简述咨访关系的特征。
4. 简述咨询中进行诊断的优点和缺点。

【推荐阅读】

1. 许又新.心理治疗基础[M].北京:中国轻工业出版社,2018.
2. 塞缪尔·格拉丁(Samuel Gladding).心理咨询导论[M].方双虎,译.北京:中国人民大学出版社,2014.
3. 张道龙.整合式短程心理咨询[M].北京:北京大学出版社,2013.
4. 约翰·萨默斯-弗拉纳根(John Sommers-Flanagan),丽塔·萨默斯-弗拉纳根(Rita Sommers-Flanagan).心理咨询面谈技术(第四版)[M].陈祉妍,江兰,黄峥,译.北京:中国轻工业出版社,2014.
5. 约翰·麦克劳德(John McLeod).心理咨询导论(第3版)[M].潘洁,译.陈赐聪,审校.上海:上海社会科学院出版社,2015.
6. 科里(Gerald Corey).心理咨询与治疗的理论及实践(第8版)[M].谭晨,译.北京:中国轻工业出版社,2010.

第四章

心理咨询与治疗中的主要问题

【本章要点】

在心理咨询与治疗的准备和进行过程中,咨询师常常会遇到各种各样的问题,例如心理咨询前的准备工作,时间和地点的选择,来访者不配合或过度依赖等,这些问题常常会关系到整个咨询过程是否能够顺利进行。本章主要介绍心理咨询与治疗中常见的一般性问题,分三节介绍咨询的设置、阻抗与干扰、移情与反移情。咨询的设置这一节主要介绍心理咨询与治疗过程中,咨询师应如何进行咨询前的准备。阻抗与干扰这一节介绍心理咨询过程中来自来访者和咨询师的阻碍因素以及应对方法。移情与反移情这一节介绍心理咨询过程中来访者与咨询师可能发生的情感变化以及应对方式。

【学习要求】

1. 掌握咨询的基本设置。
2. 熟悉阻抗与干扰的原因、表现和应对方法。
3. 熟悉移情与反移情的表现和应对方法。
4. 了解咨询设置的重要性。

【重要术语】

阻抗　干扰　移情　反移情

第一节　咨询的设置

作为一项专业的助人活动,咨询师与来访者是咨询关系的主体。虽然在问题解决的过程中咨询师发挥着关键的作用,但是在咨询过程也有许多其他因素会对咨询效果产生有利或者不利的影响。作为一种专业的助人活动,心理咨询必须设置这些因素,以扩大有利影响,消除或降低不利影响。设置是指心理咨询师为更好实施心理咨询而精心设计安排的、要求来访者和咨询师共同遵守的规则,也是心理咨询在实际操作中的具体安排。设置是心理咨询成功的重要条件。本节主要讨论心理咨询中的时间、地点、流程、收费、转介、督导等方面的设置。

一、时间设置

心理咨询中的时间设置,主要包括心理咨询的时长、频率和期长三个方面。时间设置的目的是把咨询控制在来访者注意力容易集中的时间段,以便更好地帮助来访者解决问题。

(一) 时长设置

一般来说,个体每次咨询的时间以 50 分钟为宜,并建议由整点或者半点开始咨询。主要出于以下四点考虑:(1)咨询过程中,双方都能够全神贯注进行咨询和聆听的限度多在 60 分钟左右;(2)50 分钟的咨询结束后,咨询师可以有 10 分钟左右的时间进行相关资料整理、短暂休息、准备接下来的咨询或者处理紧急事务;(3)可以较大限度地保证来访者之间互不碰面,以保护隐私;(4)咨询时间由整点或者半点开始,每次咨询均为一个整块的时间,便于安排和记忆。

以上仅为通常情况下的咨询时间,根据来访者的情况、咨询阶段和咨询技术的不同,咨询的时间也存在差异。例如,为精神分裂症康复期的来访者进行咨询时,每次咨询时间一般为 20—30 分钟,而在进行婚姻与家庭咨询或者团体咨询时,50 分钟的时间通常过短,此类咨询通常需要 90—120 分钟。在进行首次咨询时(评估阶段的咨询会谈,常为 3—5 次),为了全面了解来访者的情况,对他的病史、个人史等资料进行收集和诊断评估,以建立稳固、良好的咨访关系,咨询时间可能需要延长到 60—90 分钟。

(二) 频率设置

大部分心理咨询以每周一次或者每周两次的频率设置较多,但是根据来访者的个体因素和咨询技术的不同有调整。经典的精神分析理论通常每周可以进行四到五次的咨询,团体咨询多设置为每周一次或每月一次,家庭咨询可以有两周一次的设置,也可以设置为每月一次。总而言之,需要根据来访者的具体情况进行相应频率的设置。

在咨询初期,由于处于对来访者资料进行收集的阶段,为了增进双方互相了解,建立稳固的咨询联盟,频率可以适当增加。咨询后期,来访者的自主性和独立性不断增强,来访者的问题也得到有效解决,这个阶段可以适当地逐步降低咨询频率,直到咨询最后结束。

(三) 期长设置

期长也被称为疗程,是指从第一次会谈到咨询目标实现时整个心理咨询持续的时间。根据所选技术、来访者个体情况、咨询目标的不同,咨询期长可以为一次到数十年不等。

(四) 时间设置的原则

1. 清晰明确

在咨询开始之时,咨询师就应该与来访者进行清晰明确的沟通,关于咨询频率、每次咨询的时长、咨询全过程的时间、咨询时间的变更条件、延时、迟到或者不来咨询时的收费问题,使双方都对于本次咨询的时间安排有一个明确的认知。

2. 周全

除上述问题之外,在进行时间安排时还应该考虑到节假日、咨询师或来访者是否有固定的休假时间以及如何处理节假日或休假安排,在对双方的时间具有充分了解的基础上,考虑周全过后进行心理咨询的时间安排。

3. 稳定,不轻易改动

咨询时间确定之后,咨询师需要做到保持咨询时间的稳定,尽可能地不临时变更预约时间,否则可能会引起咨询联盟的削弱甚至解体,不利于咨询的进一步进行。因为来访者的心理问题通常与安全感和控制感相关联,本身就易对咨询过程中的变化敏感和焦虑,时间安排过于多变会引发来访者的负性情绪,表达出愤怒或者攻击,甚至放弃咨询。

(五) 时间设置的意义

其一,时间设置使咨访双方保持现实感。时间设置有助于使咨询师和来访者意识到彼此处于工作关系之中,会对可能出现移情的来访者或者咨询师作出提醒和节制。

其二,稳定的时间设置有助于来访者产生安全感,使来访者可以在分离的时间之内有更大的信心面对现实生活中的困难,有助于增强来访者的独立性。当来访者知道自己可以在一个规律的特定时间见到咨询师,他可以帮助自己解决当下出现的问题,不仅有利于来访者重新建立对生活的信心,而且有助于建立良好的咨访关系,确保咨询的顺利进行。

其三,时间设置可以使来访者意识到自己对于咨询师的依赖是有限的,因此在咨询时间内会更加珍惜并有效利用时间,也可以保护咨询师与来访者之间有一个明确的界限,双方的正常生活秩序都不被干扰。

其四,稳定的时间设置为明确来访者内心的变化提供了参考。如果咨询的任务、地点、时间、费用都相对稳定,咨询师就可以将它们看作一个参照系,通过观察该参照系下来访者的变化来了解其内心的变化。假如时间设置不固定,参照系不明确,来访者的变化就不一定被察觉,进而无法察觉来访者变化背后代表的意义。

二、地点设置

作为一项专业的助人工作,心理咨询对于场所和地点都有较为严格的要求,心理咨询与治疗通常在心理咨询室中进行。而咨询室的地点以及内部的设置均有一定的规则,恰当的布置有利于咨询与治疗的进行,不恰当的布置则会对来访者造成不利影响,进而影响咨询进程。

(一) 位置选择

心理咨询室所处的地点应该相对独立,既不可过于热闹也不可过于安静偏僻,同时需要交通便利。相对独立是为了使咨询不受外界的干扰,便于来访者隐私性谈话得以保密,外部环境过于热闹可能会形成噪声干扰咨询过程,较大的人流量也增加了来访者隐私暴露的风险和心理压力。过于安静偏僻的地点不利于营造安全舒适的咨询氛围。

因此,除医院设立的心理门诊之外,学校、部队的心理咨询室通常设立在图书馆、阅览室附近。

(二) 区域规划

理想中的心理咨询室应该包括接待区、档案区、心理测验区、团体活动区、咨询区等多个区域,这几个区域彼此独立互不干扰。

接待区主要负责对来访者的预约和接待工作,需根据已开放的预约形式配备相应的设备工具。档案区主要用于储存来访者的相关信息、咨询记录等,此区域应注意做好保密工作。心理测验区应配备科学、权威的测评软件或者量表,并具有相应的常模。团体活动区应配备凳子、坐垫、音响设备等,主要用于团体辅导或者团体咨询活动。

结合前人研究和已有的咨询经验,咨询区的布置需要考虑以下六点:(1)色彩。研究表明,明亮的色彩对于积极情绪具有启动作用,灰暗的色彩则更容易启动消极情绪。咨询室的总体色彩应尽量选择中性偏暖的色彩,但是要避免过于浓烈的大红、大紫等颜色。(2)光线。虽然人们会更喜欢使交流发生在光线充足的环境中,但是昏暗柔和的光线更容易使个体产生愉悦和放松感,自我暴露的程度更高,进而进行更加私密的交流。咨询在保证光线充足的同时,需配备百叶窗、窗帘等物品来调节光线。(3)家具和室内设计。咨询师可以考虑使用柔软的、具有质感的、具有保护性的家具和陈设,这样会使来访者感觉更好。(4)温度与湿度。对大部分人而言,温度在20—26.7摄氏度、空气相对湿度在30%—60%之间最让人感到舒适。(5)室内装饰。人们在整洁并有植物和艺术品的咨询室里觉得更舒适。此外,相对于城市或者人物图片而言,来访者更喜欢自然风景图片,故咨询室可以适当悬挂风景图、摆放绿植和艺术品。(6)物品摆放。虽然咨询室家具的摆放主要取决于咨询师的个人习惯,但是心理咨询师与来访者之间的距离会对咨询关系产生影响。比如,大多数咨询师都不会选择坐在桌子后方进行咨询,因为桌子在客观上起到了屏障的作用,不利于咨询关系的发展。大多数咨询师使用的摆放形式为使用一张小桌子,两把椅子放在桌子旁边,互相之间成90度角,这样可以使来访者自由地决定是否与咨询师有视线交流。

此外,咨询室可以常备一盒纸巾,以备来访者情绪激动时使用。在咨询师视线可及范围之内悬挂钟表以便咨询师更好地把握时间。咨询室还应该准备如纸笔、录音笔等记录工具,方便咨询师在咨询过程中进行简单记录和后续资料整理。心理咨询师在进行咨询时不应该被打断,可以在门上挂一块"请勿打扰"的牌子,防止他人突然进入。不论如何,对咨询室进行布置时应该考虑到使来访者感到舒适并保护来访者的隐私。

三、流程设置

由于来访者的特异性和咨询师采取的流派不同,具体的咨询过程可能存在差异,但是所有的治疗过程确实大致相同的,都有几个必须经过的阶段,即心理咨询的诊断阶段、帮助和改变阶段、结束阶段。这三个阶段又可以细化为建立咨访关系、收集资料、澄清并明确问题、确立咨询目标、制定咨询方案、实施咨询、检查反馈咨询效果、结束巩固等阶段。虽然这些阶段在咨询过程中一直存在，但是咨询师在咨询过程中不需要过分强调或者依照它们进行咨询，只需要依照自己的咨询方法和来访者的具体情况灵活进行即可。在具体的心理咨询的过程中，通用的流程如下。

（一）预约

为了避免来访者的到来时间与咨询师的时间有冲突、咨询室经常有人任意来往增加来访者的不安全感、咨询时工作时间过于密集无法休息进而影响咨询效果等情况，心理咨询与治疗一般都需要提前预约。除了危机干预等紧急情况之外，咨询师一般都不对临时到场的来访者进行咨询。

一般的预约流程：多位来访者初次就诊前，需要向来访者简要介绍心理咨询的定义、主要形式、能够解决什么问题，以便来访者初步认识心理咨询。简要介绍心理咨询师擅长的流派和技术、告知咨询的收费标准、填写《心理咨询来访者登记表》和《心理咨询预约登记表》，之后确认咨询时间。

（二）初步访谈的设置

通常在咨询初期进行咨询的初步访谈，这一阶段的主要目标有三项：收集和评估来访者的相关信息（疾病史、个人生活史等）；使来访者明确咨访双方的权利、义务和责任范围并简要了解咨询师；咨询师评估来访者与自己是否匹配。达成咨询共识后，双方签订《心理咨询保密协议》与《心理咨询协议书》。

（三）咨询中的设置

正式心理咨询开始之后，咨询师需要严守咨询原则与伦理，认真对待每一次咨询。每次咨询都要做好相应的记录，如在咨询过程中需要记录的话则需要经过来访者的同意。

（四）咨询结束的设置

不同流派和方法对于咨询结束的设置均有不同，但通常都是在达到咨询目标或来访者主动提出时结束咨询关系。

（五）回访设置

回访包括咨询中的回访和咨询终结后的回访。咨询中的回访是指在每次咨询结束之后对来访者进行回访，可以帮助咨询师及时了解掌握来访者的变化情况，为后续咨询提供资料。咨询终结后的回访是指一次完整的咨询过程结束后，请来访者评估总体改变和咨询效果，既是对来访者的负责，也有利于咨询师的自我成长。

四、收费设置

大部分的心理咨询机构都需要收取一定的费用,心理咨询付费是心理咨询行业必需的设置。目前在学校、公共机关或者企业的心理咨询,来访者一般不需要付费,但是咨询师会收到由该机构支付的相关费用。

之所以收费,主要原因有:(1)获得一定的费用是对咨询师专业和付出的认可,保证咨询师的生存和发展;(2)收费可以明确咨询师的责任和义务,同时也明确来访者的权利和责任;(3)付出一定的费用更有利于来访者重视咨询,进而有利于咨询工作的展开和进行。免费的咨询不仅咨询效果不好,而且很容易脱落。相对于付费的来访者,不付费的来访者表现出更多的迟到或者无故不来的情况。

个体绝大多数的心理问题都是在多种因素影响下不断积累产生的,因此需要一个逐步的过程来解除各种问题,而这一过程需要来访者本身的配合和参与。在心理咨询过程中,咨询师所起的仅仅为辅助作用,不论面对的困难和问题为何,咨询师只能协助来访者解决问题。在这一过程中,起决定性作用的是来访者自己,即来访者需要付出一定的努力,在咨询过程中积极参与,之后才能达到咨询的目的。而收取一定的费用可以更有效地激发来访者的动机,促使来访者以更加积极的态度参与咨询,更大程度地激发来访者的潜力。

当下对于咨询的收费标准并不统一,通常根据医院和心理咨询机构所在地域的经济水平以及咨询师自身资历和水平而定。咨询师在制定相应的收费标准时,既要考虑自身经济水平和能力,也要考虑来访者的承受能力。如果咨询费用收取过高,则会导致来访者急于求成,会影响咨询效果甚至半途而废。对于经济状况极差的来访者,咨询师可以考虑在经济条件允许的条件下进行适当调整。

通常,费用的收取及相关问题要在评估阶段结束和正式咨询开始之前,由咨询师与来访者一起讨论并达成共识。咨询费用一旦确定就不能随意调整,更不能随意加价或者降价。但是,遇到突发情况在必要的情况下可以适当谨慎调整。

五、转介设置

正如前文所言,每个咨询师都有自己擅长的流派和技术,所以咨询师不可能解决所有的问题。当来访者的问题无法解决或者因为其他原因咨询无法继续进行时，需要将来访者介绍给另外的咨询师，或者安排其他的帮助。转介的设置不只是为了对来访者负责，也是对咨询师的保护。

（一）转介条件

当咨询师面临以下情况时，可能需要转介。

其一，心理咨询师不知道如何处理来访者面临的问题或者在某一特定领域没有经验或没有可以帮助来访者的必需的相关技能。如擅长青少年咨询的咨询师可能就不能很好地进行老年心理咨询，抑或来访者具有精神障碍或器质性病变。此外，当来访者的心理问题严重到需要配合药物进行治疗时，无处方权的咨询师需要将患者转介给具有处方权的心理医生。

其二，咨询师与来访者之间存在价值观的冲突或者与来访者的个性特点不相容。心理咨询要求咨询师做到价值中立，咨询过程中需要对来访者保持共情和积极关注。当咨询师的立场不能保持中立时会对咨询过程产生严重不良影响，咨询师也较难对来访者做到共情和积极关注。

其三，咨询师知道附近有优秀的专家可以对来访者提供更大的帮助。出于对来访者负责的考虑，在这种情况下可以转介。

其四，心理咨询的过程一直无法推进，始终固着在初始阶段。

（二）转介要点

当咨询师发现这段咨询关系可能无法继续需要进行转介的时候，需要考虑以下两个方面。

其一，如何转。也就是，如何以最合适的方式使来访者明白当下的处境和转介的必要性，使来访者尽可能地认可转介。因此，咨询师需要花费充足的时间与来访者进行沟通，使双方平和地面对转介问题。

其二，转给谁。咨询师需要结合对方的专业技能、流派、时间安排、收费等多种因素，帮助来访者慎重考虑和选择他的下一任咨询师。咨询师可以作此考虑：如果要把我的家人转介给这位咨询师，我会放心吗？此外，在进行转介的时候，咨询师最好尽自己最大可能帮来访者为他们将面临的新的帮助形式做好准备（"你将发现××咨询师可能采取和我不同的工作方式，比如，他们可能不会过多地对你的行为作出要求……"）。将由转介对来访者造成的不安全感降到最低。

六、其他设置

(一) 记录设置

作为具有契约的服务关系,在心理咨询中,记录是非常重要的一个部分。它不仅可以帮助咨询师回顾和整理讨论的内容,防止对咨询内容有所遗忘,而且为后续的咨询提供一定的参考,也有利于评估咨询效果。咨询师应该在每次咨询之后详细做好咨询记录,并认真反思咨询中出现的各种问题和不足,长此以往方可积累经验逐步成长。

咨询记录主要有文字记录、录音记录和录像记录。文字记录一般多在咨询结束之后追记,录音记录是指通过录音设备将咨询中的对话完整地记录下来,录像记录则是使用录像设备记录咨询过程。由于人记忆容量的有限性,文字记录往往无法完全还原咨询过程中的每一个细节,因此与文字记录相比,录音记录和录像记录能更准确全面地记录咨询中的会话内容甚至语调、神态、姿势的变化,这样有利于咨询师对来访者的变化进行更加深入的分析。

完整的咨询记录的内容应包括来访者的基本资料、咨询的原因与期望、现病史、既往史、个人心理特征、初步观察印象、心理测评结果、心理诊断、咨询方案、咨询各阶段的内容及效果评估、咨询师后记(主要为本次咨询全程结束后的心得体会和相关的感悟)。每次咨询时,应该记录的内容有来访者来访时的特征、会谈内容、对咨询中的印象的总结、综合对咨询的话题以及来访者主诉的内容和问题的记录。在几次咨询结束后,咨询师应将几次咨询的经过作一个阶段性总结,进一步反思和提高自我。同样,如果咨询已经达到预期目标或者意外中断,咨询师也需要进行相应的记录,主要包括对这一阶段咨询的总结和感悟。

在具体的咨询过程中,咨询师要充分尊重来访者的意愿,在签署知情同意书之后进行记录,并要注意使用隐蔽性较强的记录设备,避免来访者产生戒备心理。此外,咨询记录必须做到严格保密,需要有专门存放的地点和周全的保护措施。如果需要将咨询记录作为研究资料,需要尽可能地征求来访者的同意并将个案进行加工之后方可将案例进行报告和研究发表。

(二) 法律设置

2013年5月1日起施行的《中华人民共和国精神卫生法》对心理咨询和治疗人员进行了法律定位,包括心理咨询与治疗人员的责任和义务等,从业人员需要对此熟悉了解,确保在法律允许的范围内进行相应工作。

(三) 电话、网络等咨询形式的设置

随着科技发展,咨询形式也逐步多元化,发展出如心理热线、线上心理咨询等多种咨询方式。电话和网络形式的咨询设置可以减少空间的阻碍,使来访者及时获得帮助,但也存在一定的弊端,如来访者的状态仅凭语音和文字可能无法准确判断、咨询质量难以保证等。此外,线上咨询与线下咨询也存在较大不同。因此,咨询师如果想要进行电话或者网络咨询,还需要进行相关知识的学习和培训。

第二节　阻抗与干扰

心理咨询与治疗大多数都能够顺利进行。在咨询师的精心准备下,来访者向咨询师倾诉烦恼,咨询师帮助来访者重新认识自己,找到问题的来源并加以分析,来访者对结果也能够欣然接受,并在行动中作出改变。在这个过程中,咨询师与来访者必须配合默契才能建立完美的咨询和治疗关系,但这个看似简单的过程其实会受到许多因素的影响。想要达到配合默契,需要咨询师与来访者共同排除咨询中可能遇到的各种困难。

一、来访者的阻抗

(一) 阻抗的定义

大部分来访者在咨询伊始都觉得自己在现实生活中遇到无法克服的困难,内心十分痛苦,因而主动寻求帮助,希望咨询师能够帮助自己找到问题的所在并结束这种痛苦的处境。但随着咨询的进行,来访者有时并不认可咨询师的分析,甚至完全否认;有时觉得咨询师是对的,但自己就是无法作出改变,不愿接受治疗。这种以公开或隐蔽的方式否定咨询师的分析,拒绝治疗建议,并阻碍咨询顺利进行的现象称为阻抗(resistance)。

只要是触及来访者内心深处的咨询和治疗,必然会遇到不同程度的阻抗,这种阻抗通常伴随着整个心理咨询的过程,而且不是人为可控的。此外,不同对象、不同时间产生的阻抗形式可能不同,程度也会不同。在大多数咨询过程中,来访者虽切实感受到自身的痛苦,但对痛苦来源的认识需要在咨询师的协助下进行深入思考和自我辩论,他们往往并不能清楚地意识到自身的缺陷和内

心的矛盾冲突,也不会轻易承认问题的根源在自己身上。这时有的来访者选择积极主动配合咨询师,在激烈的自我斗争中认清自身的问题。有的来访者则选择拒绝和放弃。阻抗就体现在来访者与自我的辩论和斗争中。有的来访者较轻,一次解释即可化解。有的来访者则较重,需要多次解释甚至明确指出存在阻抗后才可释然。

这也体现出来访者与咨询师关于阻抗与反阻抗的较量。几乎所有的咨询过程在开始时都存在或轻或重的阻抗。只有正确认识来访者的阻抗表现并逐步化解,使来访者暴露真实的内心体验,并获得领悟才能治愈。

(二) 阻抗的主要类型和表现形式

1. 阻抗的主要类型

根据阻抗的来源和内容,通常分为内容阻抗、性格阻抗和关系阻抗。

内容阻抗(content resistance),是指来访者常有意或无意回避或者不愿涉及的特定话题,这些话题多可引起来访者强烈的情感体验,如愤怒或痛苦,包括童年创伤、复杂敏感的人际关系、欺骗虚伪等。在不涉及上述话题时,咨询的过程通常非常顺利,来访者也很配合,一旦触及这些相关话题,交流就显得十分困难。

性格阻抗(character resistane),是指同来访者探讨与其自身性格或价值观相悖的话题或内容时,来访者常表现出明显的警惕和戒备,从而使交流难以进行。他们常难以接受与其想法或行事风格不一致的观念或行为,因而会出现反复辩解、否认甚至攻击的言语,这也从侧面体现了他们在日常生活中的表现。

关系阻抗(relation resistance),是指来访者与咨询师之间关系上的阻碍,如敌对、排斥、冷漠、移情等,常体现在来访者不遵守咨询的约定、迟到或爽约、拒绝治疗建议、拒不付费、诱惑咨询师等,主要目的是借此提升自己在心理咨询中的地位。来访者主要表现为拒绝或排斥咨询师,将咨询师视为敌人或敌人的同伙,对咨询师充满猜疑和不信任。有时是因为来访者没有从咨询师身上感受到预期的温暖和关心,有时则是因为来访者的要求没有得到满足。另外,移情是关系阻抗的一种特殊形式。来访者将自己对他人的情感转移到咨询师身上,从而阻碍咨询的正常进行。

2. 阻抗的表现形式

咨询过程中来自来访者内部的阻抗通常会体现在多种或直接或含蓄的表达方式上,需要咨询师加以甄别,破除阻碍,然后咨询才能顺利进行。

其一,迟到或爽约。通常在第一次心理咨询后,每次咨询的时间都由咨询师和来访者协商约定,间隔固定的时间或根据来访者自身的情况而定。有时为了减少约定时间带来的紧迫感,咨询师也会让来访者自己决定咨询的时间,但即使如此,仍然会遇到来访者迟到或爽约的情况,这可以较为直接有效地反映来访者的阻抗程度。如果来访者能够按照约定的时间到来,则来访者的阻抗很轻微,几乎察觉不到,或者来访者内心非常乐意赴约。如果来访者偶尔出现迟到的现象,则说明存在稍明显的阻抗。如果来访者频繁迟到甚至无故爽约,则说明来访者对心理咨询是十分排斥的,内心存在严重的阻抗,害怕和怨恨咨询师或咨询过程。

其二,注意力转移。咨询过程的核心应是围绕来访者的困惑,因而焦点应在来访者身上,一旦焦点转移,则咨询过程便偏离了正常轨道。最常见的注意力转移就是来访者将话题重点引到咨询师身上,此时话题内容可能是积极的,也可能是消极的。

积极的谈话多为对咨询师的称颂和赞美。例如:"我觉得您是我遇到过的最温柔最善解人意的咨询师了!""您可以算得上是我生命中最重要的人了!"在面对这种情况时,咨询师应谨慎处理,既不能任来访者侃侃而谈,这样可能会分散咨询师的注意力并使咨询师感觉膨胀,当然也不能贸然打断,显得咨询师很不耐烦,让来访者感觉到不被尊重。消极的谈话则多是对咨询师的苛责或挑刺。例如:"您为什么老是抓住我的屈辱经历不放?""您刚才似笑非笑的表情是什么意思?""您是不是觉得我的经历很无聊,不值一提?"如遇到来访者的苛责,咨询师应尽量避免被牵制处于被动的状态,及时调整并把握咨询的方向和进程。

咨询过程中也常会遇到来访者对咨询师的个人情况非常感兴趣,如咨询师的年龄、婚姻状况、是否有孩子等,如果这些内容与来访者接下来将要咨询的话题有关,则不应视为阻抗,但咨询师需要妥善回答,避免造成新的阻抗,反之则需要警惕来访者出现移情。除此之外,来访者也会关注咨询师的学历、职称等,通过这些来访者会在心中衡量该咨询师是否有能力解决自己的困难。对于来访者的提问,咨询师可以先了解对方关注这些情况的具体原因,然后酌情回答,如果双方确实不能达成一致,则可以转介给其他咨询师。

其三,遗忘或回避。有时来访者的阻抗表现在对交谈内容或治疗方案的遗忘,他们可能碍于情面无法直接拒绝谈论某个话题或执行某种治疗方案,因而采用选择性遗忘来合理化自己的愿望。例如:"我本来上周就想去参加户外活动的,但是我把时间给忘了。""我想按您上次说的来做,但是我一下想不起来您说的具体做法了。"这些也可以视作回避的一种形式。

此外,来访者还可能通过沉默、答非所问或转移话题的方式来回避咨询师的提问。当咨询师谈及某个来访者不愿触及的话题时,来访者可能既不作声,也没有动作表示,只单纯地沉默,好像没有听见,这是非常直接的抵触形式。此外,来访者更可能通过答非所问的方式回避问题,如因婚外情困扰的来访者被问及与原配妻子的感情时,他回答道:"她是个温柔贤惠的妻子,对我和孩子的照顾无微不至,在我创业最困难的时候依然陪伴我支持我,跟随我白手起家……"来访者并未正面回答咨询师的问题,因为这位丈夫可能对妻子从未有过爱情和激情,只是因为感激而一直坚持在一起。但这样的回答会分散咨询师的注意力,将咨询师引到其他问题,而事实上原来的问题并没有得到解答,因而咨询师应在下次咨询时再作探究。另外,来访者也可能直接转移话题来避免谈及关键问题,经常指东说西,像打游击战一样来回切换话题。有时来访者会频繁将话题转移到过去发生的事情上面,不愿意面对现实,如果咨询师尝试言归正传,则会招来怨怼。此时咨询师一定要谨慎,否则可能失去交谈的主导地位。

其四,为自己辩护。这种阻抗通常出现在因人际关系不良来咨询的来访者身上,来访者通常能够清晰地感受到自身的痛苦,但很难认清自身的缺陷,往往将人际冲突的责任全推到别人身上,并反复强调自己观点和做法的合理性,比如家庭矛盾全怪自己的家人缺乏包容心,职场矛盾全都因为同事难缠等。因为来访者本身就以受害者自居,因而不能承受咨询师再火上浇油地否定自己,一定会据理力争,而咨询师的难题就在于怎样让来访者认识到自己不合理的"理"。

其五,拒绝改变。来访者在初来乍到时常诉说自己承受莫大的痛苦,无法继续面对生活,迫切需要咨询师的帮助来渡过难关,但涉及改变和行动时,却大打折扣。有的来访者虽然痛苦,但觉得自己的做法都是对的,合情合理,没有任何可以改变的地方,或者咨询师提出的建议都不好,因而拒绝行动。有的来访者现场觉得很有道理,并乐意遵循咨询师的建议,但一转脸即忘了一大半,更别提回家执行。还有的来访者每次咨询都报告自己取得了很大进步,但都仅限于自己的感觉,并没有实际意义上的行动和改变,因而咨询师要谨慎评估。

其六,提出新要求。许多来访者在咨询过程中常常希望按照自己的意愿来进行。例如:事先将希望解决的问题和谈论的话题准备好,让咨询师按部就班地进行;或者每当咨询师在咨询中处于主导地位并提出问题时,来访者就突然分散自己的注意力并转移话题。有的来访者甚至在咨询前先提出要求,如果咨询师满足了再继续进行,而这些要求往往是不合理或无法满足的,例如要求咨询师绝对不触及创伤或隐私。还有些来访者的条件更为直接,要求咨询师更换治疗方案,或干脆转介到别的咨询师那里。遇到这类情况,咨询师一方面需要分析现象背后的原因,另一方面也要反思在咨询过程中自身是否存在问题。

(三) 阻抗的产生原因

心理咨询与治疗的过程常不可避免地触及来访者内心深处的隐私或创伤,而且在这个过程中来访者需要不断地修正对自我的认识,并作出改变,随之而来的就是不适、抗拒和痛苦。弗洛伊德认为,阻抗的产生不是来访者故意与咨询师作对,而是无意识地阻挡潜意识中的症结意识化,因而来访者往往对这些感受没有预期,就会产生不同程度的阻抗。阻抗产生的原因可能有以下三类。

1. 成长的痛苦

心理咨询与治疗的目的就是帮助来访者改变和成长,因此来访者或多或少都会经历一些挣扎和痛苦,然后发生本质的改变。无论改变的大小和程度,这样的成长终究要付出相应的代价。有时来访者未必能够意识到自身改变的必要性和重要性,往往期待咨询师仅凭一己之力便消除自己的困扰,但不经历痛苦怎能见彩虹?咨询师不是哆啦A梦,没有能够满足来访者所有需求的神奇口袋。只有来访者自己作出努力,才能够摒弃旧的毛病,建立新的行为模式。但是,多数来访者没有充分的心理准备,因而会产生巨大的阻抗,阻碍来访者成长的步伐和速度,这时咨询师需要耐心陪伴,消除来访者的顾虑,否则将影响治疗的进程。

成长的痛苦主要来源于两个方面:(1) 开始新行为的准备。在咨询和治疗过程中,来访者常常需要重新评估自己的核心信念和价值观,并认识到自己的烦恼和痛苦可能在很大程度上来源于这些信念和价值观。但是,让一个人在短期内改变十几年或几十年形成的稳定的人格特质、思维模式、情感表达和行为方式,势必需要来访者付出巨大的努力甚至牺牲,不断对过去的自己进行反省,眼睁睁看着自己一直秉持的信念和价值观瓦解,并在此基础上建立新的信念和价值观,其中的痛苦可想而知。有时来访者需要变得独立自主,从一直依赖的家人或朋友身边脱离,独立安排自己的学习工作和日常生活。有时来访者需要看穿自己不愿接受的内心,承认自欺欺人,如劈腿的女孩说自己很爱很爱前男友,但其实她的内心深处只把他当作跳板。有时来访者则需要主动融入集体生活,不管内心有多么忐忑和恐惧……咨询和治疗过程中来访者需要经历的具体事例不胜枚举,但无一不需要来访者下定决心,克服改变过程中的一切困难,最终破茧成蝶。(2)结束旧习惯的决定。咨询和治疗中的来访者往往都伴随一些不良的思维模式或行为习惯,如果想要获得进步和成长,必然要改变这些不良的旧习惯,但这些经年累月形成的习惯并不是一朝一夕就能彻底摆脱的,有些习惯可能还一直给来访者带来愉悦,比如抽烟喝酒、自我同情、控制别人、封闭独处等。有时来访者需要停止利用虚假夸张的手段吸引别人的注意,如他们谎称自己勇敢坚强,人际关系良好,家庭美满幸福或者痛苦不幸,实则相反。有时来访者需要进行痛苦的抉择,如婚外情的来访者在面对多年原配和浪漫第三者时。这两种关系对来访者来说都难以割舍,但是不进行选择事情将更加不可收拾,因而必须艰难地二选一,选择也意味着更多的失去,此时,来访者将经历激烈的内心斗争。

2. 失调的行为

来访者的异常行为起初只是偶然出现,但因此却获得意料之外的收益,所以来访者的这种行为就被加强,形成固定的模式。虽然失调的行为使来访者感到痛苦,但同时也为来访者带来情感或物质上的收获,因此来访者想要改变这种行为的动机就不会太强,而且产生的阻抗也会非常大。除非咨询师让来访者明白作出改变确实可以改善困扰,并为来访者寻求获益找到一种合适的替代方法,否则咨询的效果可能微乎其微。

有时候,失调的行为能够极大地满足来访者的某些心理需求,如得到关心爱护、逃避现实、发泄情绪等。例如,一个女孩与男友感情濒临破裂,男友去意已决,但某次谈论分手时她以自伤自杀来威胁,并获得男友的怜爱和回心转意。自此,每当与男友发生矛盾或心情不好时,她便有意无意地做出伤害自己的行为,并形成了固定的模式。她自己也觉得痛苦,但更加害怕改变后失去心爱的人,因此咨询中一直徘徊不前。

有时候,失调的行为可能为了掩盖更深层次的心理冲突。例如,许多"瘾"君子吸食毒品只是表面现象,仅仅对吸毒这种行为强行干预必然会遭遇重重阻抗,而且收效甚微,因为在吸食毒品的背后可能隐藏的是童年创伤、家庭不幸、事业崩塌等更激烈的冲突,因此需要咨询师更加仔细深入挖掘。

3. 对抗的动机

大多数来访者寻求帮助是为了解决困扰,但有些来访者在咨询前已经有自己的想法和决定,咨询只是一个验证或推翻的过程。

其一,证明自己是对的。有的来访者在咨询时提出自己的问题和困扰,但他们同时也认为自己现在的想法和行为都是合情合理的,没有什么需要改变,而且即使困扰存在,他们仍会选择听之任之,并不觉得在自己的做法之外还有更好的办法。有的来访者则在咨询前已经决定离职、分手或弃学,咨询只是为了验证自己的决定,如果咨询师提出不同的意见和建议,来访者就会变得非常不耐烦或不高兴,其实无论咨询师如何说,他们仍会坚持自己的决定。

其二,证明他人是错的。有些来访者咨询的目的只是找个人评评理,他们觉得问题都出在别人身上,但是对方又不以为然,他们迫切地需要一个权威的裁判来裁定胜负,因此他们在咨询过程中总是向咨询师强调别人的错误并寻求认可。例如,一位因婆媳矛盾与丈夫发生争吵的妻子,表面上希望通过沟通解决婆媳和夫妻矛盾,但其实内心觉得全是婆婆的错误,丈夫愚孝,所以希望联合咨询师给丈夫施压,让他认识到问题所在并与她统一战线。

其三,证明自己无药可救。有些来访者咨询并不是为了解决问题,反而是证明自己的问题独特新颖或荒唐至极,以至于任何人都没有办法解决,有时他们会反复找不同的咨询师就诊,只是为了证明自己的困扰无药可医。每当咨询师提出可行的建议或治疗方案时,他们便强调自己的问题很独特,这些方案都不会奏效,因而也不会执行。

其四,证明自己的价值。有时来访者求助只是为了证明自己拥有别人没有发现的闪光点,他们不停地反驳和否定咨询师,并从中获得胜利的快感,证明自己的厉害之处。

其五,满足他人的要求。有时来访者前来咨询并不是出于自愿,而是迫于家人、领导或其他重要之人的压力而来,他们并不是想要寻求改变,只是例行公事,走个过场,从开始就抱有非常大的抵触心理,因而咨询往往很难进行。

(四) 阻抗的应对方法

阻抗的存在必然会干扰和阻碍咨询过程的顺利进行,而且有时可能引起咨询师与来访者之间关系的不和谐,因此必须及时妥善地解决。处理阻抗的关键在于消除来访者的顾虑和压力,充分调动来访者的积极性,让来访者敞开心扉,这就需要咨询师耐心地解释和修通。但每个个案的阻抗又不是完全相同的,因此解决方式也不能完全照搬,只能按照一定的原则,根据具体对象具体问题选用特定方法。

1. 消除戒备

当来访者表现出明显的阻抗时,咨询师不必觉得如临大敌,从而产生紧张和抗拒的情绪,反而影响咨询的和谐气氛和咨访关系,但是咨询师也不能对此不予理睬,任其发展的后果就是不得不停止咨询和治疗。

在这一过程中,咨询师首先应调整好自己的心态,不要因此将来访者置于自己的对立面上,觉得来访者故意作对或不配合,而要辩证看待阻抗出现的原因。调适咨访关系,并合理把握处理阻抗的力度,不要变成决定胜负的争斗,而应理性看待阻抗的产生,并可以将阻抗减少乃至消除视为咨询起效的标志。

2. 仔细判断

在此基础上,咨询师就可以平和的心态谨慎分析来访者的表现是否为阻抗,是哪种阻抗,阻抗源自哪里。有时来访者会排斥或拒绝某种建议或治疗方案,但可能并不是阻抗,而是这种方案会造成某种伤害,此时咨询师不能一概而论,统统将此视为阻抗,而应深入共情和表达理解,尽量消除来访者的顾虑。如确实遇到阻抗,应仔细区分阻抗属于哪种类型以及阻抗的来源。有时咨询师在分析和判断的过程中,需要进一步了解和挖掘更深层次的问题,仅局限于表面问题本身可能就会阻碍咨询的进程。有时可能不是咨询的问题,而是来访者和咨询师本身的性格问题,此时则需要及时开诚布公地好好谈论,解除因此而产生的误会。

3. 诚恳帮助

当咨询师确认来访者表现出阻抗时,应以诚恳的态度向来访者指出问题所在。例如:"每当我们谈论到你与丈夫的关系问题时,你总是没有正面的答复,你自己是怎么看待这件事的呢?"咨询师需要传达给来访者以下几层意思:首先,咨询师提醒来访者咨询进程中可能存在某种阻抗;其次,将事实摆出,与来访者共同探讨是否存在阻抗;再次,了解阻抗的来源和产生原因;最后,妥善处理阻抗,帮助来访者缓解压力或恐惧。在这一过程中,咨询师的态度应温和谦逊,不能盲目指责。如遇来访者阻抗非常严重,则一方面考虑直截了当地揭示阻抗,另一方面做好长期咨询的准备。

二、咨询师的干扰

在心理咨询与治疗的过程中,来访者常常因为备受关注而更容易察觉他们的阻抗,来自咨询师方面的干扰(interference)则往往被忽略。咨询师因其权威的角色常被假定为是完美的,但事实上咨询师也是普通人,也存在自身的不足和缺陷,在咨询中同样会受到干扰进而阻碍咨询的进程。作为咨询师,就需要对自己的缺点和弱势提前有清晰的认识,尽可能提升自己的素质和能力,避免在咨询和治疗过程中出现明显的过错和失误。

(一) 干扰的主要表现

咨询师作为咨访关系中权威的一方,需时时刻刻严格要求自己,不仅要提高自己各方面的能力和素养,还需要不断警醒自己在咨询过程中保持清醒和冷静的头脑,否则就会给咨询带来干扰。

常见的干扰主要有六种表现:(1)迟到或擅自取消约定,并为之找出合理化的理由,如临时遇到其他更要紧的急事,突发身体不适等。(2)咨询中走神或打瞌睡,不认真倾听来访者的诉求,无视或拒绝讨论来访者认为重要的问题。(3)将咨询的话题转移到咨询师自己身上,或讨论咨询师自己感兴趣的话题,而不是来访者的问题。全程自说自话,也不与来访者认真讨论。(4)给来访者提出不合理的要求,指定无法完成的任务。(5)无故要将来访者转介给其他咨询师。(6)咨询师对来访者本身感到排斥和抵触,常常忘记来访者的信息,甚至以轻蔑或讽刺的口吻与来访者讲话。

(二) 干扰的产生原因

1. 满足私人需要

咨询师在咨询中会遇到各色各样的来访者,其中不乏有权有势或影响深远的人。如果咨询师发现这些来访者可以为其私人需求提供便利,便可能希望与来访者在咨询之余建立私人关系。虽然咨询师与来访者需要建立良好的咨访关系,但仅限于在咨询过程中,如果超出此范围,则很容易使咨询偏离轨道,咨询师失去客观中立的地位,倾向于迎合来访者的意愿,这样不仅不能帮助来访者,反而可能加重来访者原有的问题。

2. 核心观念冲突

在咨询过程中,咨询师与来访者核心观念或信仰的匹配其实很关键,因为咨询本身就是对各种事件的分析,双方必然会持有自己的态度和观点。如果咨询师与来访者的核心观念相去甚远,甚至冲突对立,那么咨询就无法顺利进行。一方面,咨询师需要帮助来访者分析事情的经过,并帮助来访者改变自我,这就需要咨询师用自己的观点去说服来访者;另一方面,来访者觉得咨询师的价值观与自己相违背,对咨询师的基本观点非常排斥,拒绝接受,这就让咨询陷入僵局。

3. 自身能力不足

咨询师在咨询过程中可能因为缺乏实践经验或对自身评价较低,觉得心里没底,因而紧张不自信,导致发挥失常,这种情况在初学者中比较常见。

4. 产生刻板印象

人们在日常生活中常对人或事有一个先入为主的粗糙固定的看法,这种看法多与个体的生活经历和交往经验有关,可能在多数情况下是正确的,但也不乏看走眼的时候。如果咨询师产生了刻板印象,则非常容易出现偏见和误判,对来访者和咨询过程产生不良影响。

5. 出现反移情

来访者的某些特质或遭遇使咨询师产生了共鸣,咨询师因此联想到自己,将自己代入来访者的角色,从而不能清醒地辨别来访者的问题。

6. 违背咨询原则

心理咨询常涉及来访者的隐私或其他权益。如果咨询师不能恪己守德,保护来访者的合理权益,就会对来访者造成伤害,干扰咨询的进程。

(三) 干扰的解决方式

1. 恪守职业道德

咨询中可能涉及很多方面的诱惑,咨询师不能看见有利可图,就立马忘了自己的职业操守,必须提高自控能力,杜绝任何违反职业道德的行为发生。如果确已发生无法挽回,就要及时将来访者转介给其他咨询师。

2. 尊重理解差异

咨询师应清晰了解自己的核心观念和信仰,并对可能产生的影响做好心理准备。如果遇到来访者与自己在基本观点上有明显差异,咨询师应尊重和理解这种差异,不把自己的观念强加给别人,让来访者自由选择。

3. 提升自身素质

不论工作经验多丰富,学历水平有多高,咨询师都应保持学习的习惯,不断提升自己的能力和素养,开阔自己的眼界,从而在咨询中更加充满自信。

4. 打破固有思维

咨询师应始终保持客观中立的态度,不随来访者的身份地位和外貌谈吐而转移,不戴有色眼镜看人,杜绝偏见,客观综合地了解来访者的情况。

5. 保持清醒自我

咨询师在咨询过程中应不断地反省自己,审视自己的立场,保持与来访者的适当距离,避免受移情和反移情的影响。

第三节 移情与反移情

精神分析理论认为,人际关系是人们重要情感关系的重现,无论何时何地,当人与人相遇时,个体就会在脑中搜索自己过去建立的各种关系,并将遇见的人与之前的人进行对比,然后产生联系,对新相识之人的感情其实就是对旧相识的感情。心理咨询与治疗的过程可以理解为咨询师与来访者之间建立良好人际关系的过程,因而双方都不可避免地会进行重现和联想,这种联想就表现为移情和反移情。移情和反移情既是心理咨询过程中的重要工具,又可能成为咨询师和来访者的严重困扰。

一、移情

(一)移情的定义

移情(transference)是指在心理咨询与治疗过程中,来访者无意识地将自己生活中的重要情感投射到咨询师身上,将咨询师视为情感表达的替代人物。这种情感不局限于亲情、爱情、友情,而可以是人与人之间任意形式的情感。移情也可以针对不同性别、不同年龄的人,产生各种各样的表现。此外,移情可能一触即发,有时仅仅是咨询师的神态、坐姿、语音语调、说话方式、思维习惯、情绪反应或核心观念等都会诱发来访者的移情反应,因而需要咨询师及时辨别和妥善处理。

移情的概念首先由弗洛伊德提出,他认为理解和运用移情是咨询师的重要工具。通过移情,咨询师可以将来访者的问题和困扰重现,并暴露来访者更加隐蔽的内心世界。移情可以将造成来访者情感问题的那些诱发因素都显现出来,如某些记忆、想法、感情和冲动等,咨询师就可以与来访者具体探讨内心的冲突,因而移情是精神分析流派的重要工具。但在一般的咨询过程中,来访者的移情则会对咨询过程产生不利影响,需要咨询师及时发现,然后加以纠正。

(二)移情的主要特点

判断来访者的反应是否为移情必须具备两个特点:一是来自过去的重复;二是对现实的不合适。精神分析理论认为,人们往往根据以往的经验来解决现有的问题,他们会在心理上重现过去,然后寻找处理目前困难和痛苦的方法。由于成长过程中不可避免地会遇到困难和痛苦,由此引发的强迫性重复便成为移情的一种普遍表象。随着心理学的发展,移情的概念已经有很大改变,简单地重现过去已经不能很好地描述移情。除此之外,在现实分析中出现的新内容也被称为移情。

移情在咨询过程中的主要特点表现为以下五个方面:(1)对旧时经历的重现。移情是来访者过去某一时期的生活经历在当前情境中的再现,来访者将自己当时的情感、态度、属性等转移到咨询师身上,将咨询师视为情境中人的替身。(2)与现实不相符。移情可以由许多细枝末节的因素轻易触发,来访者因此迸发出对咨询师强烈的情绪反应和情感体验,这种反应往往超出正常范围,使人无法理解,但这种情感又不是真实的,而是来访者臆想出来的。(3)双向发展。咨询师与来访者之间的情感交流是相互的,来访者可以对咨询师发生移情,咨询师同样也可能对来访者产生反移情。(4)不稳定性。移情是一种非理性的情感,没有坚实的情感基础,因而在咨询过程中很容易发生转换。当咨询师不能满足来访者的相应要求时,来访者就可能从正移情转为负移情,进而对咨询师产生怨怼和仇恨的情绪。当咨询师与来访者之间关系得到修通,则来访者的移情又可能由负转正,因而十分不稳定,需要咨询师及时纠正。(5)持久且单一。来访者对咨询师表现出的强烈的情绪反应和情感体验往往会持续一段时间,在这段执着的时期内,这种情感显得单调且不易消除。

(三) 移情的表现形式

移情主要分为正移情和负移情。正移情是指来访者对咨询师产生的情感是积极正面的,如关心、崇拜、依恋、喜爱等,这种移情对咨询过程的影响往往比较复杂,既可能产生正面效应,也可能产生负面效应。积极的影响表现为来访者对咨询师非常信任,主动配合咨询师的要求,对咨询师的建议也积极付诸行动。消极的影响则表现为对咨询师的过度依赖,不利于来访者独立成长。负移情是指来访者对咨询师产生的情感是消极负面的,如恐惧、怨恨、排斥、蔑视等,这种移情往往对咨询都是不利的,会产生明显的阻抗。不管是正移情还是负移情,咨询师都应该及时妥善处理,避免带来麻烦。如果咨询师经验丰富,移情的产生和处理就能够为咨询的推进提供额外的动力。

虽然移情在心理咨询过程中广泛存在,但并不是所有来访者都会产生移情现象。有时来访者的反应只是正常的情绪体验,例如有时来访者对咨询师表达好感,但只是单纯的欣赏,并不是移情;或者来访者对咨询师感到愤怒是因为与咨询师之间发生了误会,而不是真正的移情。此时咨询师要避免混为一谈,应结合自身的专业知识和工作经验区分移情与正常的情绪反应,客观判断与来访者之间的关系,避免过度诊断,而影响咨询的顺利进行。

常见的移情主要有七种表现形式:(1)告白。如果来访者对咨询师直接表达爱意,无论是否为玩笑话,都应视为移情,如"我爱你""我喜欢你"或"我对你有好感"之类的话语或信息。(2)调情。如果来访者一反常态,变得轻佻浮薄,对咨询师过分关注并眉来眼去,有时甚至衣着暴露,言语中透露出性的暗示,那么可以判断来访者发生了移情,对咨询师产生了性冲动。(3)约会。来访者希望与咨询师在咨询室以外的某个地点会面,如家中、公园或包间等,此时咨询师应考虑来访者出现移情。在向来访者解释清楚心理咨询的相关规定并排除来访者对咨询室的不适因素后,来访者仍要求在外见面,则可以判定为移情。(4)关注。如果来访者对咨询师的个人、家庭和婚育情况过分关心,频繁打听咨询师的喜好、年龄、婚姻和家庭,咨询师需要特别留意,除非是咨询伊始来访者希望了解咨询师的资质和能力,否则即可以视为移情。(5)打扰。来访者在咨询之外的时间频繁给咨询师发消息或打电话,但谈话的主题并不涉及咨询的相关内容,可以视为移情。(6)送礼。无论来访者出于何种理由向咨询师赠送礼物,或礼尚往来,或出于感激,或拉关系套近乎,或作为补偿,在咨询师告知其不收礼物的相关规定后仍坚持赠送的,都应视为移情。(7)妄想。来访者捕风捉影,觉得咨询师对自己有好感或提出性暗示,不论是真想还是妄想都应视为移情。

(四) 移情的应对方法

对于较轻微的正移情,咨询师只需要减少对来访者的关注,让来访者自行化解这些情绪即可,而对于强烈且直接的负移情,则需要及时给予妥善处理。值得注意的是,咨询师与来访者之间的冲突并不都是负移情,也可能是由不同信仰、价值观和文化背景带来的。因此,来访者出现移情时,咨询师应保持尊重的态度,谨慎处理,把握好处理的分寸和方式方法,尽量避免移情的消极影响,使移情能够发挥积极的作用,来保证咨询的顺利进行。针对移情常用的处理方法主要有以下五点。

1. 直接指出移情反应

让来访者意识到自己对咨询师产生了未察觉的情感变化,并向来访者阐明其情感变化实际上是从过去关系中转化而来的,并不是由咨询师引起的,但这些情感和想法都是正常的。同时,这些反应也可以展现出来访者困扰的原因以及问题的本质。

2. 尊重来访者的情感

当来访者发生移情反应时,咨询师应该表示尊重和理解,不应置之不理或表现尴尬,应用直接和包容的态度对待移情,及时纠正,防止来访者的情感反应对咨询过程产生影响。

3. 帮助理解移情

为了使来访者能够更好地理解移情,咨询师可以请来访者谈一谈自己对咨询师的看法和情感,让来访者发现自己真实的想法,使移情更为清晰可辨,并根据来访者的描述进行恰当解释。如不能很好地处理移情时,咨询师应及时分析状况,征求来访者的同意,然后将来访者转介给其他咨询师。

4. 把握合适的时机

在咨询的初期,咨询师与来访者还未建立起高度信任和安全的关系前,咨询师不要轻易对移情进行解释。因为此时即使来访者已经表现出明显的移情,但来访者本人并不能意识到,贸然揭露来访者的过去或内在冲突可能会引发来访者强烈的痛苦感,所以揭示移情的较好时机应在建立稳定成熟的咨访关系之后。当处理好咨访关系后,咨询师再考虑处理来访者的问题,因为咨访关系是一种特殊的人际关系,它对于咨询过程和效果起到关键作用,所以移情的解决也可以促进咨询的最终效果。

5. 恪守职业道德

在咨询过程中,咨询师一定要时刻遵守自己的职业规范,与来访者保持合理的情感距离,不随意建立不恰当的私人关系。

二、反移情

(一) 反移情的定义

反移情(counter-transference)是指咨询师对来访者产生的不恰当的情感或行为反应。弗洛伊德认为,反移情是咨询师过去经历的重现,然后投射到来访者身上的一种现象。在咨询过程中,咨询师也可能因为来访者身上的某种特质而引发过去情绪情感的再现,并潜意识地将再现的这些情绪情感指向来访者,将来访者当成重要情感对象的替代者。从这个角度来看,反移情的本质仍然是移情,只是方向相反而已。例如,一位女性来访者使咨询师想起自己的前女友,咨询师出现强烈的情感体验,因而阻碍了咨询的进程。此外,咨询师对来访者的反移情表现在与来访者移情的对立上。例如,来访者对咨询师产生了负移情,向咨询师表达不满和怨恨,但咨询师没有察觉到这是一种移情,而认为这是来访者对真实自己的敌对情绪,因而自己也出现愤怒的情绪反应。因此,在咨询过程中,咨询师能够始终保持清醒的感知是十分关键的。因为在咨询师与来访者的频繁互动中,情感问题的发生几乎不可避免,因而咨询师应时常反省和审视自己,防止偏离正常轨道。

反移情还可表现为两种不同的形式:一种是一致反移情,即咨询师反移情与来访者的移情是一致的。例如,来访者将咨询师视为父母,咨询师将来访者当作子女,或者咨询师和来访者互相将对方视为恋人。通过这种反移情,咨询师可以了解来访者的真实感受,审视来访者的人际关系模式,从而揭示问题的本质并推动咨询的进展。另一种是互补反移情,即咨询师的反移情恰好符合来访者亲密之人的特征。例如,咨询师的表现正好符合来访者父母或爱人的特征,满足了来访者的期待。这种反移情可能会阻碍来访者的改变和成长,因为来访者不断重复过去的情境体验,会加重来访者的困扰。如果能利用这种反移情了解来访者过去的经历和人际互动模式,也可以达到促进治疗的作用。

(二) 反移情的主要作用

反移情是咨询师在咨询过程中对来访者产生的特别且强烈的情感和想法,同样包括积极的反移情和消极的反移情。积极的反移情是指咨询师对来访者产生正面的情感,如喜欢、欣赏、依恋等。消极的反移情则是咨询师对来访者产生负面的情感,如厌恶、怨恨、嫌弃、愤怒等。因此,反移情对咨询和治疗也存在积极和消极的不同作用,关键取决于咨询师怎样识别和处理反移情。

1. 反移情的积极作用

首先,反移情是咨询师深入了解来访者潜意识的一扇窗户,咨询师可以通过来访者的反应来观察来访者人际互动的模式。其次,反移情可以对帮助观察和辨认来访者是否确实发生移情。因为咨访关系的特殊性,来访者的移情与咨询师的反移情常常是同时存在的,咨询治疗师一方面要觉察和处理自己的反移情,另一方面也可以通过自己的反移情来判断来访者是否存在移情。再次,咨询师可以从反移情中发现来访者真正需要解决的问题,因为这可能正是咨询师厌恶或喜好的事情。最后,通过反移情,咨询师可以对来访者的问题言行给予更大的包容,并努力克制自己的反移情,包容来访者的错误。

2. 反移情的消极作用

弗洛伊德认为,咨询师在咨询过程中应摈弃自身所有的念头、想法和情绪,无论是来访者表现出怎样的态度和情绪,咨询师都不应将自己的情感代入进去,因此反移情对心理咨询与治疗是一种阻碍,咨询师自己应进行自我剖析。咨询师只有清晰地认识自身的情绪和内心冲突,才能够避免反移情。咨询师也是普通人,也有自己的早年经历和压抑在潜意识中的冲突,当来访者的经历触发这些早年经历的重现后,咨询师就难以准确辨别哪些情绪是自己的,哪些是来访者的,进而影响咨询和治疗的效果。

(三) 反移情的表现形式

美国心理学家辛格(J.L.Singer)提出,反移情主要有三种表现形式:(1)咨询师对来访者过分热情和关注;(2)咨询师对来访者过分敌视和厌恶;(3)咨询师对来访者持有一般的紧张情绪。这些表现形式实际上反映的是来访者的言行引发咨询师产生的自我防御机制,因此反移情也可以被视为咨询师自己内心隐藏的不愿公之于众的痛苦表现,潜意识地影响咨询师对来访者的态度和行为。

苏俄心理学家杜波夫斯基(S.L.Dubovsky)也总结了关于反移情的一些表现,主要分为异常的情感反应和异常的行为反应。异常的情感反应包括:(1)异常强烈的情感体验,如愤怒、恐惧、厌恶或性诱惑等;(2)不能理解来访者的困扰,缺乏共情;(3)不能接受来访者的批评和质疑,而且处于防御状态;(4)感到来访者没有实事求是地评价自己为他做的所有事情;(5)试图通过展现自己的知识和技术给来访者留下深刻的印象。异常的行为反应包括:(1)一反常态,如讲话比平时多或少,提前或推迟来访者的咨询;(2)发现很难将注意力集中在来访者身上,并感到昏昏欲睡;(3)不关心来访者;(4)与来访者争论;(5)害怕来访者再次到来;(6)过分关注来访者,并十分期待来访者的再次出现。

如果出现上述的情绪或行为反应,那么咨询师就应该深刻反思自己是否出现反移情。反移情会因咨询师的过分喜爱或厌恶而阻碍咨询师作出正确的决定,咨询师应尽量避免反移情。

尽管咨询师常常能够察觉和认识到自己的反移情,但它仍然还是潜意识层面的情感,并不能被咨询师很好地把握和克制。而与共情恰恰相反,反移情作为一种无意识的反应,完全不用习得,它会一直围绕着咨询师,时不时出来骚扰一下咨询师和咨询过程。当然,咨询师也可以在反移情发生后,通过反思和督导处理好自己的反移情,并尽可能发挥反移情的积极作用。

(四) 反移情的应对方法

心理咨询与治疗是咨询师与来访者的情感互动过程,咨询师和来访者必然都会出现情感反应。当来访者出现移情时,就会无形中给咨询师施加压力,使咨询师出现反移情,来扮演来访者早年经历中的某个重要人物,由此形成移情和反移情的互动过程。此外,咨询师也是普通人,其早年生活必然也存在许多问题和冲突,反移情是不可能完全避免的。正如夏普(Ella Freeman Sharpe)所说,如果咨询师认为自己没有反移情,那就是在自欺欺人。反移情既然是必然存在的,那就应该勇敢面对它并使它发挥积极的作用。

最早提出处理反移情办法的是弗洛伊德。他让咨询师一定要作自我分析,来认识和解决自己的潜意识问题,但咨询师存在自身的弱点和阻抗,因而自我分析事实上举步维艰,于是他要求咨询师接受他人的分析,甚至提出此后每五年还要再接受一次分析,以便彻底消灭反移情。弗洛伊德的提议得到大家的支持和赞同,并指导精神分析建立了督导制。如果咨询师在治疗中遇到困难,可以随时向督导求助,督导会尽可能及时地消除咨询师的反移情反应。

简而言之,在心理咨询与治疗的过程中,处理反移情的常见方法有以下几种:(1)咨询师时刻保持警惕,进行自我反省。在咨询过程中,咨询师应不断审视自己对来访者的情感是否发生了变化,是否产生了反移情。(2)咨询师应进行自我剖析。察觉到出现反移情后,咨询师应及时进行自我分析,了解反移情的产生原因,并进行妥善处理,避免反移情阻碍咨询和治疗的进展。(3)咨询师可以向督导或同事求助,请他们帮助自己处理反移情。(4)及时转介。如果咨询师无法妥善解决反移情,而且反移情反复发生,则应征得来访者同意的情况下将来访者转介给其他咨询师。

【复习题】

一、选择题

1. 关于心理咨询的次数与时间安排一般是(　　)。
　　A. 每周 1—2 次　　　　　　B. 每周 3—4 次
　　C. 每次 90 分钟　　　　　　D. 每次 120 分钟

2. 下列关于阻抗处理的表述,错误的是(　　)。
　　A. 接受来访者的阻抗是正常的
　　B. 要具有现实感和弹性

C. 咨询师是处理阻抗的唯一资源

D. 与来访者建立一种公平公正的关系

3. 移情是来访者将过去经历中某个重要人物的（　　）转移到心理咨询师身上。

　　A. 情感、认知、态度　　　　　B. 认知、态度、属性

　　C. 态度、情感、属性　　　　　D. 属性、认知、态度

4. 下列关于来访者移情特征的表述错误的是（　　）。

　　A. 重现性　　B. 消极性　　C. 易变性　　D. 持久性

5. 咨询师不自觉地希望延长会谈时间的表现更可能属于（　　）。

　　A. 正向移情　　　　　　　　B. 负向移情

　　C. 正向的反移情　　　　　　D. 负向的反移情

二、填空题

1. 个体咨询的时间以＿＿＿＿分钟为宜，建议＿＿＿＿开始咨询。

2. 具有＿＿＿＿人格特征的来访者，在咨询中发生阻抗的可能性较小。

3. 来访者产生阻抗的表现有＿＿＿＿、＿＿＿＿、＿＿＿＿等。

4. 来访者要求减少咨询次数的表现更可能属于＿＿＿＿。

5. 反移情的两种反应形式包括＿＿＿＿和＿＿＿＿。

三、名词解释

1. 阻抗

2. 干扰

3. 移情

4. 反移情

四、简答题

1. 来访者阻抗产生的原因可能有哪些？

2. 有效处理阻抗的策略有哪些？

3. 移情的主要表现形式有哪些？

4. 反移情的主要表现形式有哪些？

【推荐阅读】

1. 约翰·麦克劳德(John McLeod). 心理咨询导论(第3版)[M]. 潘洁, 译. 陈赐聪, 审校. 上海：上海社会科学院出版社, 2015.

2. 杰弗里·A.科特勒(Jeffrey A. Kottler).心理治疗师之路[M].林石南,黄秀琴,黄思旅,译.北京:中国轻工业出版社,2005.

3. 克拉拉·E.希尔(Clara E. Hill).助人技术:探索、领悟、行动三阶段模式[M].胡博,等译.北京:中国人民大学出版社,2013.

4. 谢里·科米尔(Sherry Cormier).心理咨询师的问诊策略(第6版)[M].张新建,等译.北京:中国轻工业出版社,2009.

5. 葛喜平.如何成为心理咨询师[M].长沙:湖南人民出版社,2011.

第五章

精神分析疗法

【本章要点】

精神分析疗法,或称精神分析(或心理动力学)取向心理治疗,指的是建立在精神分析理论上的心理治疗方法。精神分析疗法是奥地利心理学家弗洛伊德19世纪末开创的一种心理治疗方法。精神分析的理论对心理学的发展和心理治疗产生了深远影响。作为现代心理治疗的第一个主要流派,精神分析疗法在心理咨询与治疗的学科发展中起了非常重要的奠基作用。不少心理咨询流派是在继承、扬弃或反对精神分析理论的过程中诞生的。精神分析疗法的特点是通过治疗师和来访者因治疗目的而形成的工作联盟,在长期的治疗关系中,分析来访者潜意识的欲望和动机,帮助来访者将潜意识中的各种心理冲突意识化,并通过解释和修通来让来访者对问题产生领悟,同时发展出更具适应性的方式,达到治疗的目的。本章重点介绍精神分析疗法的核心理念和关键技术操作。

【学习要求】

1. 掌握精神分析疗法的基本理论。
2. 初步掌握精神分析的主要方法和技术。
3. 熟悉精神分析流派中弗洛伊德和埃里克森各自不同的心理发展观。
4. 理解精神分析疗法的原理。
5. 理解精神分析疗法各流派的理论贡献。

【重要术语】

精神分析治疗　客体关系理论　自体心理学　依恋理论　潜意识
俄狄浦斯情结　防御机制　移情　反移情　阻抗　工作联盟　自由联想
梦的分析　解释　修通

第一节　精神分析的发展历史

当代精神分析取向的心理治疗至少包含四种广泛的精神分析理论框架：(1)由弗洛伊德(Sigmund Freud)创立的经典精神分析理论及其后衍生出的自我心理学；(2)从克莱因(Melanie Klein)及英国学派其他成员的著作形成的客体关系理论；(3)源于科胡特(Heinz Kohut)及其后许多贡献者的自体心理学；(4)在人格心理学、哲学和自体心理学影响下发展出来的主体间理论。这些理论指导着精神分析取向治疗师的临床工作。

一、经典精神分析理论

(一) 经典精神分析心理学

精神分析疗法第一次将人类的潜意识心理现象作为研究对象，并进行了系统探讨，使得潜意识概念逐渐被正统心理学接纳，这在文化科学史上具有重要意义。弗洛伊德是现代人格理论的开创者，他创立的精神分析理论是人格理论的重要流派之一，具有开创性意义并影响至今。精神分析疗法的另一个贡献体现于精神分析在心理治疗中的历史作用上。精神分析是第一个正规的治疗体系，它的出现使心理治疗跨入一个新的历史时期。它对后来出现的各种疗法有重大影响，有的疗法直接从它这里接受某些思想和原理，有的从它身上吸取灵感，也有的从反对它、攻击它的过程中创出新的理论。

1. 主要理论贡献

经典精神分析的理论发展，是建立在弗洛伊德对心理动力学的探索和实践基础上，逐渐发展和丰富起来的。这个发展经历了三个时期。

第一个时期(1895—1905年)。在这一时期弗洛伊德发展了地形学模型来解释临床现象，放弃了催眠治疗，把心理分为意识、前意识和潜意识。伴随着新模型的产生出现了新的咨询技术，即自由联想。在从事自由联想的实践中，弗洛伊德发现来访者的阻抗有时非常强烈，从而提出移情的概念。1900年弗洛伊德在广泛总结前人研究成果和精密的临床观察基础上，出版了富有历史意义的著作《梦的解析》，标志着精神分析理论开始形成体系。梦和神经症症状、玩笑、口误等成为弗洛伊德对于所有重要心理事件的理解的重要部分。在这个阶段，弗洛伊德形成了解释神经症基本病因的理论。

第二个时期(1905—1923年)。弗洛伊德在1905年发表了《性学三论》,探讨了儿童性心理的发展与精神变态机制的联系。他首次提出本能驱力的概念,将本能视为人类的基本心理动力。他认为性本能是诸多本能中最重要、最活跃的因素,"广义和狭义的性的冲动都是神经症和精神病的重要起因"。根据这一心理动力论,弗洛伊德系统地揭示了人格发展的过程,揭示了各种精神病的起因,以及人类创造性行为的心理动机。弗洛伊德提出儿童期性欲的概念,他认为性欲力比多与生俱来,贯穿人的肉体生命和人格成长的全过程。他强调了儿童时期的俄狄浦斯情结的重要性。

第三个时期(1923—1939年)。弗洛伊德在1923年出版《本我与自我》一书,提出本我、自我、超我的结构模型。在这个阶段弗洛伊德修正了他的本能驱力理论,在《超越快乐原则》中提出生本能和死本能。这在解释和理解心理疾病来访者的心理方面很有价值。

在弗洛伊德之后,心理学家阿德勒(Alfred Adler)和荣格(Carl Gustav Jung)等人修改和补充了弗洛伊德的理论。阿德勒认为,所有的人都有一种自卑感,他们为了克服缺陷以达到优越,需要努力奋斗来不断地超越自卑。阿德勒还认为,儿童在家庭中的出生次序以及所处地位对人格形成有重要影响。阿德勒的心理学被称为个体心理学。荣格则修正了弗洛伊德的力比多观点,他在分析个体的人格时把个体结构看作是意识、个体潜意识和集体潜意识的统一体。荣格的精神分析理论被称为分析心理学。

2. 临床实践

治疗目标。缓解症状是癔症来访者求治的目的,也是经典精神分析心理治疗的基本目标。在这个基本目标之上,还要提升内省力和自主感以及增强自我协调性。

治疗技术。从1887年12月开始,弗洛伊德集中地使用催眠疗法。催眠术不但促使弗洛伊德发现了潜意识理论,而且成为弗洛伊德潜意识理论的有力证明。不过,在随后的治疗实践和研究中,弗洛伊德认识到催眠术治疗有一定的局限性而放弃了催眠术的使用。

现在仍然沿用的催眠治疗,是催眠术在临床工作中的应用,是众多心理治疗的方法之一。催眠治疗主要用于神经症及某些心身疾病。一般认为,催眠与人的暗示性和受暗示性有关。催眠时,在催眠师的诱导下,接受催眠者的意识由清醒变得恍惚,进而如醉如痴,其身体或柔若无骨而瘫软在地,或坚如木石而足以载人。催眠状态,是指催眠术中被催眠者进入的一种特殊的意识状态。在这种状态中,被催眠者的受暗示性明显提高,能与催眠师保持密切的感应关系,会不加批判地接受催眠师的暗示指令;催眠师则能有计划地调控被催眠者的感受阈限和忍受阈限,使被催眠者呈现出清醒状态下不可思议的功能。

(二) 自我心理学

自我心理学在20世纪30年代有了雏形,它产生于弗洛伊德理论的最后阶段,反映了本我、自我和超我的结构性假设。哈特曼、安娜·弗洛伊德等人在这个基础上扩展并修正了弗洛伊德的结构理论,形成了自我心理学。

1. 主要理论贡献

自我心理学将自我放在结构的核心位置上。驱力及其在潜意识系统中的位置,仍是这一理论和实践的核心要点。

弗洛伊德认为,自我从感知系统中凸显出来。自我的功能是一个执行官,在本我、超我和外在现实之间作协调,强调内心活动占主导。

哈特曼描述了个体和外在现实(也就是与其他人)之间的关系,而且外在现实扮演的角色及其对心理发展的作用更显著。

安娜·弗洛伊德主张,自我的功能是防御焦虑,焦虑的源头要么是强大的本能的挣扎和令人不安的"现实体验",要么是内疚以及相关的幻想。

2. 临床实践

在拓宽来访者理解的基础上,来访者认识到早期创伤性或有问题的事件仍然保留在现在的体验中。

治疗拓展来访者的自主性以及不被冲突影响的自我功能。更好的适应性和现实检验能力才是有价值的治疗目标。

自我心理学把重现压抑转到修正来访者的自我上来,并认为解释不再被认为是治疗师唯一有用的干预手段,强调强化观察性的自我,通过分析强化体验性自我。对冲突和防御的分析仍然处于自我心理学临床实践的核心位置。

二、客体关系理论

客体关系理论(object-relations theory)是在20世纪40年代发展起来的,其代表人物有克莱因、费尔贝恩(William Ronald Dodds Fairbairn)、温尼科特(Donald Woods Winnicott)等。客体关系理论研究早期心理结构的形成和不同(内部的自我意象和他人或客体的意象），以及这些内部结构怎样在人与人之间的状态下被显示出来。客体关系理论的重要假定是，自我与他人的关系形态一旦建立，就会影响个体日后的人际关系。广义地讲，客体关系理论涉及人际体验对人的精神结构的影响；狭义地讲，客体关系理论则是在精神分析范围内研究精神结构是如何以内在客体为基础而形成的过程。客体关系理论探讨的是婴儿与母亲的关系如何影响个体的精神结构以及个体如何成长起来，将人格发展的重心从俄狄浦斯情结转移到俄狄浦斯前期（从出生到 3 岁）上。

(一) 主要理论贡献

1. 基本概念

客体(object)最早是由弗洛伊德在讨论本能的内驱力和早期母婴关系的背景中开始使用的，指的是有特别意义的人或事物。客体可以是人，也可以是物。是与主体相对应的概念。

客体关系(object-relations)是指人际关系以及塑造某个体当前人际互动特征的既往人际关系在个体内心世界的残迹。

客体关系理论(object-relations theory)是心理动力取向的人格发展理论。它否认本能驱力，尤其是性本能在人格发展中占有非常关键的重要地位；主张人类行为的动力源自寻求客体。客体关系理论认为自我或自体仅存在于与其他客体发生的相互关系之中，而这个客体可能是外部的也可能是内部的。内部客体是通过对外部客体的内化而形成的，主要是对早年和父母的相互关系的内化。客体关系理论是在精神分析的理论框架中探讨人际关系，更强调环境的影响，认为真正影响一个人心理发展过程的是在出生早期婴儿与父母的关系。

2. 个体早期心理发展过程

正常性婴儿自闭阶段，指婴儿出生后 0—2 个月。婴儿反应的对象是生理紧张，无法区隔自己与母亲。只知觉到部分（胸、脸、嘴、手）而不是完整的自我。在这一状态下，没有完整的自我，也没有完整的客体。

共生阶段，指出生后第 3—6 个月。婴儿非常依赖母亲，似乎期望在情绪上和母亲维持高度同步的状态。

分离个体化历程阶段，指出生后第 6—24 个月。婴儿在这一阶段体验到与重要亲人的分离，但仍会投向他们以确认这种经验，并寻回舒适的感觉，在依赖与独立之间感到矛盾。在这个过程中，婴儿要经历孵化期、实践期、整合期三个子阶段，才能完成分离个体化的历程。

建立客体恒常性阶段,通常要等到幼儿满3岁才会完成。此阶段幼儿能更完全的了解自己,认知逐渐稳定,开始认识到自己与别人是分开的。会开始与外界建立关系,而不会恐惧失去自己的个感。

(二) 临床实践

1. 治疗目标

减少内化客体带来的沮丧和焦虑,鼓励来访者重新经验早期的情感和幻想,内化新的客体(足够好的母亲)。

2. 治疗技术

关注治疗关系。基于客体关系理论的治疗方法,将关系本身作为治疗的焦点,关系在治疗中和治疗外均占据核心位置。

母婴观察。母婴互动过程虽然是很微观的、不显著的,但在当下发生的场景中,母亲的社会性反应对婴儿的行为是带有解释性的,也就是说,母亲的情感反应如果是错位的,她的这种解释可能会错误地覆盖掉孩子本身的体验的发生,导致孩子得到歪曲的情感认知。如果母亲是一种呼应性的态度,常以赞赏或者喜欢的目光望向孩子,孩子的游戏行为产生的内心愉悦体验就可能确定下来,他在游戏中展现的自我也就被确定下来,并因为获得积极的注解,而成为未来健康自我人格的一部分。

三、自体心理学

1971年,科胡特(Heinz Kohut)发表其专题论文《自体的分析》,首次提出自体心理学理论。自体心理学自出现后,迅速成长为最重要的精神分析理论。自体心理学理论聚焦自体发展,关注自我关心、自尊和自恋是如何先于关心他人而产生的,以及自恋的发展如何反映着正常的发展途径。这一视角的理论认为个体的心理病理与其自体连贯感的发展的不足有很大的关系,因而个体的自尊会变得高度脆弱,个体还会发展出自体客体功能或人际策略,以诱发他人的反应来纠正自己的低自尊。

自体心理学(self-psychology)认为,人需要从环境中的他人那里获得特殊的反应,才能发展并保持自尊和安宁感。有缺陷的心理结构(过失与匮乏)被看作是对有缺陷的功能的反映,强调婴儿需求的满足基于压抑的欲望和内驱力。因此,治疗师的治疗目标更多是去理解那些需要,以及在治疗中去面对这些需要,而较少地挫败婴幼儿的欲望。建造这种精神结构和修复自体的不足,被认为比消除冲突重要得多。早年养育的过失与匮乏会导致自恋的病态发展。

(一) 主要理论贡献

自体心理学源自科胡特对自恋型人格疾患的研究,关注的是自体发展及自体客体转移关系。自体心理学主张三极自体结构,以及正常自体是镜映、理想化和孪生需求的平衡。

1. 自体客体

科胡特用自体客体(self-object)来表达对另一人的体验,更精确地说,是对另一人提供的、非个人机能的体验,即自体(self)的一部分。自体客体移情就是来访者把分析师体验为自身自体的扩展或延续:体验为对某些重要机能的实现,这些机能在年幼时未得到充分开发、未被足够地转化为可靠的自体建构。

他终于发现,在共情性治疗环境中,未获满足的以及对承认、理想化和双生的早年需要,以镜映、理想化和双生自体客体移情的形式再度出现。

2. 三极自体

三极自体(tripolar self)由三个极组成:夸大—暴露的需要;对理想全能意象的需要;另我—孪生需要。科胡特认为,在分析当中,夸大自体会以三种形式复苏,这些形式分别对应发展的不同阶段:(1)经由夸大自体的扩张而融合;(2)比前者成熟的另我或孪生移情;(3)最成熟的镜映移情。

3. 恰到好处的挫折

当自体客体被需要却又不可得时,就会造成自体的潜在问题,这被称为挫折(frustration)。作为对比,科胡特提出恰到好处的挫折(optimal frustration),即可以忍受的失望。科胡特认为,有技术的分析师可以依据恰到好处的挫折这一原则来进行分析。恰到好处的挫折的作用是使自体得以重塑,而不是解决戏剧性的冲突,促使内在心理结构的建立,为自我安抚提供基础。

(二) 临床实践

1. 共情

科胡特强调共情,认为共情是心理咨询与治疗中最好的工具,能够在来访者与治疗师之间创造一种能够缓解早期自体问题的关系。被科胡特称为替代性内省的共情让治疗师能够更快地与来访者达成共识,两人之间会有更强的联结,来访者会更多地感到自己从根本上被理解。科胡特认为,共情本身就具有潜在的疗效。对共情概念的引进并不是一个"创举"。心理学中共情时刻(empathic moments)的概念在科胡特提出前早已存在。然而,科胡特认为共情应该成为一种强大的诊疗工具,他拓展了共情的含义,使共情不再仅是若有若无的"感觉"和含糊其词的"猜想",使共情现象得以被科学描述、传授,并积极使用。科胡特认为,父母无法对孩子共情,以及孩子对这种失败的反应是几乎所有心理问题的根源。对婴儿而言,自体从夸大自体(grandiose self)成长为内聚性自体(cohesive self)的过程,是一个让全能幻想逐渐破灭的缓慢过程(a slow process of disillusionment with phantasies of omnipotence),而父母在这个过程中起着媒介的作用:逐渐累积失望的过程需要婴儿的照护者对婴儿需求的共情同调(empathetically attune)。

2. 共情性的理解和解释过程

相应于传统精神分析的治疗过程,共情性的理解和解释过程经由科胡特描述的三步变化,使得治疗取得进展、自体获得缺失的建构。

第一步,分析当新版本的自体客体移情出现时遇到的防御和阻抗。

第二步,展开各种自体客体移情并修通它们。

第三步,在更成熟的成人层次上,在自体与自体客体之间建立一种共情性的谐调。

也就是说,自体心理学不把成熟自体视为实现分离个体化的理想状态,这是某些客体关系理论提出的。自体心理学主张,即使成熟自体也继续需要镜映、理想化及孪生自体客体体验。

自体心理学出现以后,精神分析内部产生了两种不同的评价。一种评价认为自体心理学是继驱力模式、自我模式、客体关系模式之后精神分析发展中又一新的理论模式。另一种评价则认为自体心理学几乎否定了传统精神分析的所有核心概念,同精神分析理论已无本质的联系,因此它不属于精神分析阵营。我们认为,科胡特对自体的强调是在客体关系理论的基础上对传统精神分析模式的扬弃,用自体模式取代了驱力模式并通过客体关系建构自体,是精神分析内部发展中又一新的理论模式。

四、主体间理论

从精神分析的角度,主体间性定义为"在心理治疗的过程中,分析师和来访者之间的互相影响"。主体间理论认为,人类对自我与世界的经验是精神分析的重点,也就是说,我们可以通过精神分析式谈话了解人们对自我与他人的感受。该观点的提出是精神分析理论革新的重要基础。对于主体间理论来说,最重要的是来访者观点和主观感受的有效性及真实性,更强调关系的重要性以及情感协调。

(一) 主要理论贡献

1. 基本假设

假设一:人们对自我的感知决定了他们对世界的认知。人类对自我的感知是主观体验的一部分。主体间理论指导的心理咨询与治疗,就是以关系为背景探索来访者和他人互动的特有模式。这些模式是形成人们产生当下感受的基础,也是新的组织方式(经由心理咨询活动的新的经验组织方式)的原型。例如,人类产生的当下体验同生命早期婴儿与抚养者互动模式息息相关。我们当下体验到的需要以及由此产生的情绪,在某种程度上,都可以看作是婴儿与抚养者互动模式的重复。

假设二:主体间理论认为来访者通过异常行为(可能和解离、具体化等心理过程有关)保持自己的经验组织方式,这些异常心理或行为是来访者企图维持自我心理统合感的表现,而不是想要不断获得变相(伪装或歪曲的)心理满足的妥协。那些促进自我统合感的关系体验以及情绪状态称为自体—客体经验。

假设三:人们会主动寻找可以促进自我心理发展的关系体验。

2. 情感与感情

情感是主体间理论的重要概念。它对人的主观经验具有组织作用。

情感是经验的组织者,我们的组织经验方式和经验组织原则(个体通过已形成的经验组织原则来理解当下的经验)都有一个情感核心,不断重复的情感反应模式和强烈的情感状态都会影响自我结构的发展。

情感认同、调节和整合,对于促进来访者稳定、统一和连续的自我经验是十分必要的。情感的转化对于形成新的经验组织原则来说是十分重要的,新的经验组织原则的形成是主体间心理治疗的重要目标。

随着心理治疗和主体间理论的发展,情感因素已经取代本能驱力成为动机组成的中心。

3. 对精神分析重要概念的重新定义

主体间理论者重新概念化潜意识,提出三种类型的潜意识:前反应潜意识、动力潜意识和未确认潜意识。前反应潜意识是孩子从最初的家庭关系(与父母的关系)的主体间体验中提炼而来的情感推论,包括关系规则、对自体的看法和情感体验等。动力潜意识是指情感信念深藏着潜意识,一旦被意识知道,就必须"被忘记"或者"被隔离"。未确认潜意识是指未被清晰表达为意识体验的那些主体生命面向,比如兴趣、才能和性格特征,没有从依恋对象那里得到确认回应。

主体间理论认为,移情是来访者关于分析师和分析关系的组织活动,反移情是分析师关于来访者和分析师关系的组织活动。移情和反移情共同形成主体间场,来访者的移情塑造分析师的反移情,分析师的反移情强烈影响来访者的移情。主体间联结和失联都会对移情和反移情产生巨大影响。联结使咨询双方经验高度重叠,探索失去意义;失联使来访者的体会被忽视,失去了探索重要信息的契机。主体间移情有两个维度:自体客体维度和重复性维度。自体客体维度建构的移情是镜映、理想化和孪生(即模仿)需求的平衡,同时有助于恢复来访者自体的统整感。重复性维度的移情是治疗师被来访者体验为早期某个苛责的客体,让来访者体验到令人恐惧和冲突的情感,分析师需要给来访者提供镜映体验以消除来访者内心潜藏的匮乏感或缺陷感,促成来访者内部生成新的组织原则。

(二) 临床实践

1. 治疗的基本目标

首先,在治疗师的引导下,来访者的主观世界逐渐展开、表露、获得解释并最终发生变化的过程。为了达到这个目标,主题间学派的心理治疗师要在治疗过程中为来访者提供一个环境,其基本要素包含治疗场所的硬件环境、治疗师的共情(即内省式倾听)以及来访者和治疗师的互动关系。在这个环境中,来访者的主观经验可以逐渐展开。其次,对来访者主观经验的解释,即从专业角度出发,对来访者的主观经验以及来访者对主观经验的赋义给予解释。

2. 咨询立场

主体间理论重点强调的治疗立场是共情—内省的咨询模式。治疗师是否具有体验和感受另一个体内心世界的能力是关键。治疗师通过共情使来访者和治疗师达到情感协调状态,从而促进来访者的情感整合,体现一种自体—客体技能。同时,治疗师不是倾听来访者被压抑的冲动、防御导致的症状,而是关注经验组织方式以及对来访者经验有组织作用的破坏性情绪状态。治疗师需要理解来访者大部分所谓的心理问题,其实都是来访者企图保持或回复心理平衡状态作出的努力。

3. 治疗中的转变过程

来访者的成长或停滞,是来访者与治疗师共同构成且独一无二的运作结果。主体间性更像是一种感受力和敏感性,提供一种精神分析治疗的视角,是一种精神分析元理论。

在以上四种方向的精神分析理论框架下,基于经典精神分析理论发展出来的多种治疗技术和治疗流派逐渐被认可和熟悉。例如,依恋理论、短程动力性心理治疗、投射测验等,都在被广泛使用。

第二节 精神分析的基本理论

一、本能驱力理论

1905年,弗洛伊德发表《性学三论》。在这篇文章中,弗洛伊德提出有关性欲的心理学观点,而不是在器官的基础上和生物学的基础上,或者遗传的角度,而是采用了心理学的角度。这是第一个关于性欲的心理学理论。心理动力的本能论是精神分析的重要内容之一,弗洛伊德将本能视为人类的基本心理动力。本能来自身体的内部刺激,它驱使人通过活动来满足由于内部刺激产生的心理和生理要求,宣泄和消除由于刺激引起的紧张、痛苦和焦虑。弗洛伊德认为,本能这个词"代表了所有生于身体内部并且被传递到心理器官的力",本能是一种决定心理过程方向的先天状态。根据弗洛伊德的观点,我们每个人都带着一定量的心理能量。他指的是生物驱力(性和攻击),所有人生来就有源于内在生理力量的驱力寻求释放,主观体验到的驱动张力的积累是不愉快的,而释放张力是愉悦的。

(一) 早期驱力理论

在几十年的学术生涯中,弗洛伊德多次提出和修改他的本能理论。在早期理论中,弗洛伊德把人的本能分为性欲本能和个体生存本能。大体相当于人类的两大需要:爱与饥。所有驱力具有四个核心特征:第一,源头在身体的某个部分,是身体中某种物质或精神的欠缺;第二,具有一个目标,比如得到满足的特定手段或消除身体欠缺的经验和事物;第三,具有压力,取决于需要的程度或兴奋的程度;第四,具有一个客体,比如允许目标实现的事物,而且这个客体可以是固定的,也可以是不断变化的。

1. 性本能

性本能又被他称为力比多(libido),即人类生而具有的一种原始性欲,即性冲动、性本能。它是驱使人的所有行为的原始动力,弗洛伊德早期视为性欲,后扩大其含义,视之为一切与保存生命有关的本能,即生本能。力比多是人格发展的主要力量,性的冲突是神经症的核心,性的固着是性倒错的核心。力比多理论是一种驱力理论。力比多是精神分析非常基本的概念。力比多是人类心理和行为的根本动力,促使人通过各种方式来寻求满足。弗洛伊德认为,性本能表现为身体不同部位产生的广泛的一系列紧张,需要通过活动获得释放。例如,口欲力比多产生(来源)于口腔,造成了对吸吮活动的需求(目的),然后指向并依附于某种东西(通常是个体外部的东西),例如乳房(客体),需要这种东西来满足。

2. 自我本能

自我本能趋向于避开危险,保护自我不受伤害。自我本能也可以理解为自卫本能,这有助于个体自我保存的原始冲动,如饥饿、呼吸、排泄等。

(二) 本能理论

在目睹了战争的毁灭性以及自身遭受癌症的痛苦折磨之后,弗洛伊德在晚期理论中修正了早期的本能理论,引申出死本能的概念,又将性欲本能与个体生存本能合并为生本能。弗洛伊德认为"所有生命的目标都是死亡",而且生和死这两种本能本质上是同一个事物的两个方面,他认为这两种本能作用相反,又始终同时并存,似乎就是个人和社会一切矛盾斗争的根源。

1. 生本能

生本能包括自我本能和性本能,表现为生存的、发展的和爱欲的一种本能力量,代表着人类潜伏在生命自身中的一种进取性、建设性和创造性的活力。其目的是生命的生长与增进。

2. 死本能

死本能代表了恨和破坏的力量,是一种人类潜伏在生命中的破坏性、攻击性和自毁性的驱动力。目的是死亡或回复到无生命、无机物和生命的解体状态。主要表现为攻击他人、自伤、自杀等。

精神分析理论的核心和精髓是本能决定论,即人的一切行为,都是由人的本能决定的,都是在本能驱使下力比多转移和分配的结果。力比多的转移和分配,是快乐、健康与否的关键,是精神分析理论的核心。心理动力学本质上是力比多动力学。

二、意识层次理论

意识层次结构理论阐述了人的精神活动,包括欲望、冲动、思维,幻想、判断、决定、情感等,会在不同的意识层次里发生和进行。不同的意识层次包括意识、前意识和潜意识三个层次,好像一座冰山,露出水面的只是一小部分意识,但隐藏在水下的绝大部分前意识和潜意识却对人的行为产生重要影响。这一理论被弗洛伊德总结为地形学心理模型。

(一) 意识层次模型

1. 意识

意识(conscious)为能随意想到、清楚觉察到的主观经验。有逻辑性、时空规定性和现实性。意识对应于那些立即能感知到的东西,对应于在任何特定时刻我们注意的东西。

2. 前意识

前意识(preconscious)虽不能即刻回想起来,但经过努力可以进入意识领域的主观经验。前意识由任意自发想起来的东西组成,也就是说前意识就像是所有记忆、想法和感觉印象的储存罐,准备好给我们用,但是不会一直在。

3. 潜意识

潜意识(unconscious,亦译"无意识")是原始的冲动和各种本能、通过遗传得到的人类早期经验以及个人遗忘了的童年时期的经验和创伤性经历、不合伦理的各种欲望和感情。

弗洛伊德用潜意识表达如下三个层面的含义。

其一,描述在特定时刻不在意识范围内但又存在的东西。神经生理学和认知心理学已经表明工作中大脑的大部分是潜意识在工作。比如,内隐记忆的存在,以及决策和判断过程中都涉及潜意识的工作(Milner et al.,1998),甚至情感体验也是自动化的潜意识处理过程(Solms & Turnbull,2002),这种处理在涉及的神经机制上,性质不同于意识层面的处理。

其二,作为一种具有特定属性的假设的心理系统。弗洛伊德使用潜意识表示推动事情发生的持续的动力源头。我们不能主动回忆起潜意识的内容,是因为有一股力量阻止潜意识内容到达意识层面,这就是压抑。因此,潜意识被认为是性和攻击驱力、防御、压抑的记忆和情感。

其三,不遵循逻辑的原则,不遵从任何形式的现实检验。与意识和前意识都遵循思维的通常原则不同,潜意识可以是无原则的,没有时间顺序,没有因果联系,是一种"思维的初级处理"。在潜意识里,可以有相互排斥的真相共存,也会有彼此矛盾的现象存在。因此,潜意识被比喻为我们心灵中幼稚而原始的一部分。

(二) 意识的流动性

其一,意识层面的内容可以进入潜意识。意识层面的内容,可以通过压抑的方式进入潜意识。其原因可能是躲避无法承受的痛苦。

其二,潜意识层面的内容可以进入前意识或意识。通过催眠或释梦的方式,潜意识的内容可以进入前意识或意识,也就是潜意识意识化。

其三,前意识层面的内容可以进入意识,也可以回到潜意识。前意识的内容本身就是不稳定的,相对流动性比较大。可以逃脱稽查进入意识,也可以被压抑进入潜意识。

三、心理发展理论

(一) 弗洛伊德性心理发展理论

弗洛伊德认为,性欲有着广泛的含义,是指人们一切追求快乐的欲望,性本能冲动是人一切心理活动的内在动力。根据这一心理动力学理论,弗洛伊德提出儿童心理结构的发展理论。通过对儿童成长发育过程的观察和回溯成年神经症来访者的童年经历,弗洛伊德将个体心理发展与生理功能的发展联系在一起,发现了无论在任何文化背景或任何种族中都共有的人类心理发展的规律。弗洛伊德将人的性心理发展划分为五个阶段。

1. 口欲期(0—1岁)

弗洛伊德认为,对婴儿来说,口腔及其周围黏膜是婴儿满足快乐及交流的重要身体部位,所以他将这一时期称为"口欲期"(oral stage)。这个时期的婴儿通过口唇的触碰和吸吮来感受世界和看待世界,口腔成为性敏感区或快感区。这一时期的婴儿通过吸吮母亲的乳房获得营养,也从这一行为中得到情感的满足。从内驱力的释放和需求的满足来看,性驱力投注的对象是母亲或母亲的替代者。母亲的主要任务是识别婴儿的要求并给予满足。母亲通过喂奶、抚摸和清洁身体来与婴儿产生频繁的、极具情感及快乐的交互作用。婴儿在这个过程里建立最初的信任感。如果母亲能提供对婴儿细心的、恰当的、稳定的照顾,婴儿在内驱力得到恰当满足的基础上向下一个阶段发展。如果母亲对婴儿的态度是忽略的,不关注婴儿的寒冷或饥饿,婴儿就会经历挫折;或者一个神经质的母亲过度关注婴儿的状况,不断给予换尿布、喂奶等照顾行为,婴儿通过母亲非言语行动体验到的是焦虑和对自己的控制,进而发展出持续的紧张、焦虑的状态。

2. 肛欲期(1—3岁)

弗洛伊德把性心理发展的第二个时期称为"肛欲期"(anal stage),肛门区域成为快感区,也是将心理发展与生理功能的发展联系在一起。1岁之后的幼儿通常开始接受大小便训练,随着括约肌的发达,孩子开始在一定程度上控制自己的大小便。在这一阶段,幼儿在接受排便训练中第一次接触到外部纪律或权威,产生了本能与社会规范之间的冲突。如果排便训练过于严格,儿童会形成过度控制的行为习惯,如洁癖、吝啬和强迫的人格特征,也有可能造成儿童的反抗,从而形成过度铺张浪费、越轨的人格特征。如果排便训练过于随便,儿童在成年后容易形成肮脏、浪费、凶暴和不守秩序等人格特征。肛欲期发展顺利,可以形成有独立能力的特点,表现为自我决定行动、勿过分的羞耻感、心理矛盾较少、容易合作等。如果这一时期没有很好地得到满足和发展,则会固着在这一阶段,是成年后产生强迫症的重要心理基础。

3. 俄狄浦斯期(3—5岁)

弗洛伊德把生殖器视为快感区的第三个性心理发展时期称为俄狄浦斯期(Oedipal stage)或性蕾期。弗洛伊德以希腊神话中的俄狄浦斯王来命名这个时期,是因为这个年龄的孩子可能会表现出对双亲中的异性(儿子对母亲,女儿对父亲)有更多的亲近感,而对双亲中的同性可能会出现排斥感。弗洛伊德将对双亲中异性者的乱伦幻想与对双亲中同性者的嫉妒和谋杀冲动被称为俄狄浦斯情结。只有这种情结得到解决或被压制后,儿童的人格才有可能度过这一阶段而向前发展。这是弗洛伊德理论体系中的一个重要部分。从心理发育上,这时儿童的主客体关系也发生了变化,开始把父亲视作我和妈妈之外的第三个人。儿童从二元关系进入到三角关系阶段。

4. 潜伏期(5—12岁)

儿童在经过口欲期、肛欲期和俄狄浦斯期后进入一段安静的阶段称为潜伏期(latent stage)。此期的儿童主要进行社会化,兴趣进一步扩展。学习、受教育成为此期的主要活动。在这一阶段,儿童对父母、兄弟姐妹的兴趣减少,而对动物、体育运动、自然界的好奇心增加。个人的喜好以及习惯逐步固定,不但别人可以看出他的能力特点,连本人也可以意识到自己的特点。自我的状态更加完备。六七岁后男孩子只喜欢跟男孩子玩,女孩子只喜欢跟女孩子玩,通过认同作用开始慢慢学习自己的性别角色。

5. 青春期(12—20岁)

12—13岁开始,男孩和女孩的身体急速发育,渐渐呈现第二性征,进入青春期(genital stage)。在这一阶段,青少年生理上发生剧烈变化,生理上渐趋成熟,心理上也相应地渴望能都自立自主。但是由于社会经验缺乏,心理上不能达到完全独立的状态,所以带来不安和焦虑。青春期之后的青少年抽象思考能力大为增加,同时随着观察能力和判断能力的增加,可以看出父母有时也会犯错,也会有弱点,而且父母不再像从前那样时刻满足孩子的要求,青少年会表现出对父母的批评和失望,有时还会反抗父母意愿,叛逆反抗。青春期的青少年随着生殖系统的发育完善,会对异性的兴趣大幅度增加,弗洛伊德把这一个阶段称为生殖期,其性的满足区在性器官。

弗洛伊德认为,人格的基本组成部分在前三个发展阶段已基本形成,性心理的发展过程如不能顺利进行,停止在某一发展阶段,即发生固着;或在个体受到挫折后从高级的发展阶段倒退到某一低级的发展阶段即产生了退行,就可能导致心理的异常,成为各种神经症、精神病产生的根源。所以,儿童的早年环境、早期经历对其成年后的人格形成起着重要的作用,许多成人的变态心理、心理冲突都可追溯到早年创伤性经历和压抑的情结。

(二) 埃里克森人格发展理论

埃里克森(Erik Homburger Erikson)提出心理社会发展阶段论(psychosocial stage theory of development)。他认为,人的自我意识发展持续一生。人除了生理性的冲动之外,在生长过程中还有一种注意外界并与外界相互作用的需要,而个人的健全人格正是在与环境的相互作用中形成的。这是一个毕生发展理论,埃里克森将人的一生划分成八个阶段,每一阶段或多或少均以同一性危机的概念来贯穿。人的发展历经这八个阶段,每个阶段有每个阶段相应的核心任务,当任务得到恰当解决,就会获得较为完整的同一性。

1. 婴儿前期(0—2岁)

学习信任阶段。埃里克森把希望定义为:"对自己愿望的可实现性的持久信念,反抗黑暗势力、标志生命诞生的怒吼。"具有信任感的儿童敢于希望,富于理想,具有强烈的未来定向。信任在人格中形成了"希望"这一品质,它起着增强自我的力量。这一时期的心理冲突是基本信任与不信任的冲突;发展任务是获得信任感,克服怀疑感;获得的良好人格是希望品质,即具有信任感的儿童敢于希望,富于理想,具有强烈的未来定向。反之,则不敢希望,时时担忧自己的需要得不到满足。

2. 婴儿后期(2—4岁)

成为自主者阶段。埃里克森把意志定义为:"不顾不可避免的害羞和怀疑心理而坚定地自由选择或自我抑制的决心。"如果父母对儿童的保护或惩罚不当,儿童就会产生怀疑,并感到害羞。把握住"度"的问题,才有利于在儿童人格内部形成意志品质。这一时期的心理冲突是自主与羞耻、怀疑的冲突;发展任务是获得自主感,克服羞耻感;获得的良好人格是意志品质,即学会了怎样坚持或放弃。

3. 幼儿期(4—6岁)

发展主动性阶段。埃里克森把目的定义为:"一种正视和追求有价值目标的勇气,这种勇气不为幼儿想象的失利、罪疚感和惩罚的恐惧所限制。"幼儿表现出的主动探究行为受到鼓励,幼儿就会形成主动性,这为他将来成为一个有责任感、有创造力的人奠定基础。当儿童的主动感超过内疚感时,他们就有了目的的品质。这一时期的心理冲突是主动与内疚的冲突;发展任务是获得主动感,克服内疚感;获得的良好人格是目的品质。

4. 童年期(7—12岁)

变得勤奋阶段。埃里克森说:"能力是不受儿童自卑感削弱的,完成任务需要的是自由操作的熟练技能和智慧。"能顺利地完成学习课程,儿童就会获得勤奋感,这使他们在今后的独立生活和承担工作任务中充满信心。反之,就会产生自卑。当儿童的勤奋感大于自卑感时,他们就会获得能力的品质。这一时期的心理冲突是勤奋与自卑;发展任务是获得勤奋感,克服自卑感;获得的良好人格是能力品质。

5. 青少年期(12—18岁)

建立个人同一性阶段。埃里克森把忠诚定义为:"不顾价值系统的必然矛盾,而坚持自己确认的同一性的能力。""这种同一性的感觉也是一种不断增强的自信心,一种在过去经历中形成的内在持续性和同一感(一个人心理上的自我)。如果这种自我感觉与一个人在他人心目中的感觉相称,很明显这将为一个人的生涯增添绚丽的色彩。这一时期的心理冲突指自我同一性和角色混乱的冲突;发展任务是获得自我同一感,克服混乱感;获得的良好人格是诚实品质。

6. 成年早期(19—25岁)

承担社会义务阶段。埃里克森把爱定义为"压制异性间遗传的对立性而永远相互奉献"。只有具有牢固的自我同一性的青年人,才敢于冒与他人发生亲密关系的风险。因为与他人发生爱的关系,就是把自己的同一性与他人的同一性融合一体。只有自我牺牲或损失,才能在恋爱中建立真正亲密无间的关系,从而获得亲密感,否则就会产生孤独感。这一时期的心理冲突是亲密与孤独的冲突;发展任务是获得亲密感,克服孤独感;获得的良好人格是爱的品质。

7. 成年中期(25—50岁)

显示创造力阶段。埃里克森认为,生育感有生和育两层含义,一个人即使没生孩子,只要能关心孩子、教育指导孩子也可以具有生育感。反之,没有生育感的人,其人格贫乏和停滞,是一个自我关注的人,他们只考虑自己的需要和利益,不关心他人(包括儿童)的需要和利益。这一时期的心理冲突是生育与自我专注的冲突;发展任务是获得繁衍感,克服停滞感;获得的良好人格是关心的品质。

8. 成年后期(50岁之后)

达到完善阶段。埃里克森把智慧定义为:"以超然的态度对待生活和死亡。"老年人对死亡的态度直接影响下一代儿童时期信任感的形成。因此,第八阶段和第一阶段首尾相连,构成一个循环或生命的周期。这一时期的心理冲突是自我完善与绝望期的冲突;心理发展任务是获得完善感,克服失望和厌恶感;获得的良好人格是智慧、贤明的品质。

埃里克森认为,在每一个心理社会发展阶段中,解决了核心问题之后产生的人格特质,都包括积极与消极两方面的品质。如果各个阶段都保持向积极品质发展,就算完成了这阶段的任务,逐渐实现了健全的人格。核心任务处理得不成功或者失败,则会出现个人同一性残缺、不连贯的状态,处理得成功与失败是两个极点。例如,婴儿期时的最优状态是基本信任的状态,最劣状态是基本不信任的状态。核心任务的处理结果会影响人的一生。

四、人格结构理论

弗洛伊德在晚期于1923年出版了《自我与本我》一书,提出人格结构理论,将人格结构概括为本我、自我和超我三部分。这一理论假设,将人类心理概念化为本我、自我和超我这三种力量的互动。

(一)人格结构模型

1. 本我

本我(id)即原始的我,是人格中与生俱来的、最原始的潜意识部分,是人格形成的基础。本我由先天的本能、基本的欲望(如饥饿、口渴、性欲等生理需求)组成。本我遵循快乐原则,追求本能能量的释放和紧张的解除。本我包含潜意识的驱力,特别是性驱力和攻击性驱力。根据弗洛伊德的观点,我们每个人都带着一定量的心理能量,在新生儿身上,内在能量完全集中于本我身上。本我指的是生物驱力(性和攻击),所有人生来就有。源于内在生理力量的驱力寻求释放,主观体验到的驱动张力的积累是不愉快的,而释放张力是愉悦的。本我完全是非理性的,不知道善恶和价值,遵循快乐原则,纯粹是潜意识的,其中的本能冲动不可能达到意识层面。

2. 自我

自我(ego)是从本我中分化出来的,一部分是潜意识的,一部分是意识的,而自我主要为意识的,是本我经受外部世界影响而形成的知觉系统,是自己可以意识到的执行思考、感觉、判断或记忆的部分。自我处于本我和超我之间,其任务是调节本我和超我之间的矛盾,属于人格中比较理性、真实的部分。遵循现实原则,它合乎逻辑,受现实原则支配,选择适当的对象和途径来满足本我的需要,为本我服务。

3. 超我

超我(superego)是从自我发展出来的一部分,是道德化了的自我。超我是个体在成长过程中内化道德规范,内化社会及文化环境的价值观念的产物。它处于人格的最高层,遵循完美道德原则,其功能是监督自我、限制本我的本能冲动。其特点是追求完美,要求自我按社会可接受的方式去满足本我。它与本我一样是非现实的,大部分处于潜意识状态。

(二)三种人格结构间的关系

弗洛伊德认为,人格的这三种构成——本我、自我、超我之间不是静止的,而是不断交互作用着的。本我在发生上先于自我;自我为本我的本能服务;自我在超我的监督下,按现实可能的情况,只允许来自本我冲动中的有限内容表现出来。在一个健康的人格之中,这三种结构的作用必然是平衡的、协调的。如果本我的冲动和欲求强烈,超我又给予严厉限制和压抑,自我难以承受,就会不断启动各种不成熟的、神经症性的甚至是精神病性的心理防御机制,个体就会出现神经症或精神病性的症状。

五、防御机制

在人格的本我、自我、超我三种成分中,自我既要受到超我的监督,又要为本我服务,并要经受现实环境的制约。为了更好地协调这三种成分的关系,摆脱由此带来的焦虑,自我会采取一定的方式来协调各方面的关系,使超我能够接受,而本我又能满足,同时又能适应现实环境。这种方式就是防御机制。

防御机制(defense mechanism)是个体应付各种紧张性刺激,防止或减轻焦虑或愧疚的心理压力,维护心理安宁的潜意识心理反应。恰当地应用防御机制,可以暂时减轻或消除心理痛苦,避免精神崩溃,但如不适应的过度应用,会妨碍对现实的正确考察,无法从根本上解决问题。自我防御机制主要有如下形式。

(一)自恋性防御机制

它是一个人在婴儿早期常常使用的防御机制,是最原始的、无视现实而自己希望的防御机制。早期婴儿的心理状态,属于自恋的,即只照顾自己,只爱恋自己,不会关心他人,加之婴儿的自我界限尚未形成,常轻易地否定、抹杀或歪曲事实,所以这些心理机制就是自恋性防御机制。在成年人中精神病来访者常使用这一防御机制,所以也称为精神病性防御机制。

1. 否认

否定(denial)是一种比较原始而简单的防御机制,其方法是借着扭曲个体在创伤情境下的想法、情感和感觉来逃避心理上的痛苦,或将不愉快的事件否定,当作它根本没有发生,来获取心理上暂时的安慰。否定与压抑极为相似。唯否定不是有目地的忘却,而是把不愉快的事情加以否定。这种现象在日常生活中处处可见,许多人面对绝症,或亲人的死亡,就常会本能地说"这不是真的",用否定来逃避巨大的伤痛。

2. 投射

精神分析学者认为,投射(projection)是个体自我对抗超我时,为减除内心罪恶感所使用的一种防御方式。投射是指把自己的性格、态度、动机或欲望,投射到别人身上。常见的精神病来访者的被害妄想也来源于投射作用。

3. 歪曲

歪曲(distortion)是对外界的事实加以曲解变化,以符合内心的要求,也是无视外界事实,属于精神病性防御机制。以歪曲作用而呈现的精神现象,以妄想和幻觉最为常见。

(二) 不成熟的防御机制

不成熟的防御机制出现于婴儿期,成年人中出现于较轻的精神病来访者,包括退行、幻想等。

1. 退行

退行(regression)是指当个体遇到挫折时,以早期发展阶段的幼稚行为来应付现实,目的是获得他人的同情,减轻焦虑。弗洛伊德认为,倒退有两种:一种是对象倒退;二是驱力倒退。当人受到挫折无法应付时,采用退行的防御机制,表现为放弃已经学会的成熟态度和行为模式,使用以往较幼稚的方式来满足自己的欲望。如某些性变态来访者就是如此,成年人遇到性的挫折无法满足时就用幼年性欲的方式来表达非常态的满足,例如在异性面前暴露自己的生殖器等。

2. 幻想

幻想(fantasy)是指,当人无法处理现实生活中的困难,或者无法忍受一些情绪的困扰时,将自己暂时离开现实,在幻想的世界中得到内心的平静和达到在现实生活中无法经历的满足。幻想可以是一种使生活愉快的活动(很多文学、艺术创作都源自幻想中),也可能有破坏性的力量(当幻想取代了实际的行动时)。幻想可以说是一种思维上的退化。因为在幻想世界中,可以不必按照现实原则(reality principle)和逻辑思维来处理问题。

(三) 神经症性防御机制

这是儿童的自我机能进一步成熟,在儿童能逐渐分辨什么是自己的冲动、欲望,以及什么是现实的要求与规范之后,在处理内心挣扎时表现出来的心理机制,包括压抑、反向形成、隔离、理智化。因常被神经症来访者使用,故统称神经症性防御机制。

1. 压抑

压抑(repression,亦译"潜抑")是各种防御机制中最基本的方法,是指个体将意识不能接受的欲望、情感、冲动经验和记忆放逐到潜意识中去,使之不为意识所觉知,以避免产生焦虑、恐惧、愧疚的过程。这是一种动机性遗忘(motivated forgetting),即个体在面对不愉快的情绪时,不知不觉有目的地遗忘(purposeful forgetting),与因时间久而自然忘却(natural forgetting)的情形不一样。被压抑的经验并未真正消失,而是处于潜意识之中,积极寻找宣泄的出口,常以梦、口误、笔误的伪装形式出现,获得暂时的、象征性的满足,有时表现为神经症症状。压抑的概念有两层含义:压抑是一种主动遗忘的过程;被压抑的思想观念没有消失,而是在潜意识中积极地活跃着,一旦条件许可,如潜意识中的稽查者放松警惕,他们就会伪装后进入到意识中。比如,俄狄浦斯情结、偷窥冲动等与意识层面(包括社会道德等约束和信条)决然冲突的心理力量,不被意识接受无法进入意识层面活动,但它们仍然在潜意识层面有力活跃着,只不过是已经不能被意识觉察而已。

2. 反向形成

反向形成(reaction formation)是指,当个体的欲望和动机不为自己的意识或社会所接受时,唯恐自己会表现出来而将其压抑至潜意识,并再以相反的行为表现在外显行为上。换言之,使用反向形成者,其表现的外在行为,与其内在动机是成反比的。在性质上,反向行为也是一种压抑过程。反向行为,如使用适当,可以帮助人在生活上适应;如过度使用,不断压抑自己心中的欲望或动机,且以相反的行为表现出来,轻者不敢面对自己而活得很辛苦、很孤独,过度使用将形成严重心理困扰。在很多精神病来访者身上,常可见这种防御机制被过度使用。

3. 隔离

隔离(isolation)是指把部分事实从意识境界中加以隔离,不让自己意识到,以免引起精神上不愉快的心理过程。最常被隔离的是与事实相关的个人感觉部分,因为这种感觉易引起焦虑和不安。

4. 理智化

理智化(intellectualization)是指在体验和谈论冲突的话题时,就事论事,不带有相应的感情色彩。比如,来访者在谈论小时候受了多少苦而被人冤枉被痛打的时候,能够详细讲述具体的细节,但是在情感方面显得很平静,好像在谈论其他人经历的事情。

(四)成熟的防御机制

这是指自我发展成熟之后才能表现出来的防御机制。其防御方法不但比较有效,而且可以解除或处理现实的困难、满足自我的欲望和本能,也能为一般社会文化所接受。这种成熟的防御机制包括升华、补偿、幽默等。

1. 升华

升华(sublimation),即被压抑的不符合社会规范的原始冲动或欲望另辟蹊径用符合社会认同的建设性方式表达出来,并得到本能性满足。它是一种成熟的防御机制,是儿童期原始冲突健康地进化到成熟的、没有冲突的水平。比如,用跳舞、绘画、文学等形式来替代性本能冲动的发泄。

2. 补偿

补偿(compensation)是指,当个体因自己生理或心理上的缺陷致使目的不能达成时,改以其他方式来弥补这些缺陷,以减轻自己的焦虑,建立自尊心。就作用而言,补偿可以分为消极性补偿和积极性补偿。消极性补偿是指个体使用来弥补缺陷的方法,对个体本身没有带来帮助,有时甚或带来更大的伤害。积极性补偿是指以合宜的方法来弥补自身缺陷。积极性补偿运用得当,会带给我们人生一些好的转变。

3. 幽默

幽默(humour)是指以幽默的语言或行为来应付紧张的情境或表达潜意识的欲望。通过幽默来表达攻击性或性欲望,可以不必担心自我或超我的抵制,在人类的幽默(笑话)中关于性爱、死亡、淘汰、攻击等话题是最受人欢迎的,它们包含着大量的受压抑的思想。

个体防御机制除了以上几种主要形式之外,还有被动攻击、投射认同等多种形式。个体在使用这些防御机制时,经常是多种形式同时或联合使用。

第三节 精神分析的治疗技术

一、精神分析个体治疗

(一) 治疗关系的建立

精神分析疗法发展至今,治疗者已经认识到治疗过程需要关注来访者与治疗师之间的深层互动,焦点集中于双方的关系。

1. 移情和反移情

严格来说,移情(transference)和反移情(counter-transference)并不是某种治

疗技术,而是精神分析治疗中出现的现象,是在来访者与治疗师之间呈现出的关系。由于做精神分析治疗所用的时间很长,来访者会把对自己的重要关系中的人物,如父母、亲人等的感情转移到治疗者身上,即把早期对别人的感情转移到治疗者身上,把他当成自己的父母、亲人等。这种移情有的是正性的、友爱的,有的是负性的、敌对的。治疗者通过移情可以了解到来访者对其亲人或他人的情绪反应,引导来访者讲出痛苦的经历,揭示移情的意义,使移情成为治疗的推动力。由于精神分析治疗认为来访者在分析过程中都会对治疗者产生移情,两者之间的治疗关系可以通过移情和反移情深入下去。

反移情则是治疗师将自己重要关系中人物的感情转移到来访者身上。觉察反移情往往也是治疗师理解治疗关系互动特点的重要途径。建立在安全治疗关系前提下,治疗师对自己情感的适度自我暴露也可能成为与来访者建立关系联结的重要手段。

2. 工作联盟

工作联盟(work alliance)是在来访者与治疗师相互作用过程中建立起来的一对一的、互动的操作性和建设性的合作关系。这种相互作用是来访者与治疗师之间的真实人格特征的相互作用。来访者对这种关系的扭曲或错误知觉并不全是移情的作用,还部分由来访者人格结构中一些相对稳定的特质决定,来访者人格结构的这些特质与他们建立并保持稳定客体关系的能力直接相关。

精神分析个体治疗对来访者的心理领悟能力要求较高。对于较为严重的来访者需要结合药物治疗或住院治疗,稳定来访者情绪,提高来访者的认知功能,才能更好地解决来访者的心理疾病。

精神分析个体治疗针对个别来访者工作。患有心理疾病不仅仅是来访者单一个人因素所致,其问题根源往往与原生家庭有关,必要时还需要结合家庭治疗来调整来访者的外部环境,争取家人的支持和理解。

精神分析个体治疗属于长程治疗。由于精神分析个体治疗针对人格结构和深层心理问题做工作,力求达到对人格结构的修补和完善,因此耗费的时间和精力要比其他取向治疗更长更多,而其疗效则相对更加稳固。因此,适合具有稳定的经济实力和家庭支持的来访者。

对于无法坚持长程精神分析的来访者,可以考虑采用短程精神分析治疗,设定短期的治疗目标,而不是一味地追求获得洞见和了解自我,把时间留给治疗后的自我反思和调整。

(二) 治疗设置

1. 治疗目标

从历史的角度而言,获得洞见和了解自我被视为精神分析理论及心理动力学取向治疗的终极目标。自20世纪50年代起,精神分析取向治疗师普遍认为建立治疗关系本身也是治疗的重要目标,并认为来访者改变来自建立可以为其所用的治疗关系。不同的理论治疗目标的侧重点亦有不同。经典精神分析注重用诠释来消除冲突,客体关系理论注重改变来访者的内在客体关系。自体心理学取向的治疗目标则在于增强自体的整合。

2. 治疗合约

精神分析心理治疗最初是治疗师与来访者协商形成治疗合约。治疗合约可以建立一个治疗框架,并界定治疗师和来访者各应担负的责任。治疗合约包含明确责任和治疗规则,保证良好的治疗环境。

传统的精神分析的会谈方式一般是在安静、温暖的房间内,让来访者斜躺在舒适的沙发椅上,面朝天花板,以便集中注意力于回忆上。治疗师坐在来访者身后,每次会谈的时间为45—50分钟,每周会谈5次左右,治疗过程需要半年以上,有的达到3年之久。现代的精神分析疗法已经与经典的精神分析有所不同,不再采用其传统方式,只是运用精神分析的理论与原则,而采取面对面的普通会谈方式,每周会面一到两次,在数月内短期进行治疗工作;更多地使用支持性干预,比如安慰、表达同情和支持等;治疗师可以有更多的自我暴露;治疗的重点在于现实的压力事件,而不是童年经历或幻想材料,故现代的精神分析又被称为分析性心理咨询与治疗或者动力性心理咨询与治疗。

(三) 治疗中的主要技术

精神分析疗法经过多年的发展已经形成一套成熟的理论和方法。经典的精神分析技术是从弗洛伊德让来访者做自由联想开始,后来又强调分析移情,此外还有阻抗分析、释梦等。

1. 自由联想

自由联想(free association)是弗洛伊德在1895年创造的精神分析疗法的重要技术之一。他让来访者很舒适地躺着或坐好,把自己想到的(进入头脑中的)一切都讲出来。在弗洛伊德看来,浮现在脑海中的任何东西都不是无缘无故的,都是有一定因果关系的,借此可以发掘出潜意识之中的症结。自由联想是来访者和分析师沟通的主要模式。自由联想需要来访者放松自己对思考流程习惯性的控制,说出脑中的想法,自由联想的前提是自我相对成熟整合、观察性自我等自我功能良好,足以维持观察性自我与体验性自我之间的分裂状态。对于有自我缺陷或精神病性症状的来访者,自由联想可能反而更加导致退行。

治疗师鼓励来访者尽量自由地、无拘无缚地表达内心所想,不需要在乎说得是否正确或是否合乎逻辑。坚持要来访者说出所想的任何事情,不要有任何隐瞒。特别是那些不想说或者不好意思说的东西,说出来尤其有意义。这种表达方式,称为自由联想。

自由联想的具体做法是,让来访者在一个比较安静、光线适当的房间内,躺在沙发床上随意进行联想。治疗医生则坐在来访者身后,倾听他的讲话。事前要让来访者打消一切顾虑,想到什么就讲什么,医生对谈话内容保证为他保密。鼓励来访者按原始的想法讲出来,不要怕难为情或怕人们感到荒谬奇怪而有意加以修改。因为越是荒唐或不好意思讲出来的东西,越可能最有意义并对治疗方面价值最大。在进行自由联想时要以来访者为主,医生不要随意打断他的话,当然在必要时,医生可以进行适当引导。自由联想的最终目的,是发掘来访者压抑在潜意识内的致病情结或矛盾冲突,把他们带到意识域,使来访者对此有所领悟,并重新建立现实性的健康心理。

自由联想适用于各类神经症、心因性精神障碍和心身疾病等来访者,也可以用于部分早期或好转的精神分裂症来访者,但不适用于发病期的精神分裂症、躁郁症和偏执性精神病等来访者。

2. 分析移情

与其他心理治疗方法的本质区别,在于精神分析对移情这一领域深入细致的研究和探索。

当来访者的某一种感情上升到意识层面,而这种感情又仍然与潜意识中的种种记忆相联系时,这个来访者就会造成一种对治疗师的错误联结,这是弗洛伊德对于移情(transference)的定义。之后,安娜·弗洛伊德提出移情是指那些来访者由于他与治疗师的关系引起的冲动性体验,这些体验并不是由客观分析咨询场景造成的,而是起源于来访者早期的客体关系,是这些客体关系在强迫性冲动作用下的重现。后来,门宁格(Karl A. Menninger)和霍尔兹曼(Philip S. Holzman)对移情作了这样的概括:移情就是来访者潜意识地指向某个治疗师的各种非现实的角色和身份,这种情形发生在精神分析疗法的退行过程中,来访者对那些角色和身份的回应,通常起源于他们早年的经历。移情有三个显著特点:一是在当前情境中显现过去;二是显现熟悉而亲近的人;三是拒绝接纳新的信息。

移情可以分为正性移情和负性移情。正性移情是指来访者向治疗师投射爱、依赖等正性感受,来访者希望治疗师能给予他要求的满足,并拒绝接受移情的解释。负性移情则是指来访者敌意、侵犯、轻视等态度的表现。当来访者不能容忍这种情感,或者说负性移情占上风时,咨询过程很有可能瘫痪,乃至来访者中止咨询。当来访者服从和容忍这种负性移情时,则要么是一种微妙的、潜在的妄想性防御,要么是一种潜在的受虐倾向,或是对正性移情的防御,抑或是三者的结合。正性移情与负性移情的区分并不是绝对的,两者可以相互转化,这在一定时候甚至是突然的。当移情较强烈时,正性的或爱的移情就可能含有色情的愿望,而负性的或攻击的移情则可能含有破坏的或恨的愿望。这些强烈的感情代表着来访者在儿童心理发展关键时期与父母、其他重要人物之间关系的再次体验。

分析移情的技术和技巧。治疗师的任务是鼓励来访者充分发展移情的每一步,在恰当的时候开始处理来访者对分析的阻抗。咨询中治疗师揭示来访者移情的机制,是为了使这些情感再次进入意识,让造成来访者心理痛苦、形成来访者人格的重要原因暴露出来。治疗师使用的主要技术包括:(1)镜像作用。治疗师应能使来访者最大限度地表达能反映来访者重要经历的移情反应。治疗师应能作为来访者的镜子,忠实地反映出来访者的喜怒哀乐,使来访者能通过治疗师反照看清自己。(2)中立的态度。治疗师与来访者保持一定的陌生感,对精神分析这种长时间心理咨询方式来说非常重要。来访者对治疗师缺乏确切的了解,就更容易产生幻想,来访者对治疗师越是所知甚少,越是容易相信自己不恰当的反应是一种投射。而这些幻想和投射就产生移情来说是必需的。(3)节制原则。来访者的症状通常具有一定的功能,导致来访者就医的症状常常部分是压抑的本能冲动寻找满足的方式。咨询期间来访者会自然地寻找关怀、注意等替代性满足,此时只要治疗师能克制自己的情感活动,坚持不提供替代满足,那么来访者就可能把这种本能冲动直接投向治疗师。而来访者长时间得不到满足,就可能被诱导退行,是来访者神经症症状通过移情而重演。

分析移情的基本过程包括展示移情、澄清移情、解释移情和修通移情。来访者必须面对和意识到自己的移情反应,如果来访者意识不到,治疗师就必须指出并将移情反应展示出来。当来访者已经能认识移情反应,治疗师可以通过提问来确定移情的存在,进而全面深入地澄清移情的细节。分析移情的目的是解释移情反应的潜意识根源,使来访者能从本质上了解自己的心理现象。解释移情是精神分析的独特技术,它意味着将来访者潜意识的内容转变成意识内容。通过解释移情得到的内省力被不断重复和完善,内省力的重复对分析解决阻抗是必需的,这样能帮助自我放弃惯性防御而尝试新的方法,不断重复也使自我具有充分时间积蓄力量,去解决放弃惯性心理防御方式后导致的焦虑。

3. 分析阻抗

在精神分析疗法中,阻抗被认为是来访者抵抗医生对其施加影响的一切因素。在咨询中,这些抵抗力量导致并维持来访者将痛苦的记忆与意识相分离。

阻抗(resistance)意味着对抗,是来访者对分析进展、治疗师和分析性方法及过程起反作用的力量,也就是阻碍来访者的自由联想、妨碍来访者试图回忆和达到对顿悟的理解领会、针对来访者的合理化自我及想改变的愿望起反作用的力量。

阻抗可以是意识、前意识和潜意识的,可以用情绪、态度、观念、冲动、想法、幻想或行动的方式来表达。阻抗可以分为自我协调性阻抗和自我不协调性阻抗。阻抗可以各种微妙和复杂的形式发生。在精神分析疗法中,所有的行为都可以为阻抗的目的服务,所有的行为都有冲动和防御两个成分。来访者的阻抗可以表现为沉默,总在谈论琐事,回避特定的主题,谈话形式一成不变,迟到、失约、忘记付费,梦的缺失,厌烦情绪,付诸行动等。阻抗的表现是外在的,但根源是潜意识中本能地阻止被压抑的心理冲突重新进入意识的倾向。当自由联想接近这种潜意识的心理症结时,潜意识的阻抗就自然发生作用,阻止潜意识被真实地表达出来。精神分析理论认为,当来访者出现阻抗时,往往正是来访者的心理症结所在。

对阻抗的分析首先是识别出阻抗,进而展示阻抗,澄清阻抗,最终的目的是解释阻抗。分析阻抗的过程中,分析阻抗前,需要治疗师告诉来访者将要分析什么,也就是来访者应该知道他是否在阻抗,他正在阻抗什么,为什么要阻抗,以及他是怎样阻抗的。

分析阻抗的时机和节奏需要治疗师通过观察和通情来判断。在分析阻抗的过程里,可以使用"先于内容解释阻抗"的原则,即在分析阻抗的最初,只是向来访者指出他们在阻抗,让来访者注意到自己的阻抗,等之后恰当的时机出现,再同来访者分析为什么要采取阻抗,以及防御的是什么。

在分析阻抗的动机时,常需寻找引起阻抗的情感以及情感背后的根源。来访者的阻抗通常是为了躲避某种体验,但引起某种体验的源头可能是既往的经历和体验。有时分析阻抗的最佳途径不一定通过情感体验或过去经历,而是通过阻抗方式,特别是被同一个来访者反复使用的同一种阻抗方式,提示这一个体的行为特征和性格倾向。针对这种习惯性阻抗形式,分析师要找出特征性防御的捷径。一旦来访者认识了阻抗方式,就可以在咨询之外寻找类似的行为模式,并确定这种行为模式的目的和演化,并最终了解此行为模式的由来,了解是什么原因使来访者形成习惯采用这种方式阻抗。

在临床过程中,有一些处理阻抗的技术:放慢咨询进程;减轻来访者情绪压力(对幽默自然而然地使用);增加情感支持和接纳;治疗师对来访者阻抗的现实接受;对私人情感的分享(通情);提供选择,使用非权威性语言;利用身体表达;使用系统论的一些方法(重新赋义、家庭作业)。

4. 释梦

弗洛伊德认为,"梦是我们了解潜意识的途径"。释梦(dream interpretation,亦称"梦的分析")不仅能了解一般情况下的潜意识心理过程和内容,而且能了解那些被压抑的、被排斥于意识之外的、在自我防御活动时才表现出来的心理过程和内容。

梦的显意与梦者最近的经验有关,而梦的隐意与很早以前的经验有关。具体来说,梦的材料包括:(1)梦总是以最近几天印象较深的事为内容;(2)梦选择材料的原则不同于觉醒状态的原则,而是专门找一些不重要的、被轻视的小事;(3)梦完全受儿时最初印象左右,而往往重现儿时经历的细节。

梦的来源包括:(1)最近发生且在精神上具有重大意义的事件,可以直接表现于梦中;(2)几个最近发生而且具有意义的事实,于梦中凝合成一个整体;(3)一个或数个最近而有意义的事件,在梦中以一个同时发生的无足轻重的印象来表现;(4)一个对梦者很有意义的经验(经过回忆及一连串的思潮),经常以另一最近发生但无甚关系的印象作为梦的内容。

在睡梦中,意识的稽查工作也不曾停止,潜意识的愿望和冲突只有通过乔装打扮以改头换面的方式出现,才能混过意识的稽查,出现在梦中。这一过程称为梦的工作。梦的工作主要有四种方式：(1)凝缩(condensation)，是指集中隐意以一种象征出现；(2)移置(displacement)，也叫置换，是指将被压抑的观念或者欲望换成一个不重要的观念，但在梦中却占有重要的位置；(3)象征化(symbolization)，也叫戏剧化，是指用具体的形象来表示抽象的欲望；(4)润饰(remodification)，即在清醒后把梦中无条理的材料进行系统化以掩盖真相。做梦者在梦醒过程中，往往会无意识地对自己的梦进行修改加工，使它比较有次序或合乎逻辑一些，或者将梦中最有意义的东西反而置于次要或不显著的地位。

弗洛伊德认为，梦的分析（释梦）与梦的工作是两种相反的过程。如果说梦的工作是把一个东西深深地埋藏起来，释梦则是把它挖掘出来。从这个角度上来讲，隐梦变为显梦的过程叫作梦的工作，由显梦回到隐梦就是释梦的过程。我们可以使用自由联想等方法进行释梦。在释梦时，我们可以问来访者对于梦中的某一成分有什么联想，让他将原来的观念留在心头，任意想象，这叫作对梦的自由联想。

5. 解释

解释(interpretation)是治疗师运用自己的潜意识、同感和知觉以及理论知识，对来访者呈现的精神现象进行说明和解释。解释通常超越显而易见的东西，指出这些精神现象的含义和原因需要来访者的回应来确定。解释的过程是一种解释性的说明，把来访者的感受、想法和行为与它的潜意识意义或者根源联结起来。解释的重点往往在移情以及来访者过往和当下的处境，或者是来访者的阻抗或幻想。治疗师需要注意解释的内容，以及对来访者转达诠释的过程。来访者为接受资料或不知不觉地把它变为自己的观点所做的准备状态是要重点考虑的方面。治疗师如果解释得太深奥，来访者也许不能接受它并把它引到自觉的意识状态中去。一般而言，只有在潜意识的题材将浮现在意识层面而被来访者察觉时，治疗师才会给予诠释。

6. 修通

解释往往被阻抗干扰，需要治疗师不断重复诠释。这种反复诠释移情及阻抗，最后使得来访者洞见深植于来访者意识层面的自我知觉过程，称为修通(working through)。门宁格提出，在治疗中，来访者在治疗师反复的诠释下，将自己的外在关系模式和移情模式同与家人的关系联系起来，使得潜意识中发生的联结浮现到意识层面，洞察这种关系，继而能够掌控它，而不为它所困。从客体关系理论角度出发，这是来访者自体—客体—情感三者的结合体，不断浮现在移情、移情外的人际关系以及过去关系的记忆中。治疗的良好效果，是来访者通过移情来重新体验这些核心的关系模式，并在当下的治疗关系中获得新的关系体验。

（四）治疗的终止

当修通已经取得足够的进展时，治疗师与来访者就可以共同商议一个结束治疗的时间。在治疗的终止阶段，来访者会呈现用较适应的方法去处理即将面临的与治疗师的分离。治疗师逐渐越来越多地看到来访者生活在真实情境中而不是移情性神经症中。症状消除，不良的性格特征被改变，最终来访者和治疗师双方都同意结束治疗。

1. 处理分离焦虑

在终止期要面对的主要冲突是分离焦虑，个体与某种有意义的关系的分离会有丧失反应。但谈到分离焦虑则是指较严重的丧失体验，它是一种忧伤的反应，忧伤的原型通常是生命中某个至爱的人。怎样面对终止，反映了来访者已经达到的自我功能水平。较理想的长程治疗的结果是，来访者能感受悲哀、丧失和忧伤，同时也能体验自由和安宁。

2. 处理治疗中断

治疗师需要与来访者从分析移情和阻抗的角度来讨论治疗中断的原因、作用和隐意。在重拾治疗关系时，需要双方共同讨论决定新的治疗目标和设置。

3. 来访者的脱落

脱落（drop-out）指来访者在既没有获得治疗师的同意，也没有达到与治疗师共同设定的治疗目标之前，就决定提前终止访谈的情况。脱落对来访者和治疗师都会产生影响。对治疗师来说，脱落产生的反移情是理解来访者脱落的工具。造成脱落的原因有很多，既有治疗师自身的因素（经验不足、缺乏对来访者的抱持、态度等），也有来访者自身的因素（对治疗的阻抗、付诸行动的防御、移情的因素等），还有治疗本身的因素（服药、收费等）。

二、精神分析团体治疗

团体心理治疗是指团体成员就大家共同关心的问题进行讨论，观察和分析有关自己和他人的心理与行为反应、情感体验和人际关系，从而使自己的行为得以改善。动力性团体心理治疗是以精神分析理论为指导的一种特殊的团体治疗形式，工作方式是在清晰严明的设置框架内，为组员提供安全、稳定、包容、接纳、尊重的抱持性空间,协助组员情感的流动和修通,增进自我觉察。

(一) 组建团体

1. 确定指导者

精神分析治疗团体中指导者的指导模式可以各有不同,既可以是旁观成分较多的指导模式,也可以是对成员活动的参与和支持度比较高的指导模式。指导者的主要任务是要发现并处理好团体内复杂的移情反应。随着团体内相互作用的加强,指导者需要通过分析去推断成员潜意识中的动机以及这些动机产生的根源。

此外,指导者还应该发挥这些作用:(1)在团体需要支持,又缺乏支持的时候给予团体支持;(2)看到团体巨大的潜在力量;(3)采取必要的措施来解决团体内部冲突;(4)通过开放自我的情感来创造融洽的气氛,觉察团体内部破坏性的关系等。

为了有效履行这些职责,团体指导者在整个治疗过程中体察自身的心理动力状态和反移情状况非常重要。为此,团体指导者需要相互协商和必要时接受督导。团体指导者的自我治疗,对他们体察自己的反移情、自身的需要和动机,以及对团体治疗有很大的影响。

2. 招募成员

精神分析团体治疗分为封闭式团体和开放式团体。招募成员时,除了需要说明团体的理论取向之外,还需要说明团体进入和退出的规则。

(二) 团体的设置和约定

1. 设置

一般是由1—2名治疗师主持,由2位治疗师带领时分主治疗师和辅助治疗师,职责和分工不同。治疗对象可以由8—15名具有相同或不同问题的成员组成。治疗以聚会的方式出现,可以每周1次,每次时间1.5—2小时,治疗次数可以视来访者的具体问题和具体情况而定。团体指导者有义务塑造安全的治疗环境,避免团体成员受到伤害。在团体开始之前,治疗师与成员有一到两次见面的机会,使彼此能够认识和熟悉,降低进到团体里的害怕和恐惧。在治疗期间,不在团体成员中发展亲密或私人的关系。

2. 约定

一般在团体开始前,团体带领者需要与成员约定以下内容:(1)保密。在成员自我暴露后,不得向团体外的成员泄露成员的隐私。不在团体以外的场合和时间,讨论团体中发生的事。(2)守时。认可并遵守团体的设置和共同的约定,按时参加。

(三) 团体治疗的过程

精神分析团体治疗过程主要包括重新体验、分析、讨论和理解过去经历并修通潜意识中的自我防御和阻抗。在团体精神分析的治疗过程中,感悟力和理性思考很重要,而与自我认知相关的感受和记忆则更为重要。因为来访者需要重新思考和重构自己的过去,解决压抑的内心冲突以了解自己的行为如何受潜意识的影响。团体精神分析治疗的过程通常都是长时间、深入剖析的过程。团体就像一个家庭,由不同的成员组成,每一个成员都将在团体中重新体验他们最初在家庭中体验到的心理冲突。团体中重视的是个体的早期家庭的经历,以帮助成员解决积压在心中的问题。每个成员对其他成员和带领者的反应其实是反映了他们早期家庭中的动力关系,虽然这些反应是表现在此时此地的团体中,却能反映出个人的早年经历。带领者要清楚成员在团体中与其他成员和治疗师的关系模式同成员早期家庭中的动力关系之间的联系,对团体内的关系模式要尽可能去分析修通。

精神分析团体治疗的优势:(1)团体成员之间能够建立起与自己的家庭相类似的亲密关系。比起个体精神分析,在团体精神分析中,参与者能够减少对治疗师的依赖,因为他们可以从其他的成员那里得到反馈。(2)在团体中成员们会有更多的机会体验对其他成员和指导者的移情,而且通过对其他成员的观察,成员们可以领悟更多的情绪表达方式。(3)团体情境能够鼓励成员们检视自己的防御机制。与一对一的治疗相比,在团体的互相揭示和探索的氛围中,阻抗更容易去除。

(四) 团体的结束

团体的带领者(治疗师)根据设定的团体治疗的持续时间和目标,在评估治疗目标是否达到的基础上,决定结束团体。在封闭式团体治疗期间,成员的退出和脱落会搅动团体的动力,可能为其他来访者带来不安、焦虑甚至愤怒的情绪,严重阻碍团体治疗的进展。

1. 治疗师的任务

在团体的终结期,团体成员不可避免地会出现一段悲伤时期。当下的分离可能会唤醒他们对早期分离的记忆,成员经历终结期治疗可能意味着丧失的痛苦。如果治疗师能够深刻理解并合理应用治疗终结期,那么它将是改变团体进程的一种重要力量。

2. 成员的任务

团体成员如果不能忍受团体终结期带来的分离痛苦,很容易寻找一系列借口过早地退出治疗。成员需要内化对团体、成员及带领者的积极体验,而不是试图忘却团体经历。否则,团体治疗效果会衰减,成员未来的成长也会缩减。

团体成员治疗结束后不仅有成长,而且会有退步。很多治疗成功的成员在遭遇一些严重应激时,仍然可以寻求治疗和干预。

第四节　精神分析的案例分析

一、案例报告

(一) 一般情况记录

1. 治疗师的基本情况

女,45岁,精神分析理论取向,国家二级心理治疗师,600小时个案咨询经验。

2. 来访者的基本资料

阿玲(化名),女,33岁,安徽人,相貌清秀,衣着色调暗沉,行为举止比较谨慎刻板;小学教师,初婚未育,丈夫离异育有一个6岁的男孩。

3. 问题主诉

因与丈夫新婚三个月,和丈夫的孩子相处时感到情绪异常,难以控制而寻求心理咨询。自己婚前认为应该能处理好与丈夫和前妻所生子女的关系,但是婚后实际相处过程中,总是因为丈夫孩子的问题而产生矛盾和争执。经单位同事介绍主动联系治疗师并要求咨询。之前没有过心理咨询的经验,对心理治疗不太了解。

4. 成长史

家庭成员包括爷爷、奶奶、爸爸、妈妈和弟弟。从小生活在农村,幼时由爷爷奶奶带大,爷爷奶奶年纪大了,身体也不是很好,经常对阿玲处于疏离的状态,母亲出现的时候都是对阿玲非常严格的管教,有时十分苛刻。父母忙着挣钱,父亲外出打工,母亲非常操劳,弟弟跟在父母身边。家庭中重男轻女的现象很严重,自小因为是女孩而受了很多委屈。上学后成绩不错,得到老师的很多表扬,建立了自信,18岁考取师范学校,可以免除学费,离开家庭独立生活,毕业后进入其他省份的学校工作。

5. 人际关系

在学校的工作中,阿玲因为比较努力勤奋,受到领导的赏识。对学生也很和善,深得学生的喜爱。与同事关系一般,没有特别交心的朋友。与母亲的关系比较复杂,既心疼母亲,又觉得母亲对自己不公平,总是在问自己要钱。与父亲的关系有些疏离,因为曾经在一起相处的时间很短。与弟弟的关系一般,但是感觉对弟弟是有照顾和帮助责任的。与丈夫在两年前相识,丈夫离婚后孩子由前妻抚养,和阿玲再婚时决定要回抚养权,阿玲也同意,并计划与丈夫再生一个孩子。平时与丈夫相处和谐,比较"听丈夫的话",也很依赖丈夫。丈夫在相处中也给予了阿玲很多照顾,阿玲比较享受丈夫给予的这种温暖、体贴的感觉。

6. 情感经历

阿玲在认识丈夫前谈过几次恋爱,第一次是在师范学校读书时,对方是同校的同学。阿玲后来因为觉得对方不够成熟而分手。后来又陆续谈过几次恋爱,有的是因为对方比自己差很多,家里不同意而分手;条件好的,又总是因为各种莫名其妙的小事情而闹不开心,最后分手。

7. 治疗中的设置和治疗进程

治疗的频率为每周两次,持续了两个月,每次治疗进行50分钟的会谈,10分钟的总结和回顾。在两个月的治疗期间,总共进行了16次访谈,第八周时来访者和治疗师共同商议了结束治疗的进程,在终止治疗后的第三周,来访者再次预约了一次访谈。整个治疗过程中,阿玲有一次因为开会而临时将访谈推迟了一小时。其他时间都能准时来访并付费。在治疗时间外,有一次因为自己的焦虑而用短信留言给治疗师。

8. 家族病史及个人的治疗经历

阿玲自述家族中没有精神疾病患者,自小也没有患过严重的躯体疾病。

(二) 治疗过程记录

1. 治疗初期

最初的3—5次会谈。重点了解来访者的主要问题、基本情况和在访谈中收集各类信息。

2. 治疗中期

重点使用自由联想、解释、澄清等技术,对阿玲的人格结构、症状和情感进行深入探索。

自由联想

治疗师:当你看到丈夫陪着孩子玩耍的时候,你有什么感受?

阿玲:我感觉他把所有的时间和精力都用在孩子身上了,什么都不干,只是陪孩子玩。我老公好像已经忘了还有我存在,我像是个多余的人。

治疗师:这个感觉让你想到什么?

阿玲:我那时候就会特别悲伤,觉得他(丈夫)好像要离我远去了一样。

治疗师:如果这一幕是一部电影,你是那个观影人,你会想到什么剧情走向?

阿玲:我会觉得那个丈夫可能会抛弃那个女人。

治疗师:这样的类似感受你曾经有过吗?

阿玲:可能有过吧。

治疗师:你可以回忆一下吗?

阿玲:(沉默2分钟。)

治疗师:想不起来也没关系,你想到什么就说什么。

阿玲:我从小生活在农村,家庭经济条件不好,所以我就特别努力,特别用功学习,我的成绩比弟弟好很多。我那时候是考上重点高中的,但是因为要住校,要花钱,我爸妈就说,你不要读书了,女孩子不需要读那么多书,以后供你弟弟上学就够了。后来我弟考上普通高中,他们就陪他去报到,还买了新鞋子给他。全家人都围着他,从来没人关注我,我就像个隐形人一样。我那天一个人在家干农活儿,疯了一样把屋后的茴草都砍光了。(哭泣……)

治疗师:我感到那时候你是既委屈又愤怒的,是吗?

阿玲:是的吧。

治疗师:愿意继续说下去吗?

……

澄清:阿玲通过对自己内心感受的探索,在治疗中期对自己的情绪失控有了一定理解,但是并不清楚自己的行为表现的原因。

治疗师:你觉得自己小时候受的是什么样的苦?

阿玲：说不好,被不公平地对待？好像又没这么简单。

治疗师：那你觉得可能还有什么？

阿玲：孤独。

治疗师：嗯。

阿玲：没人关心。

治疗师：嗯。

阿玲：冷落。

治疗师：这些加起来,是一种什么感受？

阿玲：(哭泣……)我觉得他们根本就不想要我,觉得我是个负担。

治疗师：我感到你对自己小时候的境遇很悲愤。是不是可以理解为你对父母的一种不满？

阿玲：可能是吧,主要是很多东西想要又没得到。

治疗师：比如呢？

阿玲：重视。我也是个人啊,也是他们的孩子,难道就因为我是女孩,就这样对我吗？

治疗师：我能感受到你的愤怒,就像你此刻,想到一些不公平的待遇,就会感到愤怒,是吗？

阿玲：是的,我是很难过,也对他们很生气。

治疗师：我还注意到,你在很多这样的情境下都会情绪激动,就像你丈夫没有公平地将时间和关注分给你和他的孩子,你也会难过、愤怒。

阿玲：好像是这样的。

……

解释：在第八次咨询时,阿玲没有按照约定时间前来咨询,而是提前一个小时发信息给治疗师告知她的会议没有结束,要延迟一小时开始咨询。

治疗师：我们可以谈一下刚才你请假要推迟一小时咨询时的感受吗？

阿玲：可以,我请假之前觉得很忐忑,非常担心。

治疗师：你担心什么？

阿玲：我也说不好,就是觉得自己好像做了错事。

治疗师：做了错事会怎样？

阿玲：(沉默)我从小都很乖,不敢做错事。

治疗师：为什么是不敢？

阿玲：不知道，好像觉得我如果做错事，就更没人喜欢我了。

治疗师：不喜欢，你会怎样？

阿玲：就像我爸妈那样，不管我吧。

治疗师：那么是什么勇气让你最后还是决定打电话给我请假？

阿玲：不知道，也许是因为比起无缘无故不来咨询，请假会好一点吧。

治疗师：那你担心我会不喜欢你吗？

阿玲：好像没有以前那么担心了。以前我一点都不敢迟到，我要提前很久出门。

治疗师：我可以理解为，你觉得我不会因为这种事而不管你了吗？

阿玲：好像是的。我虽然担心你会不喜欢我，但是我好像并不觉得你会因为这个而不管我了。

治疗师：也就是潜意识里，你觉得如果你不够好，就会没人管（或者叫抛弃），像你爸妈对你的那样。

阿玲：是的。

治疗师：所以你一直都很乖巧，和我的咨询关系里，你也不敢犯错，也很努力地变好，像个乖女儿一样。是吗？

阿玲：是这样的。

治疗师：那你觉得你和其他人相处，尤其是和丈夫相处，有什么类似的地方吗？

阿玲：有的。

治疗师：就像你说的，你很听他的话。是不是也是因为怕没人管你，怕被抛弃？

阿玲：是的。好不容易有人愿意管我，我特别珍惜。

……

3. 治疗结束阶段

在第十四次咨询时，阿玲开始与治疗师讨论结束咨询的问题。阿玲感到咨询帮助她化解了与丈夫孩子的相处矛盾，也理解了自己产生情绪的原因，咨询目的基本达成，可以自己慢慢消化和化解过往经历中自己积累的问题，并表示对治疗师的感谢。治疗师承诺会始终保留联系方式，如果阿玲再遇到困惑，可以再次寻求帮助。在咨询中止后的第三周，阿玲再次联系治疗师，问能否重新预约咨询。第十五次和第十六次咨询中，阿玲主要跟治疗师讨论了亲密关系的模式,一想到还准备生孩子,就很焦虑,害怕自己不能给孩子很好的养育,让孩子留下心理上的伤痕,就像自己一样。这两次咨询集中于处理阿玲的焦虑情绪,帮助她理解自己为什么在咨询结束的时候,焕发出新的焦虑。两次咨询后结束了和阿玲的工作。

二、案例分析
(一) 治疗中的评估
1. 心理发展的评估

精神分析学派认为,心理治疗从本质上说就是努力修通早年心理发展受挫的过程。也就是说,与来访者有关的关键问题都与心理成熟过程有关。因此,有必要了解正常的心理发展过程以及评估来访者某一问题体现的是冲突抑或是发展受挫。本案例中阿玲的心理发展有冲突的部分,也有发展受挫的部分,但总体来说没有特别固着的问题。冲突的部分是指阿玲建立亲密关系的对象,是希望能找到像父亲的感觉,希望能够得到父亲全部的爱,但是又选择了二婚丈夫,有个孩子与她竞争这份父爱。这在一定程度上反映了阿玲的俄狄浦斯冲突没有得到解决,并自己在现实中制造了竞争的局面。

2. 防御机制的评估

从广义的概念说,整个精神分析治疗的过程中,都会引发防御。这一过程为治疗师提供了机会,可以识别并利用这些防御反应的观察,来理解来访者对某些防御方式的依赖与其性格和症状的关系。同时,治疗师也可以通过评估来访者的防御来帮助诊断。在治疗过程中,与来访者讨论其防御方式的体验和选择,有助于促进来访者防御方式的改变和策略的变化。本案例中阿玲的防御机制主要使用了投射、反向形成、退行、压抑等神经症性防御机制为主。阿玲让丈夫的孩子称呼自己"姐姐"可以理解为一种退行的表现,同时阿玲在丈夫身上投射了很多对父爱的渴望。

3. 移情的评估

近几十年来,大多数治疗师都很清楚,在尽力理解欲望和恐惧的过程中,其实很大一部分是理解人最深层次的渴望和与之有关的焦虑。通过评估一个人的情感世界,可以对此人有更多的了解。通常治疗师凭主观感受去评估情感,借助言语交流、肢体语言、表情和音调等实现情感传递。治疗师通过对自己情感的评估作出关键的诊断性推断。例如,在咨询最初阶段,治疗师可以感到阿玲对治疗师的"讨好"和"乖巧",这是阿玲对治疗师的移情反应,将早年对母亲的情感移情在治疗师身上,也是阿玲建立关系的模式,反映出她潜意识里认为乖巧才是得到妈妈关注和爱的途径,讨好才能获得妈妈的垂青。反观阿玲自幼年以来的所有表现,可以看到"一直是乖孩子、好学生,成绩优异",也可以理解为她对父母的讨好和试图换取父爱母爱的方式。治疗师的反移情是对阿玲的怜爱,这可能正是阿玲想要从母亲那里得到的情感。

4. 认同的评估

个体的行为与态度都不可避免地受到认同的影响,而认同的内容可能非常丰富,而且变化多端。认同的过程存在着家庭及文化的差别,认同的内容既可以是有益的,也可以是有害的。如果一个人最早的内化是适应不良的,那么他在以后的治疗中将会遇到很大的困难,因为这些认同在本质上是非语言的、自发的。不可忽略认同评估的还包括民族的、宗教的、种族的、文化及亚文化的认同。了解来访者的认同、合并、内投射以及主体间关系,可以在帮助来访者时,选择支持性、表达性和暴露性治疗策略提供依据。本案例中,阿玲的认同对象,主要是学龄期的老师。老师对于她成绩好给予了很多奖励和鼓励,这是让她得以保留这种勤奋努力的行为的基础。这无形中使阿玲走上了教师的工作岗位。同时,阿玲在潜意识中认同了"重男轻女"这一观念,所以在和丈夫的孩子竞争"父亲"的过程中,表现出强烈的嫉妒情绪。

5. 自恋的评估

健康的自恋也称为自尊。维护和增强自尊在所有的人类活动中处于核心地位。由于自尊是一种反映精神活动各个方面且持续稳定又深刻的内在现象,所以治疗师需要了解来访者在自尊领域的独特性:它有多牢固?以什么为基础?适应性如何?是什么伤害了它?自尊受伤后如何修复?自尊赖以维持的因素有多现实?是否对他人构成伤害?本案例中阿玲的自尊自恋是通过努力读书做个好学生来实现的,是健康的自恋,也在现实中实现了自立自强自信的个人品质,具有良好的社会功能。

6. 关系模式的评估

关系模式反映出个体如何表达自己与重要客体之间的关系。这些关系模式中包含着重要的事件和冲突。精神分析的治疗情境鼓励有问题的人际关系模式以一种极其具体而又十分强烈的情感形式在治疗中呈现。同时,评估来访者与治疗师的交往风格中缺少什么样的关系模式以及治疗场合外的关系主题也是很重要的。例如,某些重要关系明显缺失的意义。在本案例中,阿玲对于父母的情感渴求没有得到满足,于是在现实生活中不断地索求,在单位取得领导的赏识,在丈夫那里找到关爱和体贴,在治疗师身上得到接纳和包容。阿玲在与治疗师的关系中,通过临时打破设置,要求延后一小时开始咨询来表达想要治疗师的包容和理解。这是阿玲对母亲"容器"功能的考验,也是她在索取母爱的一种方式。在咨询进入尾声时,阿玲需要通过再次预约咨询来确认母亲的稳定存在,以及分离焦虑带来的被抛弃的担忧。这与阿玲早年因为被冷落,留在爷爷奶奶身边,而且母亲要求十分严格有关系。

(二) 案例分析

1. 诊断及理解

因为从小被父母忽视,阿玲始终带着对关系的不安全感和对接纳和爱的强烈需要。阿玲的情绪问题来自她压抑在潜意识里对被抛弃的恐惧和愤怒。

2. 治疗目标

首次访谈中,阿玲主要谈到自己的痛苦和不解:明明自己并不讨厌丈夫的孩子,但是当丈夫在周末时很亲密地陪伴孩子时,自己就会情绪崩溃。治疗师根据这一问题的描述,与阿玲商讨治疗目标的重点应该放在理解自己的情绪上。在对治疗目标的讨论中,治疗师理解失控的情绪可能来自阿玲潜意识的心理冲突,如果能够将潜意识中既想与丈夫及其孩子很好相处,又很忌妒孩子,担心丈夫会因为孩子抛弃自己这一冲突意识化,就可以处理这个失控的情绪,能更好地和丈夫以及他的孩子相处。

3. 治疗关系

阿玲很顺利地进入治疗关系,而且形成工作联盟。这与她渴望一种被接纳的母女关系有关。恰好治疗师给阿玲提供了一种接纳的态度,并给阿玲一个空间和环境,让她可以自由地呈现她对治疗师类似父母的移情以及阿玲潜意识中的心理冲突。从客体关系的理论理解,在移情和反移情的现象中呈现了阿玲的早年在关系中的焦虑。最初对分析的阻抗、讨好式人际互动模式和情绪问题的呈现,帮助治疗师理解阿玲,也让阿玲通过治疗师的镜映作用,在这一过程中更多地认识自己。

4. 自由联想

治疗师在评估的同时,通过自由联想的技术,让阿玲呈现了她早年对情感不满足的部分和类似被抛弃的创伤的内容。谈到阿玲的主要症状时,治疗师鼓励阿玲用自由联想的方法,唤起更多的类似感受。将阿玲眼前的症状和过往生活中被忽视的创伤联系起来,从而揭露阿玲潜意识中害怕再次遭遇被忽视(类似被抛弃)的内容。帮助阿玲更深入地认识自己,理解自己的情绪。

5. 解释

在咨询中,阿玲显示出对咨询的依赖,与现实生活中阿玲对丈夫的依赖相似。通过咨询,阿玲认识到自己很怕失去现在已有的亲密关系和咨询关系,所以总是很焦虑。治疗师重点分析并呈现阿玲的各种行为表现和感受的心理意义,通过不断地解释每个当下发生的事情,帮助阿玲理解自己对丈夫孩子的嫉妒、领悟自己对被抛弃的恐惧这一情绪问题的根源。

6. 修通

在治疗结束阶段,阿玲呈现了她对关系稳定性的焦虑。通过再次预约的方式,确认治疗师还在,同时通过咨询,确认治疗关系中的安全感和现实生活中夫妻关系的安全感。治疗关系和夫妻关系都进入一个安全且成熟的模式里:可以和治疗师(丈夫)道别,允许治疗师(丈夫)的暂时离开,也允许自己表达对治疗师(丈夫)的需要,并让治疗师(丈夫)回到自己身边。这是阿玲修通了和早年父母的客体关系的表现,也是现实中修通了和丈夫的亲密关系的表现。

在一个完整的治疗过程中,不仅包含上述的成功进展,还应该包含在治疗过程中困难和不足的地方。例如,阿玲在整个咨询过程中没有梦的报告,但并不是没有做梦,而是说早上还记得,现在想不起来了。在治疗过程中对梦的分析,是探索潜意识的工具。然而来访者回避了梦的报告,这在精神分析治疗中可以理解为阻抗,但治疗师对这个阻抗进行分析比较困难。

【复习题】

一、选择题

1. 潜意识的活动结果主要有( )。

    A. 梦   B. 口误   C. 以上都是   D. 以上都不是

2. 客体是相对主体而言的概念,它是指重要的( )。

    A. 人   B. 物品   C. 以上都是   D. 以上都不是

3. 弗洛伊德认为人格结构不包括( )。

    A. 自我   B. 本我   C. 超我   D. 自体

4. 防御机制中,自恋性防御机制不包含( )。
   A. 投射　　　B. 否认　　　C. 隔离　　　D. 歪曲
5. 精神分析治疗的目标不包括( )。
   A. 获得洞见和领悟　　　B. 了解自我
   C. 解决内在冲突　　　　D. 挖掘早年创伤
6. 下列哪项不是精神分析团体治疗的优势?( )
   A. 更容易去除阻抗　　　B. 更多机会隐藏自己
   C. 较少对治疗师的依赖　D. 更多对移情的体验

二、填空题

1. 当代精神分析取向的心理治疗,除了经典精神分析理论,还包括_____、_____、_____、_____。

2. 俄狄浦斯期是由_____提出的,人格发展过程中,_____岁时,表现出对性父母特别亲近,而对双亲中的性可能会出现排斥感。

3. 催眠状态,是指催眠术中被催眠者进入的一种状态。在此状态中,被催眠者的_____明显提高,能与催眠师保持密切的感应关系,会不加批判地接受其暗示指令。

4. 性本能又被弗洛伊德称为_____,即人类生而具有的一种原始性欲,它是驱使人的所有行为的原始动力。

5. 埃里克森认为人的心理发展过程包括_____、_____、_____、_____、_____、_____、_____、_____。

三、名词解释

1. 工作联盟
2. 自由联想
3. 防御机制
4. 俄狄浦斯情结
5. 修通

四、简答题

1. 精神分析理论如何描述本我、自我、超我的功能?
2. 精神分析疗法中移情和反移情的重要性是指什么?
3. 简述精神分析疗法的治疗原理。
4. 精神分析案例报告应包含哪些要素?

5. 精神分析治疗中如何处理来访者的阻抗?

【推荐阅读】

1. 车文博.弗洛伊德文集[M].长春:长春出版社,1997.
2. 查尔斯·布伦纳.精神分析入门[M].杨华渝,译.北京:北京出版社,2000.
3. 车文博,郭本禹.弗洛伊德主义新论[M].上海:上海教育出版社,2018.

第六章

认知行为治疗

【本章要点】

认知行为治疗(cognitive-behavioral therapy,亦译"认知行为疗法")是心理治疗的主要流派之一,从认知行为角度出发进行的心理干预,因其循证基础、结构清晰、短程高效等特点,目前已成为世界上流行最广、使用最多的心理治疗方法。认知行为治疗包括行为治疗、认知治疗以及两者相结合的治疗,其核心假设是人的思维能够影响情绪和行为,而情绪能影响行为,行为又会反作用于思维模式和情绪,可以通过改变不良思维方式和行为来消除不良情绪。对抑郁障碍、焦虑障碍、强迫障碍、人格障碍、应激障碍、进食障碍、精神病性障碍、双相障碍、失眠障碍、心身问题及各种成瘾问题等均具有成熟的治疗方案和明确的治疗效果。个体、团体、各个年龄段、短期等不同形式的认知行为治疗也各有具体的方法流程。新近的认知行为治疗还结合了心理学其他领域的研究,比如关于注意、知觉、推理和决策等的研究。正念认知疗法、接纳承诺疗法和辩证行为疗法作为认知行为治疗第三代已掀起认知行为治疗新的高潮,而基于神经科学的认知行为治疗作为第四浪潮预示着未来的发展方向。

【学习要求】

1. 掌握行为治疗和认知治疗的常用技术,并模拟实际操作程序。

2. 熟悉行为治疗的基本理论,包括经典条件反射、操作条件反射和社会学习理论。

3. 熟悉认知治疗的基本理论,包括 ABC 理论和贝克认知治疗理论。

4. 了解行为治疗和认知治疗的发展历史。

【重要术语】

认知治疗　行为治疗　认知行为治疗

第一节　认知行为治疗的发展历史

一、行为治疗的发展历史

行为治疗(behavior therapy)是基于行为主义理论的一种治疗方法,是通过实验确立的有关学习的原理和方法,用于克服或矫正个体不适应的、不良的行为习惯。"行为治疗"一词最早由斯金纳(Burrhus Frederick Skinner)等人于1954年提出。行为主义理论的存在已有很长时间,但行为治疗的发展历史远远短于行为主义理论存在的年限,行为主义的研究最早在弗洛伊德进行精神分析的研究时就已经开始,但行为治疗的发展是在20世纪50年代末60年代初。

华生(John Broadus Watson)和斯金纳提出行为主义理论后,到20世纪50—60年代,临床治疗领域便先后出现两大不同于传统(精神分析)流派的行为治疗方法:一派以斯金纳的操作条件反射和激进行为主义为基础,发明了代币法等以行为强化方法为特色的行为矫正技术;另一派以刺激—反应(S-R)学习理论为基础,发明了系统脱敏法等治疗方法。

二、认知治疗的发展历史

认知行为治疗始于20世纪50年代末60年代初,但作为一种心理治疗的新理论、新方法而获得人们承认并确立自己的地位却是在20世纪70年代。首先是马奥尼(Michael J. Mahoney)、梅钦鲍姆(Donald Meichenbaum)、霍伦(Steven D. Hollon)和肯德尔(Philip C. Kendall)先后出版了以认知行为治疗为题的专著;其次是一些在心理治疗圈内颇具影响的人物,如贝克(Aaron T. Beck)、马奥尼和梅钦鲍姆等公开表明他们是认知行为取向的心理治疗家,引起人们的关注;第三是以马奥尼为主编的,旨在"推动和交流有关在调节和适应过程中认知的理论及研究"的杂志《认知疗法与研究》(Cognitive Therapy and Research)创刊(1977),使得研究者和治疗家能在这一定期出版物上就有关的理论问题和治疗实践进行交流和探讨。

由美国心理学家艾利斯(Albert Ellis)于20世纪50年代创立的理性情绪疗法(rational-emotive therapy, RET),贝克等人于20世纪70年代在治疗抑郁症的过程中创立发展出认知治疗(cognitive therapy),将治疗视野拓展到认知领域。

实际上,认知治疗过程中,治疗师除了干预来访者的认知,还会直接干预来访者的行为,使用一些行为治疗中常用的技术,所以很多时候可以把"认知治疗"和"认知行为治疗"看作是同义词。

从20世纪80年代至今,治疗师一方面把各种治疗模式运用于临床实践,尝试去解决面对的问题;另一方面也用临床实践的结果来对治疗模式进行检验、修改和扩充。他们得出的结论表明,认知行为治疗的效果非常显著,不但优于行为治疗,而且也优于其他各种治疗方法。

然而,随着治疗实证研究的不断深入,认知行为治疗关于改变过程和机制的核心理论也受到挑战。研究者发现,治疗效果会出现在认知行为治疗理论假定的关键干预内容出现之前,原先被看重的认知内容的改变并不能解释认知行为治疗的效果。哲学上受到语境主义和后现代主义思潮的影响,原来的机械论假设被弱化,实用主义和情境主义的假设在治疗领域浮出水面。辩证行为疗法(dialectical behavior therapy,DBT)、正念认知疗法(mindfulness-based cognitive therapy,MBCT)和接纳承诺疗法(acceptance and commitment therapy,ACT)为代表的治疗方法,更强调情境与症状的联结性。第三代认知行为治疗通过正念技术来达到接纳的目的,用体验性改变策略补充直接的认知说教性策略,旨在寻求建立更宽广、灵活、有效的应对方式而不仅针对狭窄的心理问题的具体认知内容进行反驳,治疗强调所检验问题之间的联系性。

第二节 认知行为治疗的基本理论

一、行为治疗的基本理论

与精神分析不同,行为治疗源于实验的发现。行为治疗的基本理论主要来自行为主义的学习原理,包括三个部分:经典条件反射原理、操作条件反射原理和社会学习原理。其理论及治疗方面的主要代表人物,早期有巴甫洛夫(Ivan Pavlov)、华生、斯金纳,后来有沃尔普(Joseph Wolpe)、艾森克(Hans J. Eysenck)和班杜拉(Albert Bandura)。

(一)经典条件反射

经典条件反射(classical conditioning),最早由苏联生理学家巴甫洛夫在实验室研究狗的消化过程时发现。经典条件反射原理有三个基本现象:(1)条件反射的形成和建立,这是条件刺激取代无条件刺激,形成特定的刺激—反应关系的获得过程;(2)泛化,这是人或动物把学习得到的经验扩展运用到其他类似的情境中去的倾向;(3)消退,这是指条件反射建立之后,不再需要无条件刺激(如食物),仅由条件刺激物(如声音)就可引起条件反射(狗流唾液),但继续给予条件刺激物时,条件反射的强度就会逐渐下降,直到不再出现条件反射,这时消退就产生了。经典条件反射建立和消退的基本过程如图6-1。

第一阶段	UCS ⟶ UCR (食物) (流唾液)
第二阶段	UCS + CS ⟶ UCR (食物) (铃声) (流唾液)
第三阶段	CS ⟶ CR (铃声) (流唾液)
第四阶段	CS ⟶ CR 消退 (铃声) (不流唾液)

注:Unconditioned Stimulus(UCS)——无条件刺激,Unconditioned Reflex(UCR)——无条件反射,Conditioned Stimulus(CS)——条件刺激,Conditioned Reflex(CR)——条件反射。

图 6-1 经典条件反射建立和消退的基本过程

此外,经典条件反射原理还试图解释条件反射与人类异常行为之间的关联。巴甫洛夫曾观察到如果使狗学会在看见椭圆形时流唾液,而看见圆形时不流唾液,以后把椭圆形逐渐变圆,使椭圆形越来越接近正圆形,狗就发生辨认困难。曾经能熟练辨认两种形状的狗,此时竟会出现精神紊乱、狂吠、哀鸣并咬坏仪器等行为。这被认为狗出现"神经症"症状。

其他实验研究也表明,伴有强烈情感和情绪的许多过敏反应,如抑制不住的脾气爆发,内脏的反应等都可以理解为习得的条件反射。如有人给狗做过这样一个实验,每天在一定的时间给狗皮下注射吗啡,引起的无条件反射是恶心。数月之后,狗一见到注射场所"医疗室"和注射的准备之后就恶心(包括许多生理反应,比如喘气、流唾液、发颤、呕吐等)。已有一些行为治疗家提出,对包括神经症和精神病在内的许多人类的适应不良行为都可以从这方面理解。

上述的经典条件反射原理可以解释人的某些行为是经过学习得来的,而且可以从一种刺激物或情境泛化到另一种刺激物或情境中去,但这种原理终究不能解释更多的人类行为。

(二) 操作条件反射

操作条件反射(operant conditioning),是由美国心理学家斯金纳在批判继承前人研究成果基础上建立起来的。与经典条件反射不同,在操作条件反射形成的过程中,人或动物必须寻找出一个适宜的反应(如鸽子啄小窗),而且这个反应可以带来某种结果(如啄有光的小窗可以得到食物),在经典条件反射中并没有这样的效果出现(如唾液的分泌不会导致食物的出现)。由此可见,环境对行为的塑造和行为的持续有强化作用,行为既可作用于环境而产生某种结果,又受控于环境中偶然出现的结果。有机体与环境的相互作用都包含三个元素:反应的偶然性;反应本身;强化性的结果。

就强化而言,强化分为正强化和负强化。正强化是使有机体希望得到某些东西的反应增加。如一块食物对于一只饥饿的鸽子,水对于一只口渴的白鼠,糖对于一个乖孩子,都是正性的强化物。正强化使得有机体更多地去做其获得奖励之前正在做的事情。负强化是使有机体努力消除或回避某些东西,如白鼠学会按压杠杆而消除对自己的电击,当学会这一反应之后,为消除有害刺激的出现,有机体学会了中止自己受到伤害的行为模式。

撤掉正强化物的作用和给一个负强化物的作用是相同的。强化的时间、方式对强化效果也存在影响。强化可以分为全部强化和部分强化。全部强化是在某一时间段中,持续地、稳定地强化人或动物的某个反应,即百分之百强化。而部分强化则是对某种反应给予部分强化,即强化少于百分之百。部分强化学习过程较慢,但某个反应一经学会就不易消退;全部强化学会的反应则易于消退。部分强化包括:每作出一定次数的反应之后就给一次强化,如鸽子每作出10次啄小窗的反应就给一次食物;每隔一定时间给一次强化,如每10分钟强化一次,不管这段时间内被试的反应次数多少;强化要求的反应次数(或时间长短)可以是恒定的,也可以是变化的。这些不同的强化方式现已被广泛应用于行为治疗,通过改变对来访者起作用的强化物的方式来改变来访者的行为。

(三) 社会学习理论

班杜拉指出,行为主义的刺激—反应理论无法解释人类的观察学习现象。因为刺激—反应理论不能解释为什么个体会表现出新的行为,以及为什么个体在观察榜样行为后,这种已获得的行为可能在数天、数周甚至数月之后才出现等现象。如果社会学习完全建立在奖励和惩罚的结果上,那么大多数人都无法在社会化过程中生存下去。为了证明自己的观点,班杜拉进行了一系列实验,并在科学的实验基础上建立起社会学习理论(social learning theory)。

1. 观察学习

班杜拉认为,人的行为主要是后天习得的。行为的习得既受遗传因素和生理因素的制约,又受后天经验环境的影响。生理因素的影响和后天经验的影响在决定行为上微妙地交织在一起,很难将两者分开。班杜拉认为,行为习得有两种不同的过程:一种是通过直接经验获得行为反应模式的过程,班杜拉把这种行为习得过程称为"通过反应结果进行的学习",即我们所说的直接经验的学习;另一种是通过观察示范者行为而习得的过程,班杜拉将它称为"通过示范进行的学习",即我们所说的间接经验的学习。

班杜拉的社会学习理论强调的是观察学习或模仿学习。在观察学习的过程中,人们获得示范活动的象征性表象,并引导适当的操作。观察学习的全过程由四个阶段(或子过程)构成。(1)注意过程。观察学习的起始环节是注意过程,其间示范者行动本身的特征、观察者本人的认知特征以及观察者和示范者之间的关系等因素影响着学习的效果。(2)保持过程。在观察学习的保持阶段,示范者虽然不再出现,但他的行为仍影响观察者。要使示范行为在记忆中保持,需要把示范行为以符号的形式表象化。通过符号这一媒介,短暂的榜样示范就能够被保持在长时记忆中。(3)行为再现过程。观察学习的第三个阶段是把记忆中的符号和表象转换成适当的行为,即再现以前观察到的示范行为。这一过程涉及运动再生的认知组织和根据信息反馈对行为的调整等一系列认知和行为操作。(4)动机过程。能够再现示范行为之后,观察学习者(或模仿者)是否能够经常表现出示范行为要受到行为结果因素的影响。行为结果包括外部强化、自我强化和替代性强化。班杜拉把这三种强化作用看成是学习者再现示范行为的动机力量。

2. 交互决定论

班杜拉的社会学习理论还详细论述了决定人类行为的诸种因素。班杜拉将这些决定人类行为的因素概括为两大类:决定行为的先行因素和决定行为的结果因素。决定行为的先行因素包括学习的遗传机制、以环境刺激信息为基础的对行为的预期、社会的预兆性线索等。决定行为的结果因素包括替代性强化(观察者看到榜样或他人受到强化,从而使自己也倾向于做出榜样的行为)和自我强化(当人们达到自己制定的标准时,他们以自己能够控制的奖赏来加强和维持自己行动的过程)。

为了解释说明人类行为,心理学家提出各种理论。班杜拉对其中的环境决定论和个人决定论提出批判,并提出自己的交互决定论,即强调在社会学习过程中行为、认知和环境三者的交互作用。

环境决定论认为,行为(B)是由作用于有机体的环境刺激(E)决定的,即 $B=f(E)$。个人决定论认为,环境取决于个体如何对环境发生作用,即 $E=f(B)$。班杜拉则认为,行为、环境与个体的认知(P)之间的影响是相互的,但他同时反驳了单向的相互作用——行为是个体变量与环境变量的函数,即 $B=f(P,E)$,认为行为本身是个体认知与环境相互作用的一种副产品,即 $B=f(P*E)$。班杜拉指出,行为、个体(主要指认知和其他个人因素)和环境是"你中有我,我中有你"的,不能把某个因素放在比其他因素重要的位置,尽管在有些情境中,某个因素可能起支配作用,他把这种观点称为"交互决定论"。

3. 自我调节理论

班杜拉认为自我调节是个人的内在强化过程,是个体通过将自己对行为的计划和预期与行为的现实成果加以对比和评价,来调节自己行为的过程。人能依照自我确立的内部标准来调节自己的行为。按照班杜拉的观点,自我具备提供参照机制的认知框架和知觉、评价及调节行为等能力。他认为人的行为不仅受外在因素的影响,而且受通过自我生成的内在因素的调节。自我调节由自我观察、自我判断和自我反应三个过程组成,经过上述三个过程,个体完成内在因素对行为的调节。

4. 自我效能理论

自我效能是指个体对自己能否在一定水平上完成某一活动具有的能力判断、信念或主体自我把握和感受,也就是个体在面临某一任务活动时的胜任感以及个体自信、自珍、自尊等方面的感受。自我效能也可以称作"自我效能感""自我信念""自我效能期待"等。

班杜拉指出:"效能预期不只影响活动和场合的选择,也对努力程度产生影响。被知觉到的效能预期是人们遇到应激情况时选择什么活动、花费多大力气、支持多长时间的努力的主要决定者。"班杜拉在大量研究自我效能的形成条件及其对行为的影响基础上指出,自我效能的形成主要受五种因素的影响,包括行为的成败经验、替代性经验、言语劝说、情绪唤起以及情境条件。行为的成败经验是指经由操作获得的信息或直接经验。成功的经验可以提高自我效能感,使个体对自己的能力充满信心;反之,多次的失败会降低对自己能力的评估,使人丧失信心。替代性经验是指个体能够通过观察他人的行为获得关于自我可能性的认识。言语劝说包括他人的暗示、说服性告诫、建议、劝告以及自我规劝。情绪唤起也影响自我效能的形成。在充满紧张、危险的场合或负荷较大的情况下,情绪易于唤起,高度的情绪唤起和紧张的生理状态会降低对成功的预期水准。情境条件对自我效能的形成也有一定影响,某些情境比其他情境更难以适应和控制。当个体进入一个陌生而易引起焦虑的情境中时,会降低自我效能的水平和强度。

二、认知治疗的基本理论

认知治疗是随 20 世纪 60—70 年代认知心理学的兴起和发展而形成的一种心理治疗方法。认知治疗(cognitive therapy,亦译"认知疗法")是根据个体的认知过程影响其情绪和行为的理论假设,通过一定的技术和手段来改变患者的不良认知,以消除来访者的不良情绪和行为。

不同的认知治疗家有着共同的基本观点,即人在生活中总是以自己独特的认知方式来感受、理解、评价和预测周围事物及自身,同时给出相对固定的行为反应方式。如果个人的认知评价中存在错误和歪曲的成分,就有可能产生各种不适应行为和不良情绪,进而导致或加重心身症状。因此,帮助来访者改变认知不合理成分,调整来访者错误、歪曲的思维、想象、信念,摆脱消极观念,接受新的、正确的思想,以消除不适应行为和不良情绪反应,是认知治疗的着眼点。

(一) 理性情绪疗法

理性情绪疗法(rational-emotive therapy)是 20 世纪 50 年代由艾利斯在美国创立的,强调人自身的认知、情绪和行为这三个维度的机能的统一性,其特点是认知与行动并重,理性与经验并存。理性情绪疗法的原理被应用于治疗多种情绪障碍。

1. 理性情绪疗法的人性观

艾利斯认为,人天生就有发展出一种非理性的、不利于生存发展的生活态度的倾向。在他看来,正是这种先天倾向,容易使人在后天的教育和环境影响下发展出非理性的生活态度,造成心理失调。

2. 健全的人与咨询目标

艾利斯提出,一个健全的人具有如下人生态度:自我兴趣、社会兴趣、自我指导、高耐挫力、灵活机变性、能接受不确定性、投身于创造性的追求、科学的思维、自我接纳、冒险精神、追求长远的享乐、现实主义、对自己的情绪困扰负责。

咨询的目标就是要帮助人达到这种人生态度。咨询目标具体为:(1)矫正非理性的思想、信念以及非理性的思维方式,帮助来访者树立积极的、能带来生存快乐的价值取向、追求和理想;(2)矫正不合宜的情感,帮助来访者获得合宜的情感体验;(3)矫正不合宜的行为,增进合宜的行为。

3. 核心理论为 ABC 理论

ABC 理论的核心观点强调情绪或不良行为并不是由外部诱发事件本身引起的,而是由个体对这些事件的评价和解释造成的。

在 ABC 理论中,A(activating event,诱发性事件)未必会引起 C(consequence,情绪和行为的后果),而主要是 B(belief,即由诱发事件 A 引起的对该事件所持的信念、解释和评价)才是问题的根源。认知治疗的关键是找出 B 中的不合理信念,与之进行辩论,得出合理的信念,学会理性思维。

4. 不合理信念的特征

对于人们持有的不合理信念,韦斯勒(Richard L. Wessler)等人曾总结出下列三个特征:绝对化要求、过分概括化和糟糕至极。

绝对化要求(demandingness)这一特征在各种不合理信念中最常见。对事物的绝对化要求是指人们以自己的意愿为出发点对某一事物怀有认为其必定会发生或不会发生的信念。这种信念通常是与"必须"(must)或"应该"(should)这类字眼联系在一起的。比如,"我必须获得成功","别人必须很好地对待我","生活应该是很容易的",等等。怀有这样的信念的人极易陷入情绪困扰。因为客观事物的发生、发展都是有一定规律的,不可能按某一个人的意志去运转。对于某个具体的人,他不可能在每一件事情上都获得成功。对于个体,他周围的人和事物的表现和发展也不会以他的意志为转移。因此,当某些事物的发生与其对事物的绝对化要求相悖时,他们就会感到难以接受、难以适应并陷入情绪困扰。

理性情绪疗法就是要帮助他们改变这种极端的思维方式,而代之以合理的思维方式,以减少他们陷入情绪障碍的可能性。这种治疗要帮助他们认识这些绝对化要求的不合理之处和不现实之处,并帮助他们学会以合理的方式去看待自己和周围的人与事物。

过分概括化(overgeneralization)是一种以偏概全、以一概十的不合理思维方式的表现。过分概括化的一个方面是人们对其自身的不合理评价。一些人当面对失败或极坏的结果时,往往会认为自己"一无是处""一钱不值",是"废物"等。以自己做的某一件事或某几件事的结果来评价自己整个人,评价自己作为人的价值,其结果常常会导致自责自罪、自卑自弃的心理以及焦虑和抑郁的情绪。过分概括化的另一个方面是对他人的不合理评价,即别人稍有差错就认为他很坏,一无可取等,这会导致一味地责备他人以及产生敌意和愤怒等情绪。

按照艾利斯的观点来看,以一件事的成败来评价整个人是一种理智上的法西斯主义。他认为一个人的价值是不能以他是否聪明、是否取得了成就等来评价的,他指出人的价值就在于他具有人性。他因此主张不要去评价整体的人,而应代之以评价人的行为、行动和表现。这也正是理性情绪疗法强调的要点之一。正如理性情绪疗法的一句名言所说:"评价一个人的行为而不是去评价一个人。因为在这个世界上,没有一个人可以达到完美无缺的境地。"

糟糕至极(awfulizing)是一种认为如果一件不好的事发生将是非常可怕、非常糟糕、一场灾难的想法。这种想法会导致个体陷入极端不良的情绪体验如耻辱、自责自罪、焦虑、悲观、抑郁的恶性循环之中而难以自拔。糟糕的本意就是不好、坏事了的意思。当一个人讲什么事情糟透了的时候,这往往意味着对他来说这是最最坏的事情,是百分之百坏,或是百分之一百二十糟透了,是一种灭顶之灾。

艾利斯指出这是一种不合理信念,因为对任何一件事情来说,都可能有比之更坏的情形发生,没有任何一件事情可以定义为百分之百糟透了。当一个人沿着这种思路想下去时,当他认为遇到百分之百糟糕的事情或比百分之百还糟糕的事情时,他就把自己引向极端的负性的不良情绪状态之中了。

1967年艾利斯总结了经常造成人们痛苦的不合理信念,将人们经常出现的不合理信念分为十种:(1)一个人要有价值就必须很有能力,而且在可能的条件下很有成就。(2)这个人绝对很坏,所以他必须受到严厉的责备和惩罚。(3)逃避生活中的困难和推卸自己的责任可能要比正视它们更容易。(4)任何事情的发展都必须与自己期待的一样,任何问题都应得到合理解决。(5)人的不幸绝对是外界造成的,人无法控制自己的悲伤、忧虑和不安。(6)一个人过去的历史对现在的行为起决定性作用。一件事过去曾影响过自己,所以现在也必然影响自己的行为。(7)自己是无能的,必须找一个比自己强的靠山才能生活。自己是不能把握感情的,必须有他人来安慰自己。(8)其他人的不安和动荡也必然引起自己的不安。(9)与自己接触的人必须都喜欢自己,赞成自己。(10)生活中有大量的事对自己不利,必须终日花大量时间去考虑对策。

5. 理性情绪疗法的治疗过程

心理诊断阶段主要了解来访者关心的问题和情绪反应,以制定治疗要达到的目标和情绪状态。

领悟阶段使来访者认识到造成情绪障碍的不合理信念或信念的不合理。

修通阶段主要同来访者对不合理信念进行辩论,以消除来访者的不合理信念。

再教育阶段巩固心理治疗的成果,并进一步消除其他的不合理信念,帮助他们学会以合理的思维方式代替不合理的思维方式,恢复健康的情绪。

综上所述,理性情绪疗法的整体模型就可以称为 ABCDE 理论:A——诱发性事件;B——由诱发事件 A 引起的对该事件持有的信念、解释和评价;C——情绪和行为的后果;D——与不合理信念辩论;E——通过治疗达到新的情绪和行为的治疗效果。

(二) 贝克认知疗法

贝克早期使用精神分析的方法治疗抑郁症,但是实际经验中发现,来访者的通病是想法上的歪曲和偏见,从而建立自己的认知疗法理论。1976 年贝克出版了专著《认知疗法与情绪障碍》,首次提出认知疗法这一专业术语,1979 年又出版了《抑郁症的认知疗法》,全面系统地阐述了认知疗法的理论基础、治疗过程和技术应用。

1. 贝克认知疗法的理论基础

认知心理学认为,在行为与刺激之间存在着意识、经验等因素。外界各种信息通过感官传递给脑,并与脑中贮存的原有的经验、人格相结合,从而对这些信息进行判断、评价、推理和解释,最后得出结论,从中产生观念,再决定行为和情绪反应。认知疗法根据认知过程影响情感和行为的理论假设提出其基本治疗理念:行为和情感是由认知作为中介的,适应不良性行为和情感与适应不良性认知有关。咨询师的任务是认出这些认知,并提供适当的方法或学习技术矫正这些适应不良性认知。由于适应不良性认知被矫正,将促进心理障碍的好转。在实际的治疗中,贝克还特别重视求助者的潜能。他强调,咨询师应注意引导求助者去充分调动和发挥自身内部的潜在能力,对自己的认知过程进行反省,发现自己的问题并主动加以改变。因为贝克认为求助者是在某个特定问题上错误使用共同感受这一工具,并不是整个认知系统遭破坏,在这个特定问题之外，他们仍可能有正常的认知功能。

2. 几个重要概念

图式、共同感受、自动化思维和规则，这是贝克认知疗法的几个重要概念。

图式(schema)是指过去经验中有组织的知识构形，人们用它来解释新的经验。它是从儿时开始建立起来的一种比较稳定的心理特征，是决定对自我和对外部世界如何知觉和编码的内部心理模型。它虽然随生活经历不断得到修改和补充，却是相当稳固的，直接影响着我们对事件的解释和评价。

共同感受(common sense)是指人们用以解决日常生活问题的工具。它常以问题解决的形式出现，包括从外界获取信息，结合已有的经验，提出问题和假设，进行推理，得出结论并加以验证等一系列过程。

自动化思维(automatic thought)是指介于外部刺激事件与个体对事件的情绪反应之间的想法。由于它们总是自动出现在头脑当中，使得人们的许多判断和推理像是一些模糊的、跳跃的自动化反应。

规则(rules)是指个体在成长过程中习得的社会认可的行为准则，人们据此评价过去、指导现在和预测未来。

贝克认为，如果个体不能正确使用共同感受这一工具来处理日常生活中的问题，或是对自己的自动化思维中某些错误观念不能加以内省，或是过分按规则行事，无论哪种情况，都会造成认知歪曲，产生不良的情绪和不适应的行为问题。

3. 常见的认知歪曲

贝克认知疗法认为，心理问题的病因根源于一般的心理过程，诸如有瑕疵的思考，根据不正确或不充分的信息就妄下推论，以及未能分清楚幻想与现实。

贝克指出，以下几种常见的认知歪曲情形：(1)随意推论(arbitrary inference)，是指在缺乏充分的证据或证据不够客观的情况下，仅凭自己的主观感受就草率得出结论。(2)选择性断章取义(selective abstraction)，不顾整个背景的重要意义，仅仅根据个别细节，就对整个事件作出结论。(3)过分概括化(overgeneralization)，是指将某意外事件的产生的不合理信念不恰当地应用在不相干的事件或情况中。(4)夸大或贬低(magnification or minimization)，是指过度强调或轻视某种事件或情况的重要性。(5)个人化(personalization)，是指一种将外在事件与自己发生关联的倾向，即使没有任何理由也要这样做。(6)乱贴标签(labeling and mislabeling)，是指根据缺点和以前犯的错误来描述一个人和定义一个人的本质。(7)极端化思考(polarized thinking),"全或无"(all-or-nothing)的思维方式,以绝对化的思考方式对事物作出判断或评价,要么全对,要么全错。

贝克认为,认知产生了情绪和行为,异常的认知产生了异常的情绪和行为。认知是情感和行为的中介,情感问题和行为问题与歪曲的认知有关。人们由于歪曲认知形成的功能失调性假设或称为图式,决定着人们对事物的评价,成为支配人们行为的准则,而不易为人们所察觉。这些负性自动想法会进一步导致人们情绪抑郁、焦虑和行为障碍。如此,负性认知和负性情绪互相加强,形成恶性循环,使得问题持续加重。咨询师应教给求助者如何通过一种评价过程来确认这些歪曲的、功能失调的认知,使他们了解到这些歪曲认知对他们的情绪和行为的影响,帮助他们学会把现实中发生的事与他们的想法区别开来。

(三) 辩证行为疗法和接纳承诺疗法

1. 辩证行为疗法

辩证行为疗法(dialectical behavior therapy)最初由莱恩汉(Marsha M. Linehan)发展起来,她尝试改变传统的认知行为治疗,通过强调确认和接受,而不是改变来访者。莱恩汉认为,该疗法的核心在于使来访者能够容忍生活压力,以及学会自我接受。

辩证行为疗法涵盖了许多不同的治疗取向,但总的来说,辩证哲学和生物社会理论是贯穿整个治疗体系的两大理论基础。

莱恩汉认为,边缘型人格障碍患者在情绪、行为、认知、自我感觉和人际关系调节上表现出来的困难是一种辩证的失败。针对以往治疗方法过于强调帮助患者产生改变,而常常令患者产生自我失落感而导致临床脱落率极高的情况,莱恩汉将辩证行为疗法定位于在接纳与改变之间寻求平衡,并运用了普遍联系、矛盾统一、动态变化三个原则来重新审视对人格障碍患者的治疗。

生物社会理论把改变情绪不稳的生物学倾向和使病患产生情绪系统失调的无效环境作为目标,并提出两个基本假设:首先,人格障碍象征着正常功能的崩溃,莱恩汉指出,情绪调节困难是人格障碍患者的核心病理,这种系统性的功能失调是由患者本身的情绪脆弱性和情绪反应困难共同作用的结果。其次,人格障碍患者的功能性失调行为是患者在与无效环境相互作用过程中产生的一种为了解决负性情绪的不良适应方式。人格障碍患者激烈的情绪反应又会引发照料者的无效行为,而这将导致进一步的情绪失调,反之亦然。

2. 接纳承诺疗法

接纳承诺疗法(acceptance and commitment therapy)是新一代认知行为治疗中最具代表性的经验性行为治疗方法,通过正念、接纳、认知解离、以自我为背景、明确价值和承诺行动等过程,以及灵活多样的治疗技术,帮助来访者增强心理灵活性,投入有价值、有意义的生活。

接纳承诺疗法是由美国心理学家海斯(Steven C. Hayes)教授及其同事20世纪90年代基于行为治疗创立的新的心理治疗方法,是继认知行为治疗后的又一重大的心理治疗理论。接纳承诺疗法的目标是提高心理灵活性,即提高心理改变的能力或坚持功能性行为以达到价值目标的能力。

关系框架理论是接纳承诺疗法的理论基础,它指的是有关人类语言和认知的基础研究的一个全面的功能性语境模式。关系框架理论认为,人类在进化过程中产生了语言,了解语言和认知是了解人类行为的关键。人类语言和高级认知的核心是具有一种习得的、受语境控制的能力,可以人为地将事件相互关联和结合,并根据这些关系改变具体事件的功能。

人们对语言和认知关系的学习具有三个主要特征:(1)这一关系具有相互推衍性。如果一个人学习到A在某一语境中与B有着特定的关系,那么意味着在这一语境中B也对A有着这种关系。(2)这一关系具有联合推衍性。如果一个人学习到在特定的语境中,A与B有着特定的关系,而B与C有着特定的关系,那么,在这一语境下,A与C势必也存在某种相互之间的关系。(3)这一关系能使刺激的功能在相关刺激中转变,如"望梅止渴",听到"梅"的声音,就会联想起真实的"梅",然后就会刺激唾液分泌。当所有上述三个特征确定并形成某种特定的关系时,我们就称这种关系为关系框架。

接纳承诺疗法的六大核心过程:(1)接纳。在接纳承诺疗法中,接纳不仅仅只是容忍,而是对此时此刻经验的一种积极而非评判性的容纳,即为痛苦的感受、冲动和情绪让出空间,不去抗拒、控制和逃避它们,将其作为客体去观察。(2)认知解离,指将自我从思想,意象和记忆中分离,客观地注视思想活动如同观察车辆,将思想看作是语言和文字本身,而不是它代表的意义,不受其控制。正念练习可以有效帮助来访者关注思维本身的加工过程。(3)关注当下。接纳承诺疗法鼓励来访者有意识地注意此时此刻所处的环境及心理活动,不作评价,完全接受,以帮助来访者更直接地经验周围的世界,提高他们行为的灵活性,与自己的价值观保持一致。(4)观察的自我。痛苦的思维和感受对来访者的自我产生威胁,这种负面的感受在自我作为概念化对象时尤为显著。观察的自我可以帮助来访者关注自己真实的经验,促进认知解离和接纳。接纳承诺疗法通常采用正念技术、隐喻和经验化过程来帮助来访者达到观察的自我。(5)价值观。接纳承诺疗法中的价值观是指用语言建构的,是来访者总体的、向往的和选择的生活方向。价值观与人们的行为不可分离,有意识地贯穿在生活的每一个有目的的行动中。基于价值观的行动是有建设性的,而不是为了逃避痛苦的感受。(6)承诺行动。接纳承诺疗法不仅是一种接受取向的治疗策略,更是一种改变取向的治疗策略。接纳承诺疗法的目的帮助来访者选择符合自己价值观的行为改变,对自己的行动负责,支持有效的基于价值观的生活。

接纳承诺疗法的六大核心过程可以分成两个部分。第一部分是正念与接纳过程:接纳承诺疗法试图通过无条件接纳,认知解离,关注当下,观察性自我减少主观控制,减少主观评判,减弱语言统治,减少经验性逃避,更多地生活在当下。与此时此刻相联系,与我们的价值相联系,使行为更具有灵活性。第二部分是承诺与行为改变过程:接纳承诺疗法通过关注当下,观察性自我,明确价值观,承诺行动来帮助来访者调动和汇聚能量,朝向目标迈进,过一种有价值和有意义的人生。

第三节 认知行为治疗的常用技术

一、行为治疗的常用技术

(一)放松训练

放松训练(relaxation training),又称松弛训练,是指通过一定的程式训练,来访者学会有意识地控制自身的心理生理活动,从而降低机体唤醒水平,调整因紧张刺激而紊乱的功能,在身体和精神上达到放松的一种行为治疗技术。其核心理论认为,放松引起的心理改变与应激引起的心理改变是一种对抗力量,放松可以阻断焦虑,副交感神经系统支配可以阻断交感神经系统支配。

实践表明,放松训练在应对过度紧张、焦虑、恐惧等负面情绪方面具有良好的效果,可以帮助来访者振作精神,恢复体力,消除疲劳,稳定情绪。这与气功、太极拳、瑜伽中放松身体的技巧有不少相似之处,都是通过放松全身肌肉、平稳呼吸,来促进血液循环,提高应付应激事件的能力。放松训练在方法上比气功等更为简便易学,并适合在不同情境中使用。

放松训练有很多种方式,比如渐进性肌肉放松法、想象放松法、呼吸放松法、自我暗示放松法、超觉静默等,但都有着共同的目标,就是降低交感神经系统的活动水平,降低骨骼肌的紧张及减轻焦虑与紧张的主观状态。接下来,将介绍最常用的一种放松训练——渐进性肌肉放松法,即通过对特定部位肌肉群反复的紧张—松弛循环练习,促进肌肉放松和大脑皮层唤醒水平下降的一种放松技术。每一部位肌肉放松的训练过程可以总结为五个步骤:集中注意——肌肉紧张——保持紧张——解除紧张——肌肉松弛。

1. 准备工作

正式开始前,要先帮助来访者找到一个感觉舒服的姿势,如可以靠坐在沙发上或躺在床上。周围环境要保证安静,光线不要太亮,尽量减少可能给来访者带来影响的无关刺激。

2. 放松顺序

按照手臂→头部→躯干→腿部的顺序进行,但这一顺序也可以根据实际情况有所调整。通常,治疗师可以先带着来访者整个流程做一遍,然后来访者在治疗师的指导下再重复做一次。

手臂的紧张:伸出右手,握紧拳,紧张右前臂;伸出左手,握紧拳,紧张左前臂;双臂伸直,两手同时紧握拳,紧张手和臂部。

头部的紧张:皱起前额部肌肉,像老年人额部一样皱起;皱起眉头;皱起鼻子和脸颊。

躯干的紧张:耸起双肩,紧张肩部肌肉;挺起胸部,紧张胸部肌肉;弓起背部,紧张背部肌肉;屏住呼吸,紧张腹部肌肉。

腿部的紧张:伸出右腿,右脚向前用力像是在蹬一堵墙,紧张右腿;伸出左腿,左脚向前用力像是在蹬一堵墙,紧张左腿。

3. 指示举例

比如,手臂的放松,治疗师可以这样指示:伸出你的右手,握紧拳,紧张右前臂,就好像要握碎什么东西一样,注意手臂紧张的感觉(即集中注意和肌肉紧张)……坚持一下……再坚持一下(即保持紧张)……好,放松……现在感到手臂很放松了(即接触紧张和肌肉松弛)……

再比如,躯干的放松,治疗师可以这样指示:耸起你的双肩,使肩部肌肉紧张,非常紧张,注意这种紧张的感觉……坚持一下……再坚持一下……好,放松……非常放松……

当所有部位肌肉放松都完成后,治疗师继续给出指示:现在你感到很安静、很放松……非常非常安静、非常放松……全身都放松了……(然后等来访者从1数到50;事先教好来访者或由治疗师掌握时间)……请你睁开眼睛。

注意,治疗师在进行指示时,要善于利用自己的声调语气来创造一种有助于来访者放松的气氛。从开始到最后,语速是逐渐放慢的,但也不能太慢,发出的指令应与来访者的呼吸协调一致。每个部位肌肉由紧张到放松的过程都要有一定的时间间隔,为来访者更好地体验紧张和放松留有适当的余地。

另外,学习后,来访者可以回去听由治疗师提供的指示语录音自行练习,每日1—2次;待掌握要领后可以逐渐脱离录音指导,独立练习。

(二) 系统脱敏

系统脱敏(systematic desensitization),是最早应用的行为治疗技术之一,由南非的精神病学家沃尔普(Joseph Wolpe)创立。系统脱敏是一种通过诱导来访者缓慢暴露于引起焦虑、恐惧的情境,同时用放松状态来对抗这种焦虑、恐惧,从而消除焦虑、恐惧的行为治疗技术。因此,主要用于治疗各种恐惧症状,比如动物恐惧(害怕某些动物)、考试焦虑、社交恐惧、广场恐惧等。

系统脱敏利用交互抑制原理来达到治疗的目的。该原理认为,肌肉放松状态与焦虑、恐惧状态是一种对抗,一种状态的出现必然会对另一种状态起抑制作用。放松状态(在产生焦虑或恐惧的刺激之前出现)多次与引起来访者焦虑或恐惧的刺激相结合,即可以消除过去因该刺激引起的焦虑或恐惧的条件反应。由于个人的肌肉放松状态每次只能对抗一个较低程度的焦虑或恐惧反应,所以治疗时从能引起来访者较低程度焦虑或恐惧的刺激开始,一旦某一刺激不再引起来访者的焦虑或恐惧反应,治疗师便可以向来访者呈现下一个比前一刺激略强一些的刺激。

系统脱敏包括三个步骤:放松训练,建立恐惧或焦虑的等级层次,然后在来访者放松的情况下,按等级层次中列出的条目依次进行脱敏。

步骤一:学习放松。治疗师先教给来访者放松训练的方法,然后要求来访者回去后每天练习,达到自动化。

步骤二:建立焦虑或恐惧的等级层次。治疗师先让来访者报告一个令他最为焦虑或恐惧的事件或情境,然后要求来访者其指定一个表示焦虑或恐惧程度的量值——主观不适单位(subjective unit of discomfort, SUD)。接下来,再让来访者确定一个最放松的事件,指定主观不适单位值为 0,作为控制事件(在脱敏过程中,控制事件常在来访者感到焦虑或恐惧时使用,以帮助回到放松状态)。之后,再依据已有的两个事件为参照标准,分别评估其他事件的焦虑或恐惧主观不适单位值,并按从低到高的顺序排列出来。注意,两个相邻的事件之间的主观不适单位值差要控制在 5—10 分;小于 5 分减去一个,大于 10 分加入一个。这样,整个等级层次就在 10—20 个。

步骤三:实施脱敏。脱敏一般有想象脱敏和现实脱敏两种方式。想象脱敏是在治疗室内靠想象再现焦虑或恐惧事件,而现实脱敏则是实际接触焦虑或恐惧事件。由于引起焦虑或恐惧的事件不易现实重现,或受伦理规范制约等条件制约,现实脱敏往往难以做到,所以治疗师常使用想象脱敏。不过,在进行想象脱敏的治疗过程中,有必要鼓励来访者在日常生活中尝试着运用想象脱敏所学的方法来应对实际情境。

想象脱敏的具体过程:一开始先让来访者放松,同时想象控制事件。来访者身心完全放松后,治疗师引导来访者想象第一个焦虑或恐惧事件(主观不适单位值高于 20),要求尽可能真切地想象自己置身于那个情境下,在头脑中保持想象,直到开始感到焦虑或恐惧。事先告知来访者感到紧张后就竖食指示意一下。治疗师发现示意后就让来访者停止想象,并报告刚才体验到的焦虑或恐惧程度值。如果来访者保持想象的时间超过 30 秒而无示意,说明来访者可能不太紧张,此时可以让他停下来,报告焦虑或恐惧程度值。一般做法是连续 2—3 次,焦虑或恐惧程度值降到 20 以下,就认为这一事件已成功脱敏,可以进行下一个事件的脱敏。如果程度值仍高于 20,就让来访者重新放松(1—2 分钟),然后重复想象这一事件直到成功脱敏。

注意:每次脱敏治疗时间控制在 30 分钟左右,脱敏事件 1—4 个。切记不能赶进度,一定要确认来访者对一个事件已经不再感到焦虑或恐惧才能进行下一事件的脱敏。

(三) 自我管理

自我管理(self-management),又称自我控制,是一种来访者主动增加适应性行为以控制不良行为(靶行为)出现的行为治疗技术。这一技术体现了行为疗法在倾向上的巨大转变。传统的行为疗法中治疗师占主导地位,来访者是被动的、依赖的。而在自我管理中,包含以来访者为中心的治疗理念;来访者在整个行为矫正过程中都扮演积极、主动的角色,他自己对矫正负责任。

实践表明,自我管理具有一些独特优势:(1)提高来访者改变行为的动机水平;(2)直接在日常生活中矫正行为;(3)能对一些不易在治疗室里被观察和处理的行为进行矫正,比如暴饮暴食、乱扔垃圾、说脏话等。不过,使用自我管理有一个重要的前提条件,就是来访者本人必须具有去除不良行为和习得适应性行为的强烈动机。

自我管理有很多种不同的具体操作方法。接下来,将介绍一种比较明确、易上手的操作方法,即威廉斯(R.L.Williams)和洛恩(J.D. Long)提出的自我管理行为模型。[①]它将自我管理分成五个步骤:选择目标——监测靶行为——改变情境因素——获得有效结果——巩固结果。

1. 选择目标

先确定一个结果目标,结果目标应该是能测量的、能达成的、积极的,以及对来访者是有意义的;然后选择适当的过程目标,即计划实施过程中有助于结果目标实现的阶段性目标。注意:对目标的陈述应明确所期望的表现水平,以及达成目标的日期。

2. 监测靶行为

在实施行为改变策略前要对靶行为进行基线评估。在监测评估中,使用纸笔、手腕计数器、跑表等工具记录与过程目标有关的行为数据;要求行为发生后即时记录,记录行为的频数、持续时间等。

3. 改变情境因素

这一步骤要继续记录靶行为。一开始先要避免肯定会产生不良行为的情境。对环境的改造,要求如下:易于来访者觉察自己正在做什么;限制会诱发不良行为的刺激;使所希望的行为易于出现;确定与不良行为不相容的那些替代行为。

4. 获得有效结果

这一步骤要继续记录靶行为,继续维持环境的改变。区分行为结果,是具有强化性质还是惩罚性质。组织强化匹配,要求如下:适宜行为及时得到强化;强化标准可以适当低一些;身边人支持行为目标的达成;对通往过程目标的行为制定一个渐进的强化时间表;强化物既包括外部强化物也包括内部强化物,

---

① Williams, R. L., & Long, J. D. (1975). *Toward a Self-Managed Life Style*. Boston: Houghton-Mifflin.

并有足够价值使之有效;按计划进行强化,以产生最大的激励作用——短期、中期和长期的作用;坚持用图表形式精确、系统地记录行为;可以书面形式制定一份行为合同。

如果强化匹配不能产生期望的行为变化,可尝试用厌恶性的后果改变行为,具体做法如下:承诺并写下该承诺,当不按计划行事时处罚自己(或与一位支持者签订合同,同意放弃某个对自己有实际价值的东西);用物理手段诱发痛苦;过饱和法。

5. 巩固结果

这一步骤要继续记录靶行为,继续维持环境的改变,并维持自然结果。建立一个有效的评估反馈系统,以保证可以对自我管理进行调整、重新定义或改变方向,以达到和维持目标结果。具体维持自然结果的方法如下:逐步撤销自我记录活动;在自然环境中保持最多的改变;维持自然的强化匹配,逐步撤销人工强化匹配;谋求社会支持;应用自我管理技术于其他方面。

(四) 角色扮演

角色扮演(role-playing),由维也纳精神病学家莫雷诺(Jacob Levy Moreno)创立。这是一种由来访者进行角色扮演,改变自己的不良行为,学习新的适应性行为,进而产生相应认知改变的行为治疗技术。角色扮演在个体治疗和团体治疗中都比较常用,主要用于改变不良行为和进行社交技能训练。角色扮演包括六个步骤:说明情境;分配角色;提出扮演要求;给予反馈;模仿学习;给予强化。

1. 说明情境

来访者介绍和说明其希望解决的、在日常生活中经常发生的某个事件。来访者要具体描述该事件的人物、事件的经过和场景。

2. 分配角色

来访者本人扮演有问题需要解决的主角,治疗师或其助手扮演事件中的配角。如果是团体治疗,可以由主角自行挑选配角。

3. 提出扮演要求

要求主角在扮演时带着自己的问题去扮演;如果中途有问题,也不要停下来,而要等全部扮演结束后再讨论说明。要求配角进入真实事件状态,尽可能按主角所述事件的情境作出反应,想象自己是对方时,可能会给什么反应。另外,如果是团体治疗,要求其他成员仔细观察扮演情况,记下有问题的地方,但不要打断扮演进程,等结束后再讨论。

4. 给予反馈

扮演结束后,治疗师要给来访者充分的信息反馈,表扬来访者做得好的地方,指出需要改进的方面。来访者也可以自己评论自己的扮演行为。如果是团体治疗,则一般先是配角,然后是其他团体成员提出各自的意见和看法,最后再由治疗师作总结。如果有条件,可以在扮演过程中进行录音、录像,扮演结束后进行播放并据此讨论。

5. 模仿学习

角色扮演应进行第二遍,让来访者结合治疗师和其他人的意见练习新的适应性行为。在第二遍角色扮演的过程中,治疗师可以中途叫停,示范新的行为,再让来访者模仿。

角色扮演也可以结合角色互换(role reversal)进行。在进行第二遍角色扮演时,由治疗师或其他团体成员扮演有问题的主角,而原来扮演自己的来访者扮演配角。新的主角要先模仿有问题的来访者原来的行为方式,使其更深切地感受到自己行为的不适宜之处;然后再示范新的适宜的行为方式。之后,进行第三遍角色扮演,来访者重新做回主角,但这一遍要积极模仿学习新的行为方式。

6. 给予强化

角色扮演结束时,治疗师要对来访者在扮演中表现出的新的行为给予强化,并鼓励来访者尝试着把这种新的行为方式运用到日常生活中去。治疗师也可以通过布置作业的形式要求来访者对新学习的行为进行练习。

(五) 其他行为技术

1. 厌恶疗法

厌恶疗法(aversion therapy),是一种用惩罚的厌恶性刺激消除或减少某种不良行为的行为治疗技术。具体来说,就是设法将厌恶刺激(比如电击、催吐、言语责备、橡皮圈、厌恶性情境想象等)与来访者的不良行为建立联系,形成一种新的条件反射,从而使来访者放弃或回避该不良行为。厌恶疗法主要适用于物质依赖、网络成瘾、恋物癖、露阴癖,以及其他冲动性或强迫性行为障碍。

需要指出的是,这种技术有效但必须慎用,一般需要在专业的治疗机构由经验丰富的治疗师使用,而且往往要求在其他干预技术无效且来访者自愿的情况下才能使用,因为使用厌恶刺激有一定危险性和副作用。另外,有研究发现,厌恶疗法的治疗效果较短,需要结合其他行为治疗技术使用来延长治疗效果。

厌恶疗法的具体要求:(1)确认靶行为必须单一、具体。必须先确定打算去除的不良行为有清楚、具体的行为学定义,并且其中不能掺杂其他行为;如果来访者不止有一种不良行为,则由来访者选择其最迫切想要消除的那种行为。(2)谨慎使用厌恶刺激。一方面,厌恶刺激必须是不会对来访者造成具体伤害的;另一方面,在治疗过程中,厌恶刺激应达到足够的强度,通过刺激确实会使来访者产生厌恶或痛苦反应,持续的时长以不良行为消除为止。(3)把握施加厌恶刺激的时机。为了在厌恶刺激与不良行为紧密联系起来,应尽可能保证厌恶体验和不良行为同时出现。这就要求治疗师非常清楚厌恶刺激呈现与厌恶体验出现的时间间隔。比如,用阿扑吗啡实施戒酒治疗,一般是先给来访者注射阿扑吗啡,5分钟之后再让其饮酒,这样大概饮酒后1—2分钟药效就会发作,来访者会开始厌恶呕吐,就在厌恶体验与饮酒之间成功建立起紧密联系。如果已经出现呕吐反应才开始饮酒,效果就会差很多。

2. 肯定性训练

肯定性训练(assertive training),又称决断训练或自信训练,是一种通过对某种情境中自信、积极反应的强化,从而消除在该情境中来访者的被动和焦虑反应的行为治疗技术。肯定性训练适用于人际关系的情境,用于帮助来访者改变在社会交往中的不适应行为以及相伴随的焦虑反应。特别适合在人际交往中不能表达自己愤怒或苦闷的人,很难对别人说"不"、表达自己正当要求的人,以及那些难以表达自己积极情感的人。

肯定性训练没有固定的步骤程序,但一般都会包括情境分析、实际练习和巩固迁移这三个环节。情境分析是治疗师和来访者共同讨论、筛选出需要来访者有肯定性行为而又不能表现出这种行为的情境,并确定在这种情境中适宜的反应是什么。实际练习经常采用角色扮演的方法,来访者在治疗师的指导下主动模仿、学习新的适宜的行为方式。来访者不仅要学会如何用言语表达自己的情感,还要学习非言语表达,比如视线接触、身体语言、面部表情等。另外,治疗师在这一环节中要及时给予来访者反馈和强化以促进这一学习。迁移巩固环节主要是处理训练过程中引发的某些新问题,比如来访者在日常生活中表现出肯定反应招致了他人的攻击,以及在其他场合运用所学技术主动表现出肯定反应等。

此外,肯定性训练如果能与一定程度的认知矫正结合,效果会更好。因为一个不能在人际交往中表现出肯定性行为的人，常常存在一些内在认知上的偏差，比如担心拒绝别人就是很不礼貌的，或者认为那些做就会显得自己太自私了等。这种情况就需要治疗师帮助来访者改变他们的认知偏差，提高来访者进行肯定性训练的动机和认识。

3. 生物反馈治疗

生物反馈治疗（biofeedback therapy）是一种借助现代生理科学仪器将来访者体内原不能察觉的生理活动信息记录放大，并转换成视听信号反馈给来访者，然后通过一定训练让来访者学会有意识地调控自身身体机能的行为治疗技术。生物反馈治疗有助于来访者在一定程度上调整和控制自己的心率、血压、胃肠蠕动、肌紧张程度、汗腺活动和脑电波等身体机能的活动情况，从而改善机体内部各个器官系统的功能状态，矫正对应激的不适宜反应。生物反馈治疗主要适用于与社会心理应激有关的心理障碍和心身疾病的辅助性治疗。

生物反馈治疗主要包括两方面的内容：一是治疗师指导来访者学习放松训练，以便能减轻过度紧张感，使身体达到一定程度的松弛状态；二是当来访者学会放松后，再通过生物反馈指标，使来访者了解并掌握自己身体内生理功能改变的信息，进一步加强放松训练的学习来对抗并消除一般的心理、情绪应激反应，以恢复正常的生理功能。

需要注意的是，在生物反馈治疗前，必须由临床医生对来访者神经系统、疾病性质等情况以及可能恢复的程度作全面评估。另外，如果通过多次练习某种生物反馈指标并无明显变动，此时要与来访者讨论是否已了解这种技术及其治疗目的。若不是理解和技术中的问题，应考虑选择其他的生物反馈指标。还有一种情况是，通过治疗，生物反馈指标有明显变动，但临床症状仍无明显进步，此时应另择指标或改用其他治疗方法。

二、认知治疗的常用技术

（一）识别负性自动思维

负性自动思维是介于外部事件与来访者对事件的不良情绪反应之间的想法。这种想法是来访者处在最表层的认知，常常在事件发生的某一瞬间被激发出来，一闪而过，游离在意识的边缘。在认知治疗过程中，来访者首先要学会识别负性自动思维，尤其是那些在愤怒、悲观和焦虑等情绪出现之前的特殊想法。治疗师一般通过以下三种技术帮助来访者识别在问题情境中的负性自动思维。

1. 通过回忆引出负性自动思维

治疗师可以让来访者回忆最近一次具体事例,并请他详细描述当时的情绪体验和对事件的看法,以此来发现自动思维。

2. 通过想象或角色扮演引出负性自动思维

由于一些来访者不能意识到自己负性自动思维的存在,所以直接询问可能无法引出来访者的自动思维;这时可以应用想象或角色扮演的方法来挖掘负性自动思维。这两种方法都可以帮助来访者重建当时的情境,使来访者体验事件发生时的情绪感受,并报告情绪发生的自动想法。

3. 通过观察情绪变化发现负性自动思维

认知治疗认为个体的情绪随时受到内在认知的指导和调节,所以观察来访者的情绪变化是识别其负性自动思维的最佳时机。治疗师要对来访者的表情变化、姿势变化、特殊动作出现等变化保持警觉,以便推测来访者正在发生情绪波动,其背后可能存在与之紧密联系的自动思维。发现来访者情绪变化时,治疗师应立即提问"你在想什么?"或"你想到了什么?"等,询问来访者内心的想法以引出自动思维。

(二) 对思维歪曲进行分类

来访者的负性自动思维,往往会体现出一种歪曲的思维模式。治疗师要帮助来访者识别负性自动思维,并能够意识到其中包含认知歪曲。如果某种特定的认知歪曲反复出现,就可以发展出一套能够反复使用的特定的挑战方法,从而削弱来访者对这类想法的相信程度。常见的认知歪曲有随意推论、选择性断章取义、过分概括化、夸大或贬低、个人化、乱贴标签和极端化思考等。

有时候来访者的负性自动思维中可能包含多种认知歪曲,他很难分清楚到底有哪些认知歪曲。对于这样的来访者,治疗师不必让来访者必须弄清楚自己存在哪几种认知歪曲,只要使来访者明白自己的想法中存在认知歪曲就可以了。重要的是,要通过分类来增加来访者对自己的自动思维的觉察,通过不断练习与那些想法保持距离。

(三) 识别功能失调性假设和核心信念

功能失调性假设是介于负性自动思维和核心信念之间的想法。来访者困扰的问题反复发生,通常与来访者僵化的规则、假设和信念有关。这些假设的特点是僵硬的、强制性的,所以往往用"如果……那么……"条件句形式的表达,或者用"应该""必须""不得不"这类限定性表达。比如,失恋中的人可能会有"如果我爱不到那个人,那么我的整个人生都是失败的"这样的假设。

功能失调性假设通常比负性自动思维更不容易被来访者觉察到。常用的识别技术有如下两种。

1. 直接求证法

治疗师可以指导来访者对负性自动思维进行概括,找出来访者背后隐藏的共性;也可以由治疗师直接从来访者的自动思维中推出假设,然后向来访者求证这些假设,连续提问"这个假设是否合理"。要求来访者提出支持这个假设的理由,而治疗师提出与假设相矛盾的证据。事实上,有些假设在特定情况下确实具有合理之处,但一旦泛化或广泛应用,这个假设就会显得功能失调。

2. 箭头向下技术

首先,治疗师已经识别出来访者的一个关键的负性自动思维,并怀疑这个负性自动思维可能来源于某个功能失调性假设。那么接下来,治疗师会假定这种自动思维是真的,并询问来访者这种想法对他的意义。"假如这个想法是真的,那它对你来说意味着什么?""即使真的是这样,那又如何呢?"一直这么问,当来访者的情绪变糟,开始用相似的词语表述的时候,就基本上挖到他的功能失调性假设,甚至可能是核心信念。

核心信念则是来访者对其自身、他人和一般世界的基本信念。这种信念是来访者从童年时就开始产生并持续发展,不会随时间和情境的变化而改变。由于信念处于最核心,所以识别它要比识别功能失调性假设更复杂。不过,消极、负面的信念往往也具有一些共同点:(1)不符合人类经验的真实性,因而是不合理的;(2)是绝对化和极端的,很少考虑不同情境的差异;(3)阻碍目标的实现;(4)与极端过度的情绪有关;(5)来访者依据信念行事,但通常无明确表达。

贝克认为,负面的核心信念主要表现为三种类型,分别是无能类、不可爱类和无价值类。要识别来访者深层次的负面信念,可以通过箭头向下技术,或者通过归纳来访者功能失调性假设中表现的共同主题,也可以通过了解来访者的成长经历来推测并向来访者求证。

(四) 真实性检验

做到能识别负性自动思维、功能失调性假设和核心信念并不是治疗的终点,接下来治疗师要与来访者一起对他的那些负面想法、信念进行严格的真实性检验。这是认知治疗的核心,非此不足以改变来访者的认知。在治疗中鼓励来访者将他的那些负面认知作为假设看待,并设计一种方法来调查和检查这些假设,以验证这些假设正确与否。在多数情况下,来访者将会发现他的那些想法、信念是不符合实际的。真实性检验一般有如下两种检验技术。

1. 苏格拉底对话术

治疗师通过提问的形式引导来访者对自己的想法、信念进行重新思考,而不是教导说教。在找到一些不利于来访者想法的反面证据后,来访者原有的消极、负面认知就有可能得以松动和改变。治疗师在运用苏格拉底对话术时,可从以下几个方向进行提问:支持这一想法的证据是什么?反对这一想法的证据是什么?有没有其他可能的解释?最坏的结果是什么,我是否能够承受?最好的结果是什么?如果相信这一想法结果会怎样?如果改变了想法,结果会怎么样?自己能够做什么?如果是自己的一个朋友遇到同样的情况,自己会怎样和他讲?

2. 行为实验

让来访者到治疗室外的情境中去实际行动,通过具体的行动检查自己的想法与事实之间的差异,从而不再受消极认知的支配。治疗师可以与来访者一起提前把行为实验设计好,然后作为家庭作业要求来访者回去后完成。

(五) 核心信念工作表

识别负性核心信念后,治疗师要与来访者一起设计一个新的、更实际的、正面的核心信念。治疗师可以在减弱来访者原先信念的同时强化新的信念,常用的技术就是核心信念工作表(见表6-1)。在这个表格中,来访者先在后边填写最近发生了哪些事例能支持旧的负性核心信念,然后写下一个大大的"但是"并在后面重新建构这个负性核心信念,也就是,主动思考引发当时事件发生是否还有其他原因。接下来,左边填写最近有哪些事例能支持新的正性核心信念。

表 6-1 核心信念工作表

新的正性核心信念	旧的负性核心信念
支持新的核心信念的证据	支持旧的核心信念的证据 "但是"重新建构

来访者在治疗中学会使用核心信念工作表之后,要作为家庭作业继续记

录,以监控自己核心信念的运作,并重新建构支持原有消极信念的证据。需要注意的是,到了矫正核心信念的阶段,家庭作业非常重要,这是因为这一阶段的成长主要通过来访者的自我努力实现,来访者要对自己负责。

(六) 监控抑郁或焦虑水平

很多因为抑郁或焦虑情绪来求助的来访者往往认为他们的抑郁或焦虑情绪会一直不变地持续影响他们的生活。但实际上,这些情绪都有一个从开始到高峰再消退的规律。如果来访者对这一规律有所认识,那么他们就能比较容易地控制自身的情绪。因此,治疗师可以指导来访者对自己的抑郁或焦虑情绪加以自我监控,使他们认识到这些情绪的波动特点,从而增加治疗的信心。

第四节 认知行为治疗的案例分析

一、案例简介

刘静(化名),女,23岁,某高校毕业生。无躯体疾病史、无家族遗传史。来自城镇,父母离异,由母亲抚养。母亲是一个强势的人,对刘静的教育很严厉。刘静进入大学后谈了一个男朋友,但毕业的时候,与其男友分手了。分手后三个月,刘静仍沉浸在失恋的痛苦中,难以接受男友已离开的事实,开始暴饮暴食。

二、来访者分析与评估

(一) 来访者评估

心理功能:焦虑、情绪低落。

生理功能:睡眠多梦易醒、暴饮暴食。

社会功能:工作和学习效率有一定下降。

(二) 原因分析

可能的原因包括:负性生活事件,即失恋;母亲的教导方式;存在大量负性认知;缺乏有效处理情绪和不适应行为的方法。

(三) 诊断:严重心理问题

症状由强烈的负性生活事件失恋引发;持续时间为三个多月;来访者反应强烈,内心痛苦无法自行缓解,对正常的工作生活和人际交往有一定影响。症状表现未达到美国《精神障碍诊断与统计手册第五版(DSM-5)》中抑郁障碍、创伤后应激障碍等精神障碍的诊断标准。另外,心理测验的结果及相关资料支持本诊断。

三、治疗过程

(一) 治疗初期阶段:评估诊断与治疗关系建立(第一至第三次治疗)

1. 第一次治疗

使用摄入性会谈的方法,收集资料,了解来访者主要诉求,确定来访者面临的主要问题,建立良好的治疗关系。

过程:一开始来访者比较紧张,有点排斥,经常低头沉默。治疗师跟来访者强调保密原则,而且本着尊重的原则适时向来访者表达共情,使来访者感到暴露自我是安全的、被接纳的。治疗师认真倾听,采用开放式提问尽量激发来访者的倾诉欲望,但也不勉强来访者,让她感到舒服、放松。第一次治疗结束前双方商定治疗日程,确定下一次治疗的时间。

结果:初步建立治疗关系,来访者愿意继续进行治疗。

2. 第二次治疗

通过心理测验评估来访者的心理健康状况。

过程:纸笔测验,让来访者完成焦虑自评量表(SAS)、抑郁自评量表(SDS)、匹兹堡睡眠质量指数量表(PSQI)和症状自评量表(SCL-90)。每份测验完成后休息10分钟左右,总计1.5个小时。

结果:来访者有轻度抑郁、中度焦虑;睡眠质量差;躯体化、人际关系敏感、焦虑与抑郁项目上得分较高。

3. 第三次治疗

巩固治疗关系,治疗师与来访者协商制定治疗目标、方案。

过程:根据来访者三次治疗的陈述和治疗师观察,结合心理测验的结果,基本确定来访者因失恋而导致的焦虑、抑郁情绪,并伴随有躯体化的反应。据此,治疗师和来访者要共同商定治疗目标,要求目标是具体的、可测量的、可行的、现实的,并有一定时限。

　　　T(治疗师):在治疗结束时,你希望情况变成什么样子?
　　　P(来访者):我能够不再感到伤心了。我能够不再想念他了。

来访者的反应表现出一个常见的问题:她描述的是她希望不会怎样,而不是她希望会怎样。这被称为"死人的目标",即目标可以由一个死人来完成——

不再感到伤心,不再想念他……而我们要求的目标是来访者描述他如何去想或他想成为什么样的,而不是他要摆脱什么。

为解决这个问题,治疗师可以这样提问:

T:假如,今天晚上你睡觉时发生了一个奇迹。你的所有问题都突然消失了,但你睡着了,所以并不知道它的发生。第二天早上你醒来并度过这一天,你将如何意识到奇迹发生了呢?你会注意到自己和别人有什么不同?别人会怎么发现奇迹的发生?

P:清楚和他继续纠缠下去没有好的结果,接纳分手;和朋友90%的聊天都是与失恋、前男友无关的话题;如果去两个人曾经约会过的餐厅吃饭,也会冷静地作出反应……

来访者这次的回答才是可行的目标。制定完治疗目标后,治疗师给来访者讲述 ABC 理论(诱发事件——认知/想法——情绪和行为)并举例说明,让来访者理解自己的情绪和行为背后是自己的认知,强调认知的重要性。

结果:来访者理解 ABC 理论;给来访者布置家庭作业,让来访者寻找自己周围经历了失恋的朋友,看他们目前的状态,并分析原因。

(二) 治疗中期阶段:心理治疗阶段(第四至第六次治疗)

1. 第四次治疗

识别来访者的负性自动思维并进行干预,教来访者区分想法和情绪。

过程:治疗一开始,先检查之前布置的家庭作业,并从中识别到来访者的一个负性自动思维。

T:你好,咱们能谈谈上一次给你布置的家庭作业完成得怎么样了吗?

P:我回去以后观察了我一个朋友,我发现她每次失恋都能很快走出来,就跟没事人一样。我跟她聊过,但她轻描淡写地跟我说,感情的事情是最不能勉强的,既然已经分开了就好好过各自的生活吧。然后我问她:难道心里就不难过吗?难道一分手就立马可以不爱了吗?她就回答我,难过自然是有的,什么爱不爱的就交给时间吧。

T:很好。看来你已经认真地了解过了,那现在你能说说为什么你那位朋友会是这样的一种状态吗?

P:嗯,一方面是因为我那个朋友的性格吧,她一直都是挺淡定的样子。但我觉得还有一个原因,就是他们分手的时候,我朋友已经没那么爱她男友了,所以分了就分了。我觉得是这样,虽然她并没有明说。

T：我发现你和你朋友两个人分手后的状态差别蛮大的。你有没有想过为什么你会是这种非常难过的状态吗？

P：我想过了。我也很不想现在这样子，但我就是控制不住伤心啊。好几次我都睡不着，我放不下这个人啊。我跟我朋友不一样，我还爱着他，可他……（哽咽）……

来访者的情绪开始激动，治疗师观察到来访者的情绪变化，推测背后可能存在与之紧密联系的自动思维。因此，治疗师询问来访者内心的想法以引出自动思维。

T：你是想到了什么吗？

P：我还爱着他，可他却不爱我了。我明明对他这么好，我曾经做得不对的地方，我都改了，他为什么就不爱我了？这太不公平了。

此时，治疗师就发现来访者的一个负性自动思维："我爱他，他却不爱我，这是不公平的。"接下来，治疗师要对来访者的这一负性自动思维进行干预，通过提问的方式引导来访者重新思考自己的想法、信念。

T：照你这么说的，所以你觉得你爱他，他也就必须爱你吗？

P：我的意思是，我们已经在一起这么久了，我的付出应该要得到回报，爱情就是相互的啊。我付出了，可我没有得到回报，这就是不公平。

T：好的，那曾经有追求过你的，为你付出过，你却没有答应的吗？

P：（沉默）。

T：在人际交往中，很多人都会想去控制对方。但这是不现实的，我们每个人都是作为独立的个体存在。你可以是"像你希望对方如何对待你那样去对待对方"，但不是"你对对方怎样，对方也就必须对你怎样"。你觉得呢？

P：嗯……（点头）

接下来，治疗师要告诉来访者她存在的这个负性自动思维，而且给她讲解负性自动思维的概念，教她区分情绪和自动思维的方法。

结果：来访者理解负性自动思维，给来访者布置家庭作业，要求她回去以后自我监控，发生了一件事情、情绪激动的时候，或者回忆过去的事情，从中发现自己的负性自动思维，并记录下自己的情绪。

2. 第五次治疗

继续干预来访者的负性自动思维，讲解认知歪曲的概念。

过程：治疗开始之前先回顾来访者的家庭作业，从家庭作业发现来访者记录下了不少负性自动思维，然后治疗师给来访者讲解认知歪曲的概念，并教来访者如何对记录下的负性自动思维进行认知歪曲分类。

家庭作业中，来访者写了一个负性自动思维——"谈个恋爱都能谈成这样，我太失败了"。治疗师对这个负性自动思维进行干预。

T：我发现你这里记录下了这样一个想法，你说自己"谈个恋爱都能谈成这样，我太失败了"。你愿意详细说说你是怎么想的吗？

P：（沉默）……我就是……我是感觉自己很没用。我谈恋爱也谈不好，我想通过吃东西找到一点安慰，然后我吃了很多很多，我胖了好多。我很想控制自己，但我就是控制不住。你看，我什么事情都做不好……我真失败。

来访者的回答中出现了"我没用"，可能是她的一个负性核心信念。治疗师对此给予了记录，但这次治疗先不处理核心信念的东西，而处理来访者的暴饮暴食问题。

T：咱们先一起努力把暴饮暴食的问题改掉吧。我教给你一个方法，你要按照着我说的具体步骤来做，就一定有效果。你想试一试吗？

P：好，我愿意试试看。

然后治疗师采用自我管理的技术，和来访者一起商定一个具体的自我管理计划，并签订好行为合同，嘱咐来访者在接下来的时间中都要按照自我管理的计划执行。

结果：来访者按照指定的自我管理计划实施。

3. 第六次治疗

从来访者的负性自动思维向下发现功能失调性假设，并进行干预。

过程：检查来访者的自我管理计划实施情况，然后继续识别来访者的负性自动思维。

T：这一周有发生什么事情，是你希望跟我聊一聊的吗？

P：这周我和我实习单位的同事去×××餐厅吃饭了，但我好崩溃啊，我在同事面前丢脸了。

T：发生了什么？

P：那家餐厅我以前经常和我前男友一起去吃。我以为我可以伪装得很好，但是我同事点了八宝冬瓜盅，那个菜是他最爱吃的，他每次都点，然后我就控制不住哭了。

　　T：我能理解你的心情。能说说你当时是怎么想的吗？

　　P：都三个月了，我心里还是忘不了他，他都不要我了，我还这样，同事肯定觉得我太愚蠢了。

这里引起了来访者的一个负性自动思维——"我心里还是忘不了他，别人觉得我太愚蠢了"。治疗师推测下面可能有一些更深层次的认知假设，因此利用箭头向下技术来识别来访者可能存在的功能失调性假设。

　　T：咱们假设你说的这个想法是真的，你心里放不下他，你同事觉得你很愚蠢，那么对你意味着什么呢？

　　P：如果同事知道都三个月了我还在疯狂地想念他，那么同事一定会觉得我很愚蠢。他们要是知道我这么愚蠢、这么轻贱，那么肯定会在背后嘲笑我，对我指指点点。

从来访者的回答中，治疗师发现了她的功能失调性假设。这个关于同事的功能失调性假设，治疗师决定用行为实验的方式来检验真实性。因此，给来访者布置了一项家庭作业，就是回去以后找一个私下关系好、值得信任的同事，求证她对自己放不下前男友这个事的真实想法。然后，治疗师继续提问来访者。

　　T：因此，你觉得你们分手三个月了，你就应该要忘记他了吗？

　　P：对啊，我必须忘记他，我应该要很潇洒。

这里其实也是来访者的功能失调性假设。治疗师对这个假设进行干预。

　　T：跟你分享一个神经科学上的研究。科学家发现，当人们处于恋爱的激情阶段时，大脑的活动状态与吸毒者的上瘾状态是非常相似的。而被背叛、被拒绝、被抛弃以后，我们的大脑中控制身体痛觉的区域便被激活。因此，你才会感到自己痛彻心扉，甚至你全身的每个器官、每个细胞都在疼痛。这也解释了为什么当我们失恋时，那么伤心，忘记那个人就如同戒毒一样痛苦。因此，失恋的人放不下对方是正常的，不要太着急了。另外，完全忘记一个人可能是不现实的，除非……依靠一些生理物理的手段……你们在一起经历过了这么多，怎么可能忘掉呢？我想你不需要强迫自己去忘掉，你认为呢？

　　P：原来是这样，怪不得我感觉自己的心被人剜掉一块一样。我放不下他，是正常的，我可能太着急了……

结果：处理了来访者的功能失调性假设，并布置行为实验作为家庭作业。

(三) 治疗后期阶段：心理治疗阶段（第七至第八次治疗）

1. 第七次治疗

识别来访者的负性核心信念。

过程：治疗一开始先检查来访者的行为实验，来访者意识到自己之前的想法是错误的。从前几次的治疗过程中，治疗师注意到来访者几次在言语间表示"我没用"，还有不少负性自动思维和功能失调性假设背后都暗含着"我没用"的信息。因此，治疗师认为来访者可能存在"我没用"的负性核心信念，这个最深层次的信念导致她在失恋后的种种负性认知。治疗师向来访者讲解她的这个信念。

T：你好像经常会有"我没用"这个想法。这其实就是我们所说的核心信念。我来告诉你一些关于核心信念的知识，好吗？

P：嗯。

T：什么是核心信念呢，其实就是你最深层次的想法。当你心情好的时候，不可能会十分相信的想法，是吧，我怎么可能没用呢？但是，当你情绪不好的时候，当你很抑郁、很焦虑的时候，即使有明显的证据证明你不是没用的，你还是会几乎完全相信"我没用"这个想法。

P：明白。

T：当你情绪不好的时候，这个"我没用"的观念就会活跃起来。这时候，你很容易注意到生活中那些似乎可以支持它的证据，而忽视相反的证据。就好像你的脑子里有一个过滤器，任何"你没用"这个观念相符的信念都会直接通过过滤器，而那些反对"你没用"的信息则被过滤掉了。你觉得是这样的吗？

P：我不知道。

T：嗯。咱们一起来看看，过去几周里，你有发生什么好的事情吗？

P：我找到了一个不错的实习公司，之后有机会可以转正。

T：很好？这个证据通过过滤器了吗？你是否告诉自己"我在一个不错的公司实习，还有机会转正，这说明我是有用的，我还是不错的"或者其他类似的话吗？

P：没有，我其实就是运气好吧。

T：看起来这个过滤器在起作用。你认识到自己是怎样排斥与你"我没用"的观念相悖的信息了吗？

P:我好像有点发现了。

T:能想一想还有什么类似的事情吗?就是别人觉得你还是很厉害的,表明是你有用的,但你自己并不觉得是这样?

……

治疗结束前,治疗师帮来访者小结:"我没用"似乎是一个伴随了她很长时间的核心信念,这个信念在潜意识中一直影响着她;当她情绪不好的时候,她会强烈地相信这个信念,并不断去寻找一些似乎可以支持这个信念的证据,而排斥掉那些反面的证据来不断强化"我没用"。然后给来访者布置家庭作业,希望来访者留意自己的过滤器,记录下看上去可以支持这个信念的信息,并尝试着主动去反驳。

结果:来访者开始留意自己的负性核心信念。

2. 第八次治疗

发展一个新的、正面的核心信念,并强化新信念。

过程:治疗一开始回顾家庭作业,然后与来访者协商一个新的、更积极的、基于现实的、更具功能性的正面核心信念。

T:我们一直在讨论"我没用"这个核心信念。从理性的角度考虑,你能想到一个比较正面的信念可能是什么吗?

P:我是有用的?

T:很好。或者我们可以想一个表述上更精确的信念,你可能更容易接受它,比如"在很多方面我是有用的,但我也只是个人,我不可能是完美的"。你觉得怎么样?

P:嗯。这个好。

接下来,治疗师要强化来访者的新的正面核心信念,而矫正原先的负性核心信念,可以采用核心信念工作表。来访者在治疗中完成核心信念工作表并作为他们的家庭作业继续记录,以监控他们核心信念的运作,并重新建构支持他们原先信念的证据。

结果:来访者主动强化新的核心信念,并继续练习使用核心信念工作表。

(四)治疗结束阶段:巩固与提高(第九至第十次治疗)

1. 第九次治疗

巩固新的核心信念,准备结束治疗。

过程:开始前检查来访者的核心信念工作表。治疗师发现来访者能主动改变自己的一些负性自动思维;对于"我没用"的核心信念还是存在一定程度的相信,但来访者也在积极建构,发现自己并不是一无是处,自信心提高。对于失恋造成的焦虑、抑郁情绪得到大幅缓解,睡眠状况也改善了很多。来访者逐渐接受了分手的事实,来访者表示自己现在还是会想起前男友,但已经不再是非常痛苦的感觉,而且她认为这段感情也是一个很好的人生经历。另外,检查自我管理计划实施情况。来访者对自我管理计划坚持得不错,饮食习惯改善了很多,也不再依靠暴饮暴食去改善情绪了。治疗师对来访者在认知、行为方面作出的改变给予肯定,鼓励她继续探索和调整。

最后,治疗师向来访者推荐阅读有关认知行为治疗的书籍,希望她能成为自己的治疗师。跟来访者协商结束治疗关系,告知做好心理准备。

结果:来访者做好结束治疗准备。

2. 第十次治疗

巩固治疗,结束咨询。

过程:在治疗师的引导下,来访者回顾整个治疗过程,回顾学习过的认知行为疗法的技术,并确认治疗目标的实现程度。然后对来访者进行再一次的测验,症状自评量表(SCL-90)、焦虑自评量表(SAS)、抑郁自评量表(SDS)和匹兹堡睡眠质量指数量表(PSQI),得到来访者的心理状况良好,缓解或基本消除了焦虑、抑郁的情绪,睡眠、饮食等方面基本恢复正常。

最后与来访者道别,并提醒以后如有需要可重新预约治疗。

【复习题】

一、选择题

1. 操作条件反射是由(　　)提出的。

　　A. 斯金纳　　　B. 桑代克　　　C. 华生　　　D. 巴甫洛夫

2. 小白鼠处于轻微的电击之中,一旦按压杠杆,电击就会消除,这是(　　)。

　　A. 正强化　　　B. 负强化　　　C. 正惩罚　　　D. 负惩罚

3. 韦斯勒等人总结了不合理信念的特征,包括(　　)。

　　A. 绝对化要求　　　　　　B. 过度概括化

　　C. 消极悲观　　　　　　　D. 糟糕至极

4.（　　）是个体从儿时开始逐渐建立起的一种比较稳定的心理特征,常被个体用来解释新的经验,是决定对自我和对挖补世界如何知觉和编码的内部心理模型。

A. 共同感受　　　　　　　B. 自动化思维
C. 规则　　　　　　　　　D. 图式

5. 接纳承诺疗法的理论基础是(　　),指的是有关人类语言和认知的基础研究的一个全面的功能性语境模式。

A. 时间过程理论　　　　　B. 关系框架理论
C. 语言具身认知理论　　　D. 情境认知理论

6. 贝克认为负性核心信念主要表现为(　　)。

A. 不可爱类　B. 个人化类　C. 无价值类　D. 无能类

二、填空题

1. 条件反射建立后,不再需要无条件刺激,仅由条件刺激就可以直接引起条件反应,但继续给予条件刺激,条件反应的强度就会逐渐下降,直到不再出现条件反应,这时(　　)即发生了。

2. 交互决定论是由(　　)提出的,强调在社会学习过程中(　　)的交互作用。

3. 理性情绪疗法认为,人天生就有发展出一种(　　)的倾向。正是这种先天倾向,容易使人在后天的教育和环境影响下发展出非理性的生活态度,造成心理失调。

4.（　　）是介于外部刺激事件与个体对事件的情绪反应之间的想法;由于它们总是自动出现在头脑当中,使得人们的许多判断、推理像是一些模糊的、跳跃的自动化反应。

三、名词解释

1. 自我效能
2. 功能失调性假设
3. 认知解离
4. 系统脱敏
5. 肯定性训练

四、简答题

1. 请介绍班杜拉的观察学习理论。

2. 简述 ABC 理论。

3. 说明识别负性自动思维的常见技术。

4. 说明真实性检验的常用技术。

【推荐阅读】

1. 江光荣.心理咨询的理论与实务(第二版)[M].北京:高等教育出版社,2012.

2. 朱迪丝·S.贝克(Judith S. Beck).认知疗法:基础与应用(第二版)[M].张怡,等译.北京:中国轻工业出版社,2013.

3. 大卫·韦斯特布鲁克(David Westbrook),海伦·肯纳利(Helen Kennerley),琼·柯克(Joan Kirk).认知行为疗法:技术与应用[M].方双虎,等译.北京:中国人民大学出版社,2014.

4. 钱铭怡.心理咨询与心理治疗(重排本)[M].北京:北京大学出版社,2016.

5. 赵静波.心理咨询与治疗学[M].广州:中山大学出版社,2020.

第七章 以人为中心治疗

【本章要点】

以人为中心治疗(person-centered therapy)20世纪50年代由罗杰斯创立于美国,它的相关理论的形成大大冲击了精神分析理论和行为主义理论,被称为西方心理学的"第三势力"。以人为中心治疗的基本理论主要包括罗杰斯提出的人性理论和自我理论。自我概念是以人为中心治疗理论了解心理失调的关键所在,而以人为中心治疗的实质就是重建个体在自我概念与经验之间的和谐,或者说重建个体人格。本章介绍以人为中心治疗的发展历史,罗杰斯的人性理论和自我理论,心理失调与心理治疗的实质,以人为中心治疗的基本态度与常用技术,以及以人为中心治疗的案例分析。

【学习要求】

1. 了解以人为中心治疗的发展历史。
2. 了解以人为中心治疗的人性理论和自我理论。
3. 熟悉心理失调与心理治疗的实质。
4. 熟悉以人为中心治疗的常用技术。
5. 掌握以人为中心治疗的基本态度。

【重要术语】

自我概念　真诚　无条件积极关注　共情

第一节　以人为中心治疗的发展历史

一、以人为中心治疗的产生背景

以人为中心治疗是人本主义疗法的一个主要体系,是人本主义心理学思想在治疗领域的体现,人本主义心理学兴起于20世纪50年代的美国,是超越实证主义范式而趋向以人为本的心理学思潮。它的产生不是偶然,而是社会、历史、哲学和心理学内部矛盾运动的必然结果。

(一) 社会背景

首先,20世纪上半叶,在经历两次世界大战之后,世界上许多国家的政治、经济等都遭受了严重的影响,而美国在这两次战争中都是获胜方和获利方,特别是在经济上,美国大发战争横财,一跃成为世界强国,一大批美国人从贫穷走向富裕,生活水平有了很大的提高,物质生活满足了,人们就开始追求精神世界的丰富和满足。以人为中心治疗依据的人性理论、自我理论等正好满足了当时美国社会对精神世界发展的需要。

其次,当时的美国虽然表面繁荣,但是背后有着许多尖锐的矛盾,急需一种新的心理学理论来进行研究和解决。20世纪60年代的美国是一个社会经济繁荣的时代,也是一个"令人头晕眼花的大旋转时期",心理学史家赫根汉(B. R. Hergenhahn)称这个时代为"喧嚣的时代",存在主义心理学家罗洛·梅(Rollo May)称其为"意志瘫痪的时代"。这种矛盾现象的形成主要有两个原因:一是因为国内外政治形势持续恶化;二是因为经济的增长和科技的发展面临着新的危机和困境。罗杰斯曾说"恐惧、敌意和侵犯的存在是我们时代的紧迫问题"。同时,美国在科技和经济发展上也面临着新的问题,科学技术虽然推动了美国经济的增长,促进了社会的进步,却没有从根本上改变美国人的生活质量。另外,当时美国的教育也存在着两个重要的问题:一是重科技而轻人文;二是重知识技能而忽视品德和人格,这种教育倾向遭到了社会各界的强烈不满。而以人为中心治疗的一系列理论和主张,正是对这种"科技中心主义"的反省,是美国心理学界对时代精神挑战的一种积极回应。

(二) 哲学背景

以人为中心治疗的理论背后有着深远的思想基础和哲学渊源,最远可以追溯到古希腊时期的人性论和欧洲文艺复兴时期的人道主义思想,也受到现象学、存在主义等西方现代哲学的影响。

对于人性问题,西方传统哲学和伦理学长期存在着两种相对立的观点,那就是性恶论和性善论。性恶论的代表人物有亚里士多德、弗洛伊德等,他们认为人性是由动物本能决定的。性善论的代表人物有柏拉图、卢梭等,他们认为教育或者理想的社会可以把人的善性等潜在的美好天性激发出来。以人为中心的理论继承了人性论中性善论的相关思想。

人道主义主张尊重人性，提倡追求幸福和人性的解放，反对教条和神权，反对宗教禁欲主义。发展到近代，人道主义开始强调关心人的价值和尊严，尊重人的自然天性。以人为中心的理论继承了人道主义这些积极的主张，并进一步强调，人的本能不只是趋乐避苦，还体现在对真善美等高尚需要的追求上。

现象学是20世纪西方的主流哲学思潮之一，提倡"回到事实本身"来考察内部心理世界和外部物理世界，人类知识要建立在意识经验的本质的基础之上。现象学最主要的主张是"没有先入之见"，就是强调要把人的心理活动和内部体验看作是自然的现象，要"本质地看"人的意识经验，而不是"感觉地看"。现象学创始人胡塞尔（Edmund Husserl）认为，对于心理学来说，现象学的研究方法具有优先性。罗杰斯、马斯洛等人本主义心理学家都主张用现象学的方法来研究心理学。

存在主义是20世纪西方的另一主流哲学思潮，其主要代表人物之一是萨特（Jean-Paul Sartre），他提出"存在先于本质"的主张，即人首先是存在、出现、登场，然后才能给自己下定义："人，除了他把自己造成的那个样子以外，什么也不是。"人的本质是人自己通过自己的选择创造的，而不是给定的。罗杰斯的以人为中心治疗甚至整个人本主义心理学都继承和发展了存在主义的相关理论。

（三）心理学背景

以人为中心治疗相关理论的兴起也是心理学内部矛盾运动的必然产物。心理学自成为独立的学科以来，出现过众多的心理学流派，如构造主义、机能主义、行为主义、精神分析和格式塔心理学等。到20世纪50年代，构造主义心理学流派已经不复存在，机能主义心理学和格式塔心理学也被其他心理学观点吸收，不再作为一个独立的心理学流派而存在。只有行为主义和精神分析一直延续至今，但是行为主义和精神分析的理论和主张很难解决那个时代亟待解决的问题。这两大经典的心理学流派都忽视了人心理的许多重要特性。

作为当时美国主流的心理学流派，行为主义学派以追求科学化为最高目标，在当时的行为主义者看来，心理学的研究对象只能是人或动物外部可观察到的行为，人和动物、机器一样，都是以刺激—反应原则支配自己的行为，并没有什么根本性的区别。华生一直强调的是环境决定论，否认了人的本能和人性的存在。斯金纳认为人是完全受环境等外力作用的有机体，甚至在《超越自由与尊严》一书中，用操作条件反射理论来解释自尊、自由等抽象的概念。行为主义的研究主张为今后心理学研究的科学性和客观性作出历史性的贡献,却也使心理学研究在理论上过于简单,对人性的理解也过于简单和绝对。人本主义心理学则更强调重视个体的主观经验和感受,这更符合当时的社会现状。

作为当时西方心理学的第二大势力,精神分析学派过度夸大性本能的作用,认为人的一切行为都是受潜意识的本能欲望驱动的,其中性本能又是推动包括战争、科学发现、艺术创作等人的一切行为和活动的根本动因。不可否认,精神分析的潜意识、自我概念等理论对心理学的发展作出巨大的贡献,但是它的潜意识决定论、性恶论等观点只看到潜意识中的黑暗面,贬低了人的价值,忽视了人性中积极的善良的美好的一面,过于片面和悲观了。

从以上三个方面可以看出,20世纪50年代前后,西方心理学被实证主义统治的现状引起许多心理学者的不满,他们认为在心理学的研究中要重视人本身,以人为本。这种观点得到越来越多的人的认可和拥护,进而推动了人本主义心理学和以人为中心治疗的形成与发展。

二、以人为中心治疗的崛起

(一) 罗杰斯其人

罗杰斯(Carl Ransom Rogers,1902—1987)是美国著名心理学家,人本主义心理学主要创建者之一,也是一位杰出的人格心理学家和教育改革家,还是一位著名的心理治疗学家,创建了曾经风靡全世界的人格自我理论、以人为中心治疗及其基本理论和非指导性教育原则。车文博曾这样评价:"如果说马斯洛的贡献主要表现在对人本主义心理学的理论取向与基本理论的开创,特别是对人本主义心理学的组织和领导上,那么罗杰斯的贡献则集中表现在他把在实践中总结出来的以人为中心的人本主义心理学的理论,广泛地应用于医疗、教育、管理、商业、司法等诸多社会生活领域以及国际关系当中,成为人本主义心理学最有影响的代表人物之一。"[①]

罗杰斯于1902年出生在美国伊利诺伊州芝加哥郊区一个富裕的家庭。父亲是一位杰出的土木工程师和承包商,母亲也读过大学,父母都是虔诚的基督教徒,罗杰斯从小就生活在浓厚的宗教氛围中,因此基督教对罗杰斯的一生有着很大的影响。罗杰斯用"严厉的清教徒"来描述他父母的价值观特点,认为他

---

① 车文博.人本主义心理学[M].杭州:浙江教育出版社,2003:166.

们是"慈爱、懂情感、能把握孩子的人"。

1919年,17岁的罗杰斯考入威斯康星大学攻读农学专业,但是由于他有着强烈的宗教倾向,所以在大二时转而攻读历史,为以后从事基督教的研究等职业做准备。大学期间他还在学校参加了一个基督教青年会社团,1922年他当选为美国十所大学学生代表之一,去参加了在北京召开的世界基督教学生联合会,并在北京居住了半年,这一经历使罗杰斯直接接触到不同的宗教和文化,对他产生了深远的影响。1924年,罗杰斯获得历史学士学位后从大学毕业。之后他考入纽约市联合神学院学习,并开始接触到临床工作,他发现咨询比宗教工作更符合他的志趣。1925年,他选修了与神学院临近的哥伦比亚大学师范学院开设的心理学和教育学课程,临床心理学中与儿童问题有关的课程对罗杰斯影响最大,在这期间,他结识了著名心理学家华生和纽科姆。1926年,罗杰斯转入哥伦比亚大学主修临床心理学和教育心理学,并结识了精神分析学家阿德勒和临床心理学家霍林沃斯。1928年,罗杰斯获得文学硕士学位,同一年他受聘于纽约州罗切斯特防止虐待儿童协会的儿童社会问题研究部工作,两年后担任该部主任。在此期间,罗杰斯兼顾学习和工作,于1931年以论文《关于儿童人格适应的测量问题》获得了哲学博士学位。1928—1939年的12年里,罗杰斯在防止虐待儿童协会从事包括犯罪儿童的诊断和咨询等心理服务工作。1939年,罗杰斯离开罗切斯特前往俄亥俄州立大学,在心理学系做全职教授直至1945年。1945—1957年,罗杰斯受聘于芝加哥大学任心理学教授,并创建了芝加哥心理咨询中心。1956年,罗杰斯与行为主义心理学大师斯金纳进行了一场心理学史上著名的争论。1957—1963年,罗杰斯任威斯康星大学精神病学与心理学教授,系统地研究并形成了以人为中心的心理治疗理论体系,并在对精神分裂症患者的心理治疗中形成了许多新观点。1962年,罗杰斯担任斯坦福大学行为科学高级研究中心研究员。1963年夏,罗杰斯从威斯康星大学辞职前往加州,1964—1968年任加利福尼亚州西部行为科学研究所常务研究员,主要致力于人本主义人际关系的研究。晚年的罗杰斯对教育改革和维护世界和平表现出极大的热情。1985年,罗杰斯开始组织维也纳和平计划,1986年主持了莫斯科和平研讨会,1987年因手术后并发症去世。

(二)以人为中心治疗的崛起

以人为中心治疗可以追溯到20世纪20年代,当时的罗杰斯在美国纽约州的罗切斯特学习临床心理学,正处于自己的学术形成期。罗杰斯是一位实用主义者,在临床实践中,他发现在面对许多的问题儿童及其父母时,他追问最多的问题是"这有用吗"和"这有疗效吗"。

罗杰斯的临床工作一直是建立在仔细、系统的观察方法之上的,而不是当时被很多人使用的尝试与错误之上,在罗切斯特工作的 12 年(1928—1939 年)里,罗杰斯形成了一个这样的观点:"大多数孩子,如果给予他们相对正常的环境,满足他们的情绪、理智和社会需要,他们自己就会产生足够的朝向健康的驱动力来应对生活并作出令其舒适的调整。"在临床工作中罗杰斯尝试过包括精神分析治疗在内的许多方法,他发现每一种疗法都存在某些方面的缺陷,作为一位实用主义者,他放弃了这些收效甚微的方法。后来他逐渐意识到,任何一种强制的或者带有强烈解释性的方法他都不会采用,因为这些方法只有表面的疗效而已。

1936 年前后,罗杰斯开始对奥地利心理学家兰克(Otto Rank)的工作和理论感兴趣,于是把他邀请到罗切斯特来交流学习。兰克强调治疗师对来访者的支持与接纳,强调来访者的自我洞察能力,要信赖而不是去干预个体的成长潜能,这些全新的视角非常吸引罗杰斯,令他大有收获。兰克提出关于关系治疗的四个元素:(1)咨访关系的质量非常重要;(2)治疗师应该努力给来访者提供一种让来访者能够体验并认识自己态度的氛围;(3)治疗师要接纳来访者,不要把自己的喜好和观点强加给来访者;(4)接纳来访者并澄清来访者体验到的感情。这四个元素被罗杰斯采信。

1939 年,罗杰斯完成了自己的第一本著作《问题儿童的临床治疗》,成为以人为中心治疗发展史上的重要著作,有力地促成了人本主义心理治疗时代的到来。

三、以人为中心治疗的形成

20 世纪 40 年代是以人为中心治疗的形成时期,这时罗杰斯将自己的咨询方式和理念称为非指导性咨询或非指导性治疗,以 1942 年出版的《心理咨询与治疗》一书为标志。这本书的副标题是"实践中的新概念",这说明书里包含着罗杰斯提出的与传统咨询模式不同的新的咨询概念。这本经典的教材强调咨询的发展方向和控制中心在前来寻求帮助的人而不是咨询师那里,患者应该是一个对自己负责的人,治疗师应该给患者营造一种接纳、宽松、平等的氛围,帮助患者提高自己的洞察能力。这与当时被普遍采用的解释和指导的方法相比,是一个激进的转变。

罗杰斯及其学生是最早对咨询进程进行深入研究的,因为他们对治疗面谈的过程进行了录音,这些录音后来成为极有价值的研究资源。罗杰斯还是最早对心理咨询进行研究并发表了研究结果的人。罗杰斯说《心理咨询与治疗》这本书"致力于形成明晰的、可理解的系列假设……这些假设可以被检验和探究"。罗杰斯和他的学生在这一时期创立的研究传统一直延续到今天,使以人为中心的治疗方法能够不断地发展。

四、以人为中心治疗的迅速发展

20 世纪 50 年代,以人为中心治疗进一步发展完善。罗杰斯意识到,在咨询过程中,咨询师不但要给来访者提供一种适当的心理氛围,而且要帮助来访者澄清自己的思想,所以说咨询师对来访者还是具有一定指导作用的,只是在指导的程度上有所减弱,因此罗杰斯把非指导性治疗改为来访者中心治疗,这一改变以 1951 年罗杰斯出版的第三本著作《来访者中心治疗》为标志。这本书全面系统地阐述了来访者中心治疗的理论和实践。在理论上,罗杰斯更加清晰深入地阐述了"自我概念""自我概念与机体经验的关系"等问题。在实践方面,罗杰斯将关注的重点从来访者诉说的事实内容转变为同时重视来访者隐蔽的情感,进而得以真正地、准确地、深刻地进入来访者的"现象世界"。

1957 年,罗杰斯到威斯康星大学任职,开始了对精神病患者的研究。在这一阶段,罗杰斯不再一味地强调咨询技术,反而强调比咨询技术更重要的是咨询师的态度,强调来访者积极改变的潜能,认为咨询的焦点应该是把咨询师看作一个不断发展的人。他认为治疗关系的好坏是咨询过程中最为重要的环节,其核心是对来访者反映出的情感作出同感的反应,帮助来访者解决理想自我与现实自我不一致的问题,避免让来访者处于人格受到威胁的情形中,此外还把反思作为一项重要的咨询技术。

20 世纪 60—70 年代,以人为中心治疗继续蓬勃地发展着。1961 年罗杰斯的第五本著作《个人形成论》出版,书中囊括了罗杰斯许多最为著名和有影响力的论文,也包含他对心理治疗、科学哲学、教育研究、人际关系、家庭生活、成长历程、创造力,以及成长为一个完整的人的最机智最具鼓动性的思考。此书的出版在社会各界都引起巨大的反响,收获无数赞扬。在这一时期,罗杰斯继续强调当前的体验的重要性,认为咨询师要作出更多积极的自我暴露。同时,他认为团体咨询和个体咨询是同等重要的。在咨询中,文化差异、权利使用等社会问题也应该被更多地考虑在内。与之前一样,在这一时期仍然很少强调各种咨询技能的使用,仍然认为咨询师的态度要比咨询技能更加重要。罗杰斯还强调,在咨询过程中,要去体验个体作为一个人的重要性。

1974年起,罗杰斯和他的女儿娜塔莉·罗杰斯以及几位同事一起发起了一系列为期两到三周的大型团体工作坊,罗杰斯首次采用"以人为中心"一词来描述这些工作坊,并在之后的几年里把这种工作坊开设到世界各地。实际上这种工作坊是用新的双向互动关系来代替传统的单向被动模式,即用来访者与咨询师地位平等的关系模式取代了以前的帮助者—被帮助者模式。这种转变更加充分地体现了罗杰斯在咨询中主张的人性本善和自我实现的人本主义心理学思想,也使他的理论和方法能够在婚姻、家庭、教育、人际关系等领域得到广泛应用。概括而言,20世纪60—70年代是心理咨询和心理治疗硕果累累的时期,同时也是以人为中心治疗的理念被应用到各个领域的阶段。

虽然以人为中心治疗得到越来越多人的推崇,罗杰斯却不鼓励开设以人为中心治疗相关的培训机构或组织机构,因为他担心那样做会使他的疗法僵化和教条化。1986年,罗杰斯担任主编的杂志《以人为中心评论》发刊,他在创刊词中写道:"它可以使全球已经存在但还未被意识到的以人为中心的网络联结起来,《以人为中心评论》可以作为一个载体,用来刊登新的观点、创新的方法、有深度的评论、新的研究模式和整合的哲学思考和理论思考等。"

第二节　以人为中心治疗的基本理论

一、以人为中心治疗的人性理论
(一)人有自我实现倾向

罗杰斯认为,自我实现倾向(self-actualizing tendency)是存在于有机体的固有倾向,其目的是为有机体生存或提升发展各种能力,它推动人们自然地朝向分化、成长、整合、自主、自我约束和高效能的不断增长与发展。自我实现倾向被认为是个体天生具有的基本的动机性驱动力,这意味着个体具有学习和创造的倾向,是一种积极的倾向。比如,一名婴儿在环境正常的生长过程中,将逐渐学会站立、行走、跑步,即使会跌倒、失败,但最终都将掌握各种动作。在心理方面同样如此,在具备生长发育的条件下,有机体的这种自我实现倾向会克服各种心理障碍和痛苦。自我实现倾向是一种基本的、独立的人类动因，存在于包括人在内的一切有机体，具有普遍性，这种自我实现倾向体现了生命本质这一生物特性。任何一种生物，无论是一朵花、一株草，还是一只鸟、一头牛、一个人，只要被赋予生命，他（它）就会出现强烈生长发展和活动的趋势，而这种趋势一般而言就是一种求生存、强大、茂盛、完满的趋势。

人有自我实现倾向是罗杰斯积极人性观的理论前提，是以人为中心治疗的理论核心。自我实现倾向是引导人们努力认识、实践、自治、自我决定和自我完善的过程。正如罗杰斯所说："人类给予人印象最为深刻的事实，似乎就是其朝着有方向性的、完美的各种潜能的方向发展。"而以人为中心治疗具有一种不变的诊断，就是认为所有的心理问题和困扰都是源于这种自我实现倾向的阻滞。基于这个观点，以人为中心治疗的基本原理正是要解除这种阻滞，重新建立良好的实现倾向，使来访者朝着自我调整、自我成长、逐渐摆脱外部力量控制的方向前进。在整个治疗中，来访者处于根本地位，具备通过自我意识和自我引导引起态度和行为改变的能力。

（二）人拥有有机体评价过程

有机体评价过程（organismic valuing process）是罗杰斯理论中的一个独特概念。这个过程表明，个体具有一个内在的、值得信赖的评价机制，能够令人们对"维持和提升机体和自我的行为感到满意"。有机体评价过程是一个持续的过程，个体会根据体验如何使人幸福，促进其潜能发展，然后以崭新的角度来看待和评价体验。也就是说，人们在其成长历程中，不断与现实发生互动，不断对互动中的经验进行评价，而这种评价不来源于某种外部标准，也不依赖于人们在意识上的理性，而是依据自身机体产生的满足感来进行评价，并由此形成对这种经验及相关联事件趋近或者回避的态度。

罗杰斯认为个体自身的满足感与自我实现倾向是一致的，这意味着，有机体评价过程的评价标准是自我实现倾向。凡是与自我实现倾向相符合的经验，就是被个体喜欢、接受，可以成为个体成长发展的有利因素，而与自我实现倾向不一致的那些经验，就会被个体拒绝或回避。例如，婴儿在饥饿时吸吮到乳汁就会产生满足的体验，他（她）会依赖这一经验来维持个体并获得发展。罗杰斯还认为，有机体评价过程并不是固定的、一成不变的，它会随着个体当时的需求状态不同而不同。例如，当人们感觉冷时加一件衣服，他会喜欢，这一经验具有积极意义，然而当人们并不觉得冷时给他加一件衣服，他并不喜欢，就会采取拒绝的态度。

在有机体评价过程中,经验通常能够被准确接受,较少被歪曲,将个体经验与自我实现有机协调配合,使人不断朝着自我实现迈进。以人为中心治疗认为,只有来访者是最了解自己的人,也只有他自己才能改变自己的理论依据——有机体评价过程理论,即强调人的主观选择能力。

(三) 人是可以信任的

以人为中心治疗理论认为人性是积极乐观的,是有价值和尊严的,它相信每个人都是理性和富有责任感的,可以掌控自己的命运,融洽地与他人合作。个体都有积极的人生趋向,可以不断地成长和发展,向自我实现前进。每个人都具有建设性和社会性,是值得信任的,这些好的特性都是天生的。正如罗杰斯所认为,"人性本善",即使是那些"恶"的特性,比如憎恨、残忍、欺骗等,都是人对其不利的成长环境防御的结果而不是出自本性。而人的一些负面情绪,例如悲痛、失望、愤怒、敌视等,是因为人在爱与被爱、安全感、归属感等基本需求方面得不到满足或遭受挫折产生的。

以人为中心治疗不仅认为人性是积极乐观的,而且关于人的发展和未来也是积极乐观的,认为个体会通过不断地评价自身的过去以调整个体的现在和未来的发展。人们具备发现自己心理问题的能力,能够自我引导,寻求改变,以达到并维持心理健康。因此,心理治疗只要为来访者创造一个良好的环境,提供足够的尊重和信任,让来访者的内在潜能得到充分发展,他便能够依靠自己的能力去改变,而不需要咨询师从其外部进行指导和控制。

二、以人为中心治疗的自我理论

自我理论是罗杰斯人格理论的基础和核心,也是了解心理失调的关键。自我理论阐述的是关于人格结构、人格的形成和发展、人格异化以及心理障碍产生的原因等,其强调自我实现是人格结构中的唯一动机。

(一) 经验

在以人为中心治疗的理论中,经验(experiences)是指来访者在某一时刻具有的主观精神世界,它包括个体对其行为的觉察,涵盖的内容有思想、感受、情感和意象。换言之,经验不仅包括有意识的心理内容,还包括未意识到的心理内容,它包括个体的认知和情感事件,它可以被个体知觉到,或者具有被知觉的能力。例如,在某一时刻,个体感到饥饿,这是意识到的经验,但如果在这时个体正沉迷于工作或者游戏之中,则完全感觉不到饥饿,这就是还未被意识到的经验。

在以人为中心治疗的理论中,经验被个体体验、知觉的状况对其自我的形成和发展,以及心理适应的状况都具有重要的影响作用。

(二) 自我概念

自我概念(self-concept)最初是由大量的自我经验与体验堆积而成,是各种情境中区别作为主体的"我"与作为客体的"我"及自己的经验体验构成的。自我概念不同于自我,自我是指来访者的真实本体,而自我概念指的是来访者如何看待自己,是对自己总体的知觉和认识,是自我知觉与自我评价的统一体。自我概念包括对自己身份的界定,自我能力的认识,自己的人际关系以及自己与环境关系的认识等。

在以人为中心治疗的自我理论中,自我概念并不总是与个体自己的经验或是个体的真实自我相一致。比如,一位身材适中的女性,她的自我概念认为自己很胖,坚决要求减肥。一位当众言语表达十分流畅的学生,个人表达能力强是他的自我,但他的自我概念认为个人的言语表达能力不好。

自我概念是通过个体与环境之间相互作用,尤其是个人生活中的重要他人相互作用而形成。人的行为通常是由他的自我概念决定,比如个体的自我概念决定了个体接受并处理经验的方式和态度。

(三) 价值的条件化

价值的条件化(conditions of worth)是指对来自他人的积极评价的需要,也就是关怀与尊重的需要,这是在婴儿早期发展中经过学习得到的。价值的条件化建立在他人的评价基础上,而不是建立在个体自身的有机体评价基础上。当个体的行为得到别人赞赏,被别人好评时,个体对他人积极评价的需要得到满足,就像孩子对其父母微笑时,对方就会产生愉悦的体验,并会对此作出积极的评价。在生命最初的岁月里,这种行为带有偶然性。然而,这种需要的满足常常取决于别人,也就是得到别人的积极评价是有条件的,得符合他人的价值观标准,这种有条件的满足常常与自身的体验相矛盾。

比如,小孩把玻璃杯摔在地上,他自己觉得很好玩,感到很快乐,但其父母认为:"你很糟糕,这样做一点都不可爱。"这个小孩此时体验到的是一种负性的、消极的评价,因为他的父母并不喜欢他这样做,结果他很可能会产生歪曲的评价——"觉得这种行为是让父母不满意的",而事实上,正确的体验应该是"在我做这件事时,我感到高兴,而我的父母感到不满"。小孩在今后的行为中,就会把父母对这种行为的不满作为一种价值条件,为了赢得父母的喜欢不再做这样的事情。久而久之,他会把父母的价值观内化,把这些观念内化为自我概念的一部分。一旦孩子把父母的价值观念当作自己的自我概念,他的行为便不再受有机体评价过程的指导,而是受到内化的他人的价值规范指导,行为表现的好坏取决于是否符合标准和要求,而这些都体现着他人或者社会的价值观,这个过程就是价值的条件化过程。

人一般存在两种价值评价过程,一种是人先天具有的有机体评价过程,另一种就是价值的条件化过程,它是建立在对他人评价的内化或对他人评价的内投射基础上的,这一过程并不能真实反映个体自身的实现倾向。当他采用这一过程反映现实时,就会产生错误的知觉,当自己对某一行为觉得满意,而别人并不满意,或别人感到满意而自己感到不满意时,就会出现一种困境,自我概念与经验之间就会产生不一致、不协调,问题也随之而来了。

三、心理失调与心理治疗的实质

(一) 心理失调的实质

自我概念是以人为中心治疗理论了解心理失调的关键,自我概念与经验之间的不协调是心理失调产生的原因。个体经验与自我概念之间一般存在三种情况:第一种是符合个体需要,被个体直接体验、知觉,被纳入自我概念之中;第二种是因经验与自我感觉不一致而被忽略;第三种是经验与体验被歪曲或予以否认,用以解决自我概念与经验或体验之间的矛盾。

适应程度低的个体,他的自我概念是建立在价值的条件化作用基础上的,当符合别人价值标准的经验而不符合自己的愿望时,可能就会导致否认和改变自己的价值,即使这种改变并不符合自己的意愿。这样做的结果就是个体会把其他重要人物或团体倡导的角色当成自己的角色,而失去对自身的认同。通过否认自己的经验而力求被别人接受和认可,实质上是在欺骗自己,压抑自己的真实感受。一旦自我概念不是由个人的有机体评价过程来定义,而是通过价值的条件化内化了他人的价值,把他人的价值当成自己的价值,但实际上又不是自己的真实价值时,就会造成自我概念与经验之间的不和谐。例如,一位学生遭受老师的贬低,他内心极度不满,其真实的想法是十分怨恨这位老师,但他从小接受的价值标准和要求是"应当尊重老师,怨恨是不对的",在这样的标准下,他就有可能扭曲自己的感受,将它转变成能够被他人接受的想法。他可能会这样想:"老师这样贬低我是因为恨铁不成钢,其实他是为我好的。"这样一来,他为了获得他人对自己的关注,压抑了自己的真实感受。

当个体的自我概念与经验发生冲突,个体就会感受到这一经验的威胁性,会引起紧张、不适,为了防止这些令自己感受到威胁的经验形成意识,他就要通过建立防御机制,掩盖这种冲突或失调,来维持自身造成的假象,这时个体就会越来越不能适应环境,烦恼、焦虑以及各种异常行为就会因此而生。

(二)心理治疗的实质

以人为中心治疗的实质就是重建个体在自我概念与经验之间的和谐,或者是说达到个体人格的重建。罗杰斯认为,许多心理失调的发生,都是因为环境出现问题,使个体自我实现受阻,成长出现障碍。在个体成长过程中的重要他人或社会规范,通过价值的条件化,形成与自己原来真实经验不一致的自我概念,并由此衍生出一套符合他人要求,与环境相适应的生活方式、思想、行动及体验方式,使个人生活得越来越不像自己,仿佛是戴着面具生活一般。以人为中心治疗旨在帮助人们去除价值的条件化作用,充分利用有机体评价过程,使人体可以接受他原来的真实经验或体验,不再信任他人的评价,而更多地相信自己。如此,人就活得真实,达到自我概念与经验的和谐一致,人便可以从面具背后走出来,成为他自己。罗杰斯:"他变得越来越是他真正的自己,他开始抛弃那些用来应付生活的虚假的伪装、面具和角色,他力图想要发现某种更本质、更接近真实的东西。"

当个体一旦达到自我的和谐,就会对任何经验都变得比较开放,不再歪曲或否认自己的某些经验;他的自我经验能够与经验相协调,不再发生冲突,他变得更信任自己的有机体评价过程,而不是与他人的价值标准相符合,他愿意使自己成为一个变化的过程,使生命迈向成长,迈向自我实现。

第三节 以人为中心治疗的基本态度与常用技术

一、以人为中心治疗的基本态度

真诚、无条件积极关注、共情以及尊重和温暖,是以人为中心治疗的四种基本态度。这四种基本态度是相互交织、互相促进的。当咨询师与来访者共情的同时,也传达出尊重和温暖;咨询师对来访者无条件积极关注时,来访者也能感受到咨询师的真诚与接纳。虽然可以通过练习来加强这些技能，但更重要的其实是咨询师的内心，当咨询师内心真实存在想要与来访者一起努力帮助来访者成长的愿望时，传达出的信息可能会比任何技术的使用都更加有效。

（一）真诚

真诚（genuineness）是指治疗师在治疗关系中是一个表里如一、真挚诚实的人，治疗师的真诚态度与自身的内在评价之间和谐一致。治疗师不是一面镜子，不是一片空白屏幕，也不是一块共鸣板，治疗师不伪装，不戴假面具，也不是在扮演角色。治疗师应该表里一致、坦诚可靠地以真实的自己投入到咨询或治疗过程。

根据伊根的观点，真诚的交流包括五个方面：(1) 角色自由（freedom from roles）。治疗师不固定自己的角色，这意味着他在治疗中的表现同他在现实生活中的表现一致，即使他们是职业的治疗师，但也不把自己隐藏在治疗师的角色背后，而是保持与目前情感和体验的和谐一致，并与来访者真诚交流自己的情感。(2) 自发性（spontaneity）。自然地流露，自由地表达和交流，而不总在掂量应该说些什么，不会出现冲动性或压制性行为，不会为某种角色或技术所羁绊，治疗师的言语表达和行为都是以自信心为基础的。(3) 无防御反应（non-defensiveness）。真诚的人是没有防御反应的。一位没有防御反应的治疗师会很有自知之明，了解自己的优势和不足之处，可以公开面对来访者的消极反应而且不会感觉受到打击，他可以理解来访者的这种消极反应并进一步探索来访者的弱点，而不是对它们作出防御反应。(4) 一致性（consistency）。对于真诚的人来说，其所感、所思与所信的东西与他的实际表现之间差异很小。一位真诚的治疗师如果在对来访者有某种看法时，不会告知来访者另外的内容，也不在信奉某一价值观时表现出与这一种价值观相冲突的行为。(5) 自我的交流（sharing of self）。真诚的人在适当的时候能够袒露自我，因此真诚的治疗师会使来访者及其他人通过他公开的言语和非言语线索了解他真实的情感。

真诚的表达有三个需要注意的地方：(1) 真诚不等于绝对意义的讲实话。咨询的基本原则之一是必须有利于来访者的成长，因此当想说的话对咨访关系有破坏作用，或无益于来访者成长时，就不能说。(2) 真诚不是自我发泄。咨询师的真诚是为了帮助来访者，不能借机发挥，顺着来访者的叙述发泄自己的负面情感，这会占用来访者的咨询时间，打断来访者的表达，违背咨询师的工作原则，过度的表达也会起反效果，让来访者觉得虚假。罗杰斯的建议是，只有当不利情况不断或它们干扰了咨询师的共情和积极关注时,咨询师才可以向来访者适度表达自己的负面情感。(3)真诚不是一种技能。真诚是咨询师内心自然的表露,需要咨询师在生活中不断修养,不仅将真诚作为咨询工作中的重要成分,而且作为生活中的日常状态。

(二) 无条件积极关注

无条件积极关注(unconditional positive regard)是指治疗师对来访者表现出真诚、尊重、关心、信任、接纳、期待和支持的态度,而这些态度并不取决于来访者现在的状态或过去的经历,治疗师对来访者是丝毫不抱任何企图及要求的,是无条件的。具体表现为:当来访者在叙述某些可耻或者焦虑的感受时,治疗师要尊重他们表达自由的权利,以关注的态度接纳他们,即不冷漠或者鄙视,也不予以评判或纠正,而是提供一个没有威胁的环境给他们,让他们可以真实地去体验内在的情感、威胁与矛盾。同时,治疗师还应支持来访者发展独特的自我,使其意识到生活是属于自己的,从而成为一位自主、可以为自己负责的个体。据罗杰斯研究所示,无条件积极关注的程度越深,治疗成功的概率就会越高。

几种态度:从治疗者人性和发展的潜力基础上来表达他的尊重;承诺自己要与他们一起努力;把来访者作为一个独特的个体给予支持,并帮助他们发展这种独特性;相信来访者有自我导向的潜力;相信来访者可以作出改变。

几种行为:对来访者的问题和情感表示关注;把来访者当作一个值得真诚以待的人,并持有一种非评价性的态度;对来访者的反应要伴有准确的共情,即可以设身处地地理解,并因此表示出对来访者参考结构的理解;培养来访者的潜力,并以此向来访者表明他们自身的潜力与行为的能力。

在运用积极关注的过程中,要注意避免两种极端的情况:(1)盲目乐观。当来访者沉浸在自己的痛苦中无法自拔时,往往会觉得自己一无是处,未来没有希望。此时经验不足的咨询师在使用积极关注这一技术时容易去盲目夸赞来访者的优点,如"你还是很棒的,未来一定会更好"等,一方面,空洞的鼓励可能并不能被来访者接受,也许在求助于咨询师之前他已经听了太多这样的鼓励;另一方面,这样的夸赞有时能在一定程度上给予来访者战胜困难的信心,但这实际上掩盖了问题的本身。正因为问题的存在来访者才会感到困扰,这样盲目乐观的鼓励并没有对问题进行具体的、有价值的分析和处理,在来访者重新面对问题时依然会陷入困境。(2)过度悲观。一些咨询师很看重共情的作用,因此在咨询中处处体现共情。这本身没有问题,但是咨询师应当始终立足于为来访者带来希望和力量。过于悲观的咨询师在咨询过程中反复表达消极的态度,如"你情况的确很糟糕、这样的问题真的很难解决"等,这样的谈话不利于帮助来访者从沮丧、痛苦等负性情绪中解脱,也不能从咨询中获得指导。

积极关注要以事实为基础,话语应当具体客观,才能让来访者信服。咨询师看到的来访者的积极方面,应当是的确存在于来访者身上的积极因素,但注意积极关注时需围绕当前谈论的事情,不要偏离到与此事无关的其他积极因素上去。

(三) 共情

共情(empathy)是指在治疗过程中,治疗师不仅具备能够正确了解来访者感受及其所含意义的能力,还可以将治疗师自身的这种体验向来访者传达,而且能够促进来访者个人的感受和经验,以达到更深的自觉和认识。共情是以人为中心治疗的关键点,是整个治疗关系中最重要的成分,被视为促进和支持来访者进行自我探索的核心。真诚和无条件积极关注为共情奠定了坚固的基础,而共情的了解始于全神贯注的倾听。要达到正确的共情,治疗师首先要放下自己的主观标准,设身处地以来访者的角度和参考标准去知觉他们的世界。通过共情,治疗师一方面能够放下所有其他的成见,另一方面又能够将这种同感的了解传递给来访者。

1. 共情的水平

不同学者对共情水平的划分存在一定差异,下面简要介绍伊根和卡克赫夫对移情的分类。

伊根(Gerard Egan)将共情分为初级共情(primary empathy)和高级共情(advanced accurate empathy)两个水平。初级共情更多涉及共情的基本技术,如设身处地地体验来访者的情绪情感并能准确地用言语表达共情的理解。高级共情层次更高,要在初级共情的基础上表明咨询师的态度,引导来访者作进一步思考。请看下面的例子:

来访者:我妈永远都在命令我,只要我有一点反抗的意思,她就开始大吵大闹。我真的不知道该怎么办。

咨询师(初级共情):你因为无法反抗母亲的命令而感到沮丧。

咨询师(高级共情):你似乎没办法与母亲沟通,所以感到沮丧,你想要更加独立。

卡克赫夫(Robert Carkhuff)将共情分为从低到高五个水平:水平1——没

有理解,没有指导;水平 2——没有理解,有指导;水平 3——有理解,没有指导;水平 4——有理解,有指导;水平 5——有理解,有指导,有行动。案例及对应反应见表 7-1。

表 7-1 卡克赫夫五水平分类

来访者问题	咨询师反应	水 平
我妈永远都在命令我,我一反抗,她就大吵大闹,我真不知道该怎么办。	你可以多理解你母亲,她是为你好。	水平 1
	你想要独立。	水平 2
	你因为无法反抗母亲的命令而感到沮丧。	水平 3
	你似乎没办法与母亲沟通,所以感到沮丧,你想要更加独立。	水平 4
	似乎没办法与母亲沟通,所以感到沮丧,你想要更加独立。或许你可以向母亲表达一下你的情感。	水平 5

2. 共情的技术

共情主要包括言语交流、非言语交流以及使用沉默的技术等。

言语交流。设身处地的理解意味着要理解来访者的情感和认知信息,而且要让来访者知道他们的情感和想法是可以被准确理解的,不管是从表面水平还是从深层水平。言语交流必须把重点落于来访者目前的情感和认知信息上,治疗师需要直接地应付来访者关心的问题,而不是分析和探讨来访者的处境。

非言语交流。非言语信息一般通过几种方式传达出来,包括姿势、身体活动及位置、面部表情、手脚活动、动作频率、语音语调特点等。省略的、没有说出口的话和观察到的机体活动水平等,也可以传达非言语信息,甚至家具的摆放特点也会影响到个人距离、社会距离和相互理解。比如说,来访者选择坐在距离治疗师最远的地方可能传达出的是他的不舒服和不信任。治疗师不只要注意来访者的非言语信息,还要注意到治疗师自己向来访者传达的非言语信息,比如高兴、疑惑、怀疑、恐惧、愤怒、回避、拒绝等。尽管对非言语信息线索的解释还无法达到完全准确,但对于来访者的这些非言语信息的关注会极大地促进治疗师对来访者的情感和认知信息的理解。

使用沉默的技术在下面以人为中心治疗的常用技术中有阐述。

3. 提高共情水平的方法

穆加特罗伊德(S. Murgatroyd)提出四条提高共情水平的方法,适用于真正咨询情境之前的练习：(1)与工作或生活中的其他人一起练习对对方谈话内容的反应，试着把他们所说内容的意思讲明白，检查自己是否理解了其中的含义。(2)试着去想在各种情境中，你要帮助的人对你讲他们的事情，尽量想象得像真实画面一样清晰。试着把他们的经历以图像的方式展现在你的脑海中。(3)如果你不能运用视觉思维，那么可以运用你正在读的小说中的一些关键词——用你能想到的所有词汇来描述对方和他讲述的情境。(4)努力丰富自己有关情绪方面的词汇，可以利用词典、小说、电影等材料，使你能准确描述出任何一种情绪。

(四) 尊重和温暖

尊重是指咨询师对来访者全方位的接纳，能接受来访者的不同观点和习惯。温暖是咨询师对来访者的主观态度，用以表达对来访者的关心。

尊重和温暖可以从咨询师的行为中表现出来：(1)表情。包括面部表情、姿态表情和言语表情，敏感的来访者会从咨询师的表情中感受到对方的态度，是不是尊重和温暖的。(2)以礼相待。对来访者的言行不予贬低、嘲笑，对来访者始终保持平和的态度，不因为是来访者求助于自己而自视甚高，强迫来访者服从自己的权威。(3)倾听。认真专注的倾听可以让来访者感受到尊重和温暖，倾听本身就是一种咨询技术，能让来访者感到被接纳，增加对咨询师的信任和亲近。

正确运用尊重，需要咨询师做到四个方面：(1)无条件接纳。咨询师应当具有较高的包容性，完整地接纳来访者的优点和缺点，不能拒绝或排斥来访者的观点。(2)一视同仁。咨询师不因来访者的文化背景、社会地位、经济情况、受教育水平等因素而区别对待。(3)真诚。对来访者真诚相待，会真心赞赏来访者表现出的积极言行，也会依据咨访关系的发展阶段对来访者不恰当的言行表明自己的态度，注意表明的方式应是引导和说服的，不能伤害到来访者的自尊。(4)保护隐私。遵守保密原则，保护来访者的隐私，也不强迫来访者说自己不想说的事。

能做到尊重的咨询师更容易让来访者感到温暖，温暖不是一种技能，无法通过训练获得或者发展，它是人格组成的部分，会从基本的人际交往因素中表达出来，是真情实感的自然表露。需要咨询师自我开发。不具有这项特质的人很难做好咨询工作，一个冷漠的人无法让来访者感到被接纳，也就无法信任咨询师，咨询工作很难起效。虚假的热情也不能真正让来访者感到温暖，反而会因为过于刻意让来访者心生防备。只有真正关心来访者，能跟来访者共情的咨询师才能表达出温暖的态度，让来访者感到舒适。

二、以人为中心治疗的常用技术

（一）情感反映

情感反映（reflection of feeling）是治疗师传达共情的基本方法。情感反映不只要注重来访者已经传达的信息，更重要的是针对来访者关心的焦点问题，理解并传达来访者含蓄的、暗示的或者更深刻的含义，从而促进来访者的自我探索。

（二）理解核查

理解核查（checking understanding）是指治疗师检验自己对来访者内心世界的理解是否准确，核查自己看到的与来访者在那一刻体验到的是否一致，理解核查是传达共情的重要方法。

（三）复述

复述（restating）是表达共情理解的重要方式。复述能像镜子一样反映来访的思想、情感以及话语中想要表达的含义。

罗杰斯提出四种复述方式：(1)复述原话，其主要目的是表现出对来访者叙述的某一重要信息的关注；(2)整合来访者的话，将其中的意思清楚地复述出来；(3)在复述中突出来访者的某种情感；(4)用第一人称复述，这样治疗师就可以把自己与来访者放在同等的位置之上，起到加强共情的作用。

（四）保持沉默

保持沉默（maintaining silence）是指当来访者致力于思索问题时，治疗师的沉默作为一种策略可以深刻地传达耐心、信任、共情和支持。治疗师保持沉默带来的示范效果，可以推动来访者进行认真的自我反思，进一步对自己的探索更为开放。

（五）自我暴露

自我暴露（self-disclosure），亦称自我的交流（sharing of self），是表达真诚的重要途径。治疗师的自我暴露可以使来访者获得支持、增强自信，从而更充分地表达自我。罗杰斯的自我暴露可以大致分为两类：一类是自己在治疗工作中遇到的问题；另一类是自己的个人问题。

（六）接受更正

接受更正（accepting correction）是指治疗师一旦发现自己的理解与来访者的本意或事实不相符，应当马上接受更正，这是表达真诚的途径。

（七）根据求助问题提出反问

根据求助问题提出反问（turning pleas for help back to the client）是来访者在面谈时往往渴求得到治疗师的指导和帮助，希望从治疗师那里获得解决问题的答案。以人为中心治疗往往以求助的问题向来访者提出反问，让来访者自己找出答案，这会增强治疗师对来访者共情理解的准确性。

（八）正视问题

正视问题（confronting）是指当来访者感到有些问题难以启齿时，可以用正视问题的方法使来访者认识和接纳自己的情感。

（九）表示理解

表示理解（acknowledging clients' unstated feelings）是在谈话时，治疗师对来访者未说出口的或者非言语反应的感受和情绪体验表示理解，这是非常重要的，这可以让来访者更清楚地感受到治疗师在关注自己，倾听自己的叙述。

（十）明确表示关注

明确表示关注（affirming attention）是以人为中心治疗的治疗师总是让来访者随时都能感受到自己的关注，让来访者知道自己正在以接受的态度倾听。在这一过程中，治疗师可以用"嗯，嗯"的回应、肯定的点头、前倾的身体姿势或者通过目光的接触来明确表达关注。

第四节　以人为中心治疗的案例分析

一、案例简介

（一）个人资料

张某，女，18岁高三在读学生。因为自从三月份模拟考试"失利"后，学习成绩开始直线下滑前来咨询。自述在这次模拟考试前学习比以前更加努力，付出很多精力，自己也觉得效果挺好，考试成绩反而下降了，这对张某打击很大。现在不管是上课还是写作业都难以集中精力，不能专注于学习，晚上也总是睡不好。眼看着还有两个月就要高考了，同学们都在进步，张某感到非常焦急，情绪也比较激动。

（二）既往生活史

张某从小就聪慧有礼，是在周围人称赞中长大的"别人家的孩子"。幼时跳过小学一年级从学前班直接进入二年级,所以年龄要比同班同学小一两岁,但是学习成绩优异;业余爱好广泛,会舞蹈和多种乐器,而且获得过许多奖励;中考时成绩也很出色,考入当地有名高中的理科实验班;高中前两年成绩一直在年级前十名,而且担任过校学生会秘书长一职,工作完成出色;对自己的未来有比较清晰的规划,从小立志成为一名优秀的建筑设计师,因此她的高考目标是进入名牌大学学习建筑专业。

高三上学期,张某参加了两所目标高校的优秀推荐生考试,而且都获得优先录取的资格,即只要她高考成绩达到该校在她所在省份的投档线,就可以被录取,并可以在她高考分数基础上加 20—30 分进专业。张某二月份模拟考试成绩 658 分,年级排名第十;三月份模拟考试成绩 647 分,年级排名第十二。

二、来访者分析与评估

罗杰斯认为,一个人实际上是生活在自己的"主观经验世界中"的,这就意味着由自我知觉和自我评价系统组成的自我与个体知觉和感觉到的实际生活事件形成的经验之间会存在冲突和不一致的情况。个体在面对这些冲突时,往往会采用忽视、否认、歪曲经验或者选择性知觉等方式进行自我防御。一旦防御失败,个体就可能感到烦恼甚至紊乱。张某从小到大不管是学习成绩还是综合素质都一直非常出色,她长期生活在优越的家庭和学习环境中,接受来自家长、老师、同学甚至邻居的赞扬,过多的赞许使她对自己的评价和要求过高。加上张某平时没有遭受过什么挫折,因此在面对学习成绩下滑时产生了自我感觉与经验的对立,而来访者又无法应对这种对立,进而产生了心理上的冲突,甚至全面否定了自己。

其实高考前的某次失利使考生感到紧张焦虑,这在高考生中是比较常见的,但是张某因为一次小失误而学习成绩急剧下滑,这是需要引起重视的。

考虑到本案例的来访者是一名即将参加高考的学生,能用于咨询的时间非常有限,因此当务之急是引导她进行积极的自我探索,认识到自我与经验之间的冲突,帮助她解决情绪问题,调整状态,积极应对高考。

三、治疗过程

为帮助来访者达到最好的治疗效果,罗杰斯在工作早期提出以人为中心治疗的十二个步骤。不过,这十二个步骤并不是完全分离开来的,而是相互结合在一起的。下面就以这十二个步骤为基础来介绍本次治疗过程。

首先,张某作为心理咨询的主体和解决问题过程中的主导力量,她能够主动前来寻求帮助,这是非常关键的一点,也是这次咨询成功的前提。如果来访者认为自己不需要帮助,或者不想让自己作出某种改变,那么这次咨询是很难成功的。

第一次咨询

第一次咨询大概进行了一个小时。在咨询正式开始之前,咨询师向来访者作了以下说明:在咨询过程中,对于对方提出的问题,咨询师并不能给出明确具体的解决办法。咨询师只能为她提供一个场所,营造一种有助于她自发成长的氛围,来帮助她自己找到问题的答案。因此,咨询的时间是属于来访者的,来访者可以自由支配这段时间。关于问题的解决方法,来访者也可以和咨询师共同商讨。咨询过程中的谈话都是保密的,来访者可以放心地说出自己的问题。

张某诉说了她自三月份模拟考试后,学习成绩开始下滑的事情,还有不到两个月就要高考了,自己非常着急,甚至开始难以集中精力学习,睡眠也开始出现问题。在诉说的过程中,张某情绪激动,能感受到她非常焦虑。在张某讲述自己情况的过程中,咨询师一直保持友好、真诚和完全接纳的态度,对来访者诉说的问题予以回应,并表示理解和共情,鼓励来访者继续说下去,促进来访者继续表达自己的情感。

在张某说到"三月份这次模拟考试前学习比以前更加努力,付出很多精力,自己也觉得效果挺好,考试成绩反而下降了,这对我打击很大"时,咨询师进一步询问发现这两次考试总分只差 11 分。这在大多数人看来很正常的成绩波动却给来访者造成很大的困扰,咨询师在表示理解和接纳的同时,意识到这背后可能有更深层次的原因,但并没有立马打破砂锅问到底。

在本次咨询中,咨询师只是充分接纳了来访者紧张焦虑的情绪,但并没有直接给出解决办法,而是让来访者回去想一想,在以往的经历中,有没有经历过成绩波动,当时自己是怎样的想法,以及是如何应对的,并与她约好了下次咨询的时间。

第二次咨询

第二次咨询如约开始,张某看起来状态要比上一次稳定一些。她首先讲述了自己的成长经历,表示自己一直是"别人家的孩子",有很多兴趣爱好,获得过许多奖励和证书,提到以前也有过成绩波动的时候,但是从未掉出过年级前十名,当时也并没有觉得一次考试就能否定掉自己,多努力一些,下一次考试成绩就会有所提升,高三上学期参加了两所理想高校的自主招生,高考成绩过了该校的投档线就能被录取。还说自己的理想是进入名牌高校学习建筑专业,将来成为一名很优秀的建筑师。

咨询师注意到张某称以前面对考试成绩波动时,提到"当时并没有觉得一次考试就能否定掉自己",这是积极的正面的情感,因此咨询师引导她注意到并接受了这种积极的情感。同时咨询师也注意到,作为"别人家的孩子",张某从小接受别人的赞许,一直对自己有较高的自我评价,但在高考这一特殊的环境面前,她付出很多精力,模拟考试却没有取得理想的成绩,这使她产生了自我怀疑,出现了自我概念与现实经验相冲突,张某没有调节好这种冲突,从而导致她出现一系列问题。咨询师通过适当的自我暴露,讲述了自己高中时期遭遇成绩波动时也会感到焦虑和压力,并表示自己完全可以理解张某的感受。

咨询师还通过引导张某回忆身边优秀同学的学习成绩也会出现波动这一现实,让她认识到优秀并非全能,也没有人是无所不能的,没有人能够像机器一样时刻保持稳定且优异的考试成绩,偶尔的成绩波动是正常的,不能因为一次考试成绩的波动就否定自己,要用平常心去对待它。在咨询师的引导下,张某的自我意识不断增强,接受了自己这次考试的小"失利",并决定回去后放松心情,调整心态,继续用模拟考试前的状态度过接下来的日子,迎接高考。咨询师对张某的这个决定给予了肯定和鼓励。

第三次咨询

第三次咨询是在一周后进行的,张某的状态好了很多,并表示这一周她已经逐渐恢复之前的学习状态,能够将精力专注在课堂和学习上了,遇到不会的难题也能主动去和同学讨论或者去向老师请教了,睡眠情况也得到改善。这周的几次随堂测试,成绩也都不错。

张某积极的尝试得到积极的结果,咨询师对此给予了积极的正面的评价,并鼓励她继续保持。最后,咨询师对这三次咨询进行了总结,让她看到了自己的改变和进步,而且来访者已经恢复自信,逐渐找回原来的学习状态,考虑到高考在即,因此双方协商顺利结束了咨询。

【复习题】

一、选择题

1. 以人为中心治疗认为决定心理咨询导向的首要责任人是(　　)。
   A. 咨询师　　　　　　B. 来访者
   C. 咨询机构　　　　　D. 咨询师与来访者

2. 以人为中心治疗对人性的基本看法是(　　)。
   A. 消极悲观的　　　　B. 理智客观的
   C. 中性的　　　　　　D. 积极乐观的

3. 关于表达真诚,下列说法不正确的是(　　)。
   A. 真诚应当实事求是　　B. 真诚就是说实话
   C. 真诚不是自我发泄　　D. 表达真诚应当适度

4. 以人为中心治疗认为心理失调产生的原因是(　　)。
   A. 出现歪曲的认识　　　B. 本我、自我和超我三者产生了冲突
   C. 心理需求得不到满足　D. 自我概念与经验不协调

二、填空题

1. 以人为中心治疗的哲学基础有_____、_____、_____、_____。
2. 伊根认为真诚的交流包括角色自由、_____、无防御反应、_____和_____。
3. 以人为中心治疗的基本态度包括_____、_____、_____、_____。
4. 以人为中心治疗对人性的基本看法是_____。

三、名词解释

1. 真诚
2. 共情
3. 无条件积极关注
4. 自我概念

四、简答题

1. 简述以人为中心治疗的产生背景。
2. 简述以人为中心治疗的基本态度。
3. 简述以人为中心治疗的常用技术。

4. 简述以人为中心治疗的自我理论。

【推荐阅读】

1. Rogers, C.R. *A Way of Being*. Boston, MA: Houghton Mifflin, 1980.

2. Cain, D.J. *Classics in the Person-Centered Approach*. Herefordshire, England: PCCS Books, 2002.

3. Cooper, M. Developmental and personality theory. In M. Cooper, M. Ohara, P. F. Schmid, & G. Wyatt(Eds.), *The Handbook of Person-Centered Psychotherapy and Counseling*. New York, NY: Palgrave Macmillan, 2007.

4. Greenberg, L. S. , Watson, J. C. , & Lietaer, G. *Handbook of Experiential Psychotherapy*. New York, NY: Guilford Press, 1998.

5. 李红艳.罗杰斯人本主义心理咨询理念及技术的发展脉络[J].社会心理科学,2008(Z1):5-9.

6. 马斯洛.动机与人格[M].许金声,译.北京:华夏出版社,1987.

7. 马斯洛.人性能达的境界[M].林方,译.昆明:云南人民出版社,1987.

第八章

森田治疗

【本章要点】

本章主要介绍了森田治疗的发展历史,包括森田正马教授的经典森田理论和以田代信雄等人为代表的新森田理论。森田治疗的基本理论包括神经质、疑病性素质、生的欲望和死的恐怖、精神交互作用、精神颉颃作用,基本原则可以简单概括为"顺其自然"和"为所当为"。明确森田治疗的适应证和实施形式,包括住院式森田治疗、门诊式森田治疗和发现生活会。住院式森田治疗包括绝对卧床期、轻工作期、重工作期、生活训练期,门诊式森田治疗对日记的书写尤为看重。

【学习要求】

1. 了解森田治疗的发展历史和基本原理。
2. 掌握森田治疗的基本原则。
3. 熟悉森田治疗的适应证和实施形式。

【重要术语】

森田治疗　精神颉颃作用　绝对卧床期　轻工作期　重工作期

森田治疗(Morita therapy,亦译"森田疗法")是由日本学者森田正马(Morita Shoma)教授于1920年提出并创立的一种心理治疗方法。最初主要用于治疗神经质症(森田神经质),后经其弟子和几代学者的探索、完善,逐渐应用到抑郁症、精神分裂症、酒精依赖等心理问题的治疗。森田治疗植根于东方文化,具有浓厚的东方文化色彩。它不仅仅是一种咨询方法,更是一种生活哲学,因而也被广泛用于正常人的生活适应和生活质量的改善中。

第一节　森田治疗的发展历史

一、森田治疗的创立

森田治疗的创立源于森田正马教授本人的亲身经历。1874年，森田正马出生在日本高知县的一个农村家庭，他的父亲是一名小学教师，对子女的要求极为严格。母亲与父亲截然不同，对待子女十分溺爱。作为家中的长子，森田正马被父亲赋予了极高的期望——从小被父亲教导着读书、写字，5岁便上了小学，课余时间几乎全被用来读古文和史书，甚至遭遇没背完书不准许睡觉的经历。学校繁重的课业加上父亲的强迫紧逼，使得森田正马越来越厌倦学习，一度产生了学校恐惧，想尽办法逃避上学。

7岁时，森田正马先生的祖母过世，母亲因悲伤过度，开始精神恍惚、默默不语。其后，祖父又相继过世，正当家庭接连遭受不幸之时，森田正马偶然在寺庙中看到色彩浓烈的地狱壁画，壁画中呈现了人死后下地狱的惨状，有的在上刀山，有的在下火坑，有的在进血池，这一系列的画面让森田正马毛骨悚然。此后，他经常会想到关于人死后的情景，晚上睡觉也不安稳，常常被噩梦惊醒。这也成为后来森田理论中提出的"死的恐怖"的来源之一。

森田正马自幼就有明显的神经质症倾向，从小饱受神经质症的折磨。12岁时仍因夜尿症而苦恼。16岁开始患有头痛，而且常常出现疲劳、心动过速。20岁时得过一场肠伤寒，病重卧床长达两个月，恢复的那段时间他有时会在夜晚突发心悸，全身发抖，体验到一种强烈的濒死感。高中和大学初期，森田正马又被诊断患有神经衰弱和脚气病，需要长期服药治疗，但药物的作用常常只能缓解片刻的不适，有时甚至根本无效。一系列疾病的困扰使得森田正马极度关注自己身体的变化。在东京帝国大学一年级期末阶段，由于父母的一时疏忽，森田正马两个月没有收到家里的生活费，他感到气愤又绝望，认为父母放弃了自己。为了改变家里人的看法，作出成绩给家人看，他下定决心拼命学习，放弃了所有治疗。全心全意沉浸在学习中的森田正马取得出乎意料的好成绩，同时惊讶地发现，在潜心学习的过程中，部分神经质症状比如神经衰弱和脚气病等竟不知不觉地消失了。从过分关注身体变化却一无所获到后来放弃治疗意外痊愈，这次背水一战面对恐怖的经历启示了森田正马，也为他下定决心从事精神卫生领域工作奠定了基础。

二、森田治疗的发展
(一) 高良武久对森田治疗的贡献
高良武久1929年进入东京慈惠大学医学院,师从森田正马教授,从事森田治疗的研究和临床应用。此外,高良武久又跟随九州大学的下田教授学习。受森田正马教授影响,高良武久在继承森田理论的同时,完善发展了森田治疗。高良武久对森田理论的完善发展主要包括三个部分的内容:(1)用神经质症代替神经质;(2)用适应焦虑重新解释疑病性素质学说的内容;(3)提出防御单纯化和主观虚构性。

1. 用神经质症代替神经质

高良武久认为神经质容易与性格表现相混淆,因而提出神经质症的概念。神经质症,是指排除器质性病变因素后由心理作用引起的精神或身体或者两者兼有的一种功能障碍,一般表现为慢性固定状态。其中心理作用主要包括精神上的迷惑曲解、心理冲突、自我暗示等。神经质症的主要原因表现为患者能感受到某种症状,并意识到这种症状给自己正常的生活带来了困扰,形成一定程度的障碍;患者本人有克服症状以及试图从症状中解脱出来的强烈欲望,而且积极地做着克服症状的努力,经常反省自己的症状。如果患者存在症状但没有克服的欲望,或者没有将症状病态化甚至没有觉察到症状的存在,都不能被称为完全的神经质症。高良武久认为,神经质症是神经症中的一部分,森田治疗不可能治愈所有的神经症,只有神经质症才是森田治疗的真正适应证。

2. 用适应焦虑来代替疑病学说

森田正马本人对于疑病性素质也认为不是很恰当,希望将疑病性素质这个概念更通俗化地传播适用,因而也给了高良武久提出自我见解的机会。1938年4月5日,高良武久在京都召开的精神神经学会上发表了题为"神经质的问题"的报告,其中提到:"所谓疑病性,是对自身是否有病的焦虑情绪,我对它更广泛的解释是对自己生存不利的焦虑情绪,换句话说,是自己的现状不能适应环境的焦虑,我把这命名为适应焦虑。"适应焦虑又称为适应不安,与疑病性素质在正常人身上普遍存在相同,适应焦虑是正常人同样会出现的焦虑,但神经质症患者往往难以接受自己的焦虑情绪。

3. 提出防御单纯化和主观虚构性

适应焦虑可见于正常人，但健康人的焦虑往往不局限于某一特定的对象，而神经质症患者强烈的焦虑情绪往往具有明确指向性。比如，对疾病的恐惧，正常人往往对所有的疾病都持害怕罹患的态度，但神经质症患者会坚信自己患了某一特定的疾病，比如结核、急性传染病、恶性肿瘤等，这被定义为防御单纯化。防御单纯化看似缩小了焦虑对象的范围，即淡化了对其他疾病的担忧，但实际上会导致更深的思想矛盾，如精神交互作用、精神颉颃作用、自我暗示的产生。此外，神经质症患者存在无法冷静客观地看待事实、尊重事实的问题，他们对于症状的判断往往是歪曲失真的，与事实情况存在很大的差距。这种现象被高良武久称为神经质症患者的主观虚构性，即患者的主诉与症状实际存在程度差异。比如，面对主诉失眠的神经质症患者，他的实际失眠情况可能并不严重，症状夸大背后更多的是一种失眠恐惧，即对有可能面对失眠的恐惧情绪。这种主观虚构性往往也能通过医学检查得到证实。

（二）大原健士郎对森田治疗的贡献

大原健士郎是高良武久的弟子，主要研究领域是针对自杀的深层心理和社会病理机制。他对森田理论的整合和推广作出很大贡献。

首先，大原健士郎尽可能地收集了森田正马的著作、论文、座谈会记录等，系统整理了当时针对森田理论混乱多样的解释，并运用通俗易懂的词语加以解释。此后，他选择了诸如"疑病性素质""生的欲望""精神交互作用""思想矛盾"等主要概念，汇集成森田治疗用语手册。同时，大原健士郎把森田正马说的"神经质"和高良武久说的"神经质症"统称为森田神经质，避免了用语上的混乱。

其次，他论述了森田理论中最主要的概念"疑病性素质"与"生的欲望、死的恐怖"之间的关系。他认为，根据森田正马的见解，疑病性素质是一种精神能量的源泉，在健康人身上主要体现为"生的欲望"，即精神能量指向建设性的人生目标；如果遭受挫折，这种精神能量会受到精神交互作用或思想矛盾的影响，逐渐积聚，最终注意并固着于自我不再指向外界，生活态度转为非建设性，陷入"死的恐怖"。大原健士郎指出，森田正马所说的"生的欲望"和"死的恐怖"是两种同性质不同方向的精神能量，而森田治疗的核心在于将负性的精神能量转换成正性的精神能量。同时，他还对"生的欲望"的构成提出自己的见解，认为"生的欲望"是种种愿望的复合体，主要包含三个因素：(1)生物生命力，即基础的精神生理能量；(2)自我的确立，它形成人格基础；(3)社会文化因素,它决定了生的欲望的指向性。

(三) 田代信雄对森田疗治疗的贡献

田代信雄从精神生理学的角度探讨了森田理论,提出新森田治疗。首先,他把森田治疗中的各治疗期与人类的社会自我发育相比较(见表8-1),认为2—3个月短期的森田治疗是发育过程的再现。在这个过程中,个体需要接受面临的各种现实问题,恢复自我解决问题的能力,达到自我成长。

表8-1 森田治疗各治疗期与人类的社会自我发育的比较

治疗期划分	发育过程	社会的自我发育
第Ⅰ期	乳儿期	活动性
第Ⅱ期	幼儿期	自发性
第Ⅲ期	学龄期	自主性
第Ⅳ期	青春期以后	协调性

此外,田代信雄在脑神经解剖和脑神经生理学的基础上提出认知理论的观点,构建了精神结构模式图。他认为,神经质症患者在适应不安的情况下,心理能量从生的欲望转向死的恐怖的过程是受认知评价影响的。森田治疗通过影响精神功能,形成良好的认知评价和意志行为,阻断了精神交互作用,使患者从症状的束缚中解脱出来。

第二节 森田治疗的基本原理

一、森田治疗的基本理论

(一) 神经质

森田正马认为神经质是一个用于描述性格倾向的术语,人的部分气质和性格特点都属于神经质倾向,比如强迫观念、神经衰弱等,这种倾向人人都有,发展到一定程度则会形成神经症。神经症是一种非器质性的神经功能障碍,范围很广,神经质只是神经症治疗对象的一部分。

森田正马根据症状把神经质分为普通神经质、强迫观念和发作性神经症。

1. 普通神经质

普通神经质与一般人所说的神经衰弱症状类似。这类人通常具有疑病性素质，对待身体变化尤为敏感，精神上过分固着于某种异样感，并为之持续性焦虑苦恼，从而引起一系列的躯体症状：失眠症、头痛、头重、头脑模糊不清、感觉异常、极易疲劳、效率降低、无力感、胃肠神经症、自卑感、性功能障碍、头晕、书写痉挛、耳鸣、震颤、记忆欠佳、注意力不集中等。

2. 强迫观念

神经质症患者的强迫观念在特定情况下也会出现在普通人身上，但神经质症患者对这种观念持抗拒态度，想努力去除又难以摆脱，从而陷入焦虑。以恐惧症为主，主要包括对人恐惧（脸红、对视）、不洁恐惧、疾病恐惧、不完善恐惧、阅读恐惧、外出恐惧、口吃恐惧、罪恶恐惧、不祥恐惧、尖锐恐惧、杂念恐惧、高处恐惧等。

3. 发作性神经症

发作性神经症又称焦虑性神经症，与普通神经质单纯焦虑的状态相比，患者长期处于焦虑发作或预期性焦虑状态，焦虑程度更为严重，易引起自主神经系统功能的失调，从而出现心悸、头晕目眩、发作性呼吸困难、胸部压迫感、手足发冷等躯体症状。

森田正马认为，在特定条件下，任何人都有可能表现出神经质症的症状。比如，听说别人家失窃就担心自己家里门窗没有锁好。又比如，在公共场合发言，会心跳加速，无比紧张。对于大多数人而言，这种紧张不安都是正常的反应，是一种必需的心身反应，但是事过之后就会消失。神经质症患者容易把对这种反应的认识病态化，极力想要克服症状，求治动机强烈。因此，如果一个人没有对症状病态的认识，缺乏寻求改变的强烈意愿，就不能认为这个人是神经质症患者。

(二) 疑病性素质

森田正马认为神经质症患者存在共同的素质特征，他称之为疑病性素质或疑病性倾向，并认为疑病性素质是神经质症发生的基础。这是一种精神上的倾向，通常表现为对疾病的恐惧、对患病的担忧。这种倾向性在普通人身上也会存在，只是在神经质症患者身上程度更为明显，可以是对日常生活中的大小事物习惯性地表现出疑病性素质，也可以是身体不适等原因引发一过性的紧张状态，还可以是隐匿状态，即平时没有表现，只有遇到强烈刺激的诱发比如身患重病，才使得平时隐藏的倾向暴露出来。具有疑病性素质的人与普通人相比有更敏锐的感受性，使得他们擅于觉察到微细的变化，在工作、艺术、自然观赏方面更容易取得成就。同时,他们在性格上具有精神内向、内省力强、求全欲过强的特点,对自我的身体变化、人际关系异常敏感并过分担忧,并拥有较强的自我反省和自我批判能力,常常会被自我内省束缚,继而过度检点自己的缺点和弱点,引发现实自我与理想自我失衡,最终导致焦虑不安,诱发神经症。

(三) 生的欲望与死的恐怖

森田认为,生的欲望与死的恐怖是一个事物的两个方面。生的欲望是人类的根本欲望,是人类本性的表现,而人类最害怕的是死,对死亡的恐惧的实质是对生的贪婪。生的欲望的含义包括:(1) 希望健康地生存;(2) 希望更好地生活,希望被人尊重;(3) 求知欲强、肯努力;(4) 希望成为伟大的幸福的人;(5) 希望向上发展等。善于内省、关注自己的身体状况,这是人人都会有的正常表现,按照森田正马的理论,这也是人类生存欲的表现。神经质症患者都是生存欲极强的人,他们不是生来就患有神经质症的,而是随着生存欲望的不断完善和发展,他们想过超过常人的生活,想达到完善的状态。过高的生存欲使得他们对自己或事物怀有超常的要求,总希望生的欲望能达到完美的境界。生的欲望是一种积极的精神动力,死的恐怖则是消极的精神动力,在对生的欲望不断追求的同时,对死的恐惧也是成正比增加的。过高的生存欲反而很容易陷入死的恐怖,对死亡的恐惧常与惧怕失败、害怕疾病、恐惧不安等心理活动相联。

(四) 精神交互作用

如果说疑病性素质是神经质症的基础,那么精神交互作用便是推动神经质症发展的病因。精神交互作用是指当异样的感觉出现时,如果对这种不适感集中注意力,就会使这种感觉变得更加敏锐强烈,变敏锐的感觉又会导致注意力进一步固着集中于它,最终感觉与注意相互结合、彼此交互,原有的异样感就会不断增加放大。

生活中也会有很多人受不安困扰,尤其是具有疑病性素质的人,对待正常事件、反应的认知呈现病态化,而且极力想要排除异样感。比如,在学校和单位里他们往往很在意别人的看法和眼光,周围人正常的谈笑、议论都有可能引起他们紧张的联想,而且常常得出对自己不利的结论。这类人精神活动的消极不安便是精神交互作用的结果,因而他们大部分人际环境都较为恶劣,深感痛苦。在某种程度上,精神交互作用的结果像是陷入恶性循环状态,性格越是敏感越会对不愉快的感觉加以注意,注意力越集中,不舒适的体验愈是强烈,继而更加敏感。

(五) 精神拮抗作用

森田正马还揭示了存在于神经质症患者头脑中的思想矛盾,即"理应如此""但愿这样"的愿望与"事实是"之间的矛盾。这种思想矛盾是神经质症患者精神冲突与苦恼的根源,也是病情反复的重要原因。比如,因为知道要去见一个自己不喜欢的人,讨厌对方的情感是自然的,但是为了打消这样的情感,内心就会劝说自己喜欢对方,结果被这种想法束缚,产生精神交互作用,加深了自己讨厌的情绪。神经质症患者往往因为不了解思想与事实之间存在差异,依靠个人主观想象来构筑事实,希望客观事实按照自己的主观愿望产生变化,这是出现思想矛盾的原因。

森田正马认为,主观与客观、情感与理智之间常常存在矛盾,试图用理智去解决非伦理的情感是错误的。如果对这个矛盾仅仅是担心不安,尚不会出现精神交互作用;如果想要用理智解决这种思想矛盾,就会产生精神拮抗作用。精神拮抗作用是人的精神活动存在的一种对应和调节的现象。这种现象类似肌肉之间的拮抗作用,能够相互制约、彼此制衡。

精神拮抗作用的具体表现是,当一种心理出现后,常常会有另外一种相反的心理出现,比如恐惧时告诉自己不要怕,高兴时告诫自己不能得意忘形。这样一种抑制性意志是我们精神领域的正常现象,如果把其中的一种心理视为对自己不利,或者对不该出现的想法进行过多的压抑,人的精神就会出问题。神经质症患者的苦恼就是源于欲望与抑制之间的拮抗不断增强,症状才会顽固不化。

二、森田治疗的基本原则

森田正马认为,要治疗神经质症患者,首先要帮助他们认清神经质症的实质,理解易患人群的性格特征,症状又是如何发生的。帮助患者建立对神经质症的完整认识,对治疗起着关键性作用。他根据自己对神经质症的认识,提出一系列有针对性的疗法,基本原则可以概括为"顺其自然"和"为所当为"两点。要点在于陶冶疑病性素质,打破精神交互作用,消除思想矛盾。

(一)"顺其自然"的治疗原则

森田正马认为,人的情感体验越集中注意,感觉就越强烈,如果能够顺其自然,不予理会,就会逐渐消退。把顺其自然看作是佛教和禅宗中"顿悟"状态,即患者能够客观地认识到自己在自然界中的位置,意识到对自己的症状持有顽固抵抗是无用的。唯有接受和服从事物运行的客观规律，放弃对症状的挣扎抵抗，学会与症状共生共存，才能最终打破精神交互作用。

顺其自然是森田治疗中最基本的治疗原则，主要含义有三。

1. 认识精神活动的客观规律，接受自身可能出现的各种想法

我们每个人的脑海里都会出现各种各样的想法，积极的或消极的，阳光的或阴暗的，而神经质症患者往往不允许自己内心存在不足或缺点，无法客观地看待内心狭隘、嫉妒、邪恶的想法，一旦觉察到它们的存在，便如临大敌。森田治疗强调，要做到顺其自然，求助者首先需要有"人非圣贤"的认识，不好的观念无法靠人的理智和意志进行消除也无须消除，但个人掌握了是否要把不理智的念头化为实际行动的权利。比如，恐高的人，他们对高度的恐惧其实是源于对死亡的恐惧，求助者往往认为自己不应该恐高，但事实上为了克服这一恐惧，他们首先应该接受自己恐高的事实，而且能认识到"这个高度摔下去会死，我害怕很正常，但是我可以尽量小心一点，不让自己掉下去"，这样的认识可以帮助他们把注意力从对高处的恐惧转移到对自己小心行事的实际行动上来。

2. 认清症状形成和发展的规律，接受症状的存在

神经质症患者的疑病性素质导致他们常常求助诉诸各种症状，把一些正常的感觉视为异常，极力想要排斥和控制，使注意固着在异样感上，造成注意和感觉的相互加强，形成精神交互作用。放弃与症状抵抗，意味着对症状主观感觉上的加强停止了；同时因为不再排斥抵抗，注意也不再固着于症状。认识到这一点后，当症状出现时，对症状采取不在乎的态度，就像对待天气好坏一样，以平常心对待，顺其自然。此外，对于症状的认识除了将其淡化和正常化，患者还需要认识到症状的形成都经历了很长一段时间，因而症状的改变也将会是一个漫长的过程，采取顺其自然的态度不是能立竿见影的方案。能够意识到这一点意味着能坚持对症状的正常化处理，长期稳定地接纳自己的心身反应，从而真正消除精神交互作用的影响。

3. 认清主观与客观之间的关系，接受事物的客观规律

森田理论认为，神经质症患者出现心理冲突的基础是疑病性素质，在精神交互作用的影响下对不适感觉的注意又逐渐加强，而之所以症状顽固不退，是因为思想矛盾的存在使得患者总是抱有背离客观事实的期待，比如症状会突然消退不复存在等。用主观想象代替客观事实，习惯于用"理应如此"的思想麻痹

自我,限定自身的思想、情感和行为。森田正马认为,人们为支配情感付出的努力,犹如"鸡毛上天,河水逆流"一般困难,放弃徒劳服从自然,是破除思想矛盾的根源。比如,遗忘是人正常的心理现象,而遗忘恐惧者会坚持认为遗忘是不应该发生的,视遗忘为异物并与之抗争,坚持认为人应该记住所有东西,这就是违背了事物的客观规律。就像夏热冬寒这样的自然规律一样,要想自然界夏凉冬暖就是悖自然之道,不仅不能如愿反而徒增烦恼。

顺其自然不是一种被动放弃的忍受,而是一种主动沉着的应对。高良武久指出:"顺应自然的态度并不是说对自己的一切活动都放任自流、无所作为,而是要患者一方面对自己的症状和不良情绪听之任之,另一方面要靠自己本来固有的上进心,努力去做应该做的事情。"尊重事实真理,不以自己的主观想法去看待客观事实,认清客观事物的自身活动规律,使主观思想符合客观规律,神经质症患者才能从精神冲突中解脱出来,跳出思想矛盾的怪圈。

(二)"为所当为"的治疗原则

"忍受痛苦,为所当为"是神经质症患者必须采取的生活方针,也是对"顺其自然"的治疗原则在行动层面的补充。

森田治疗把与人相关的事物按照能否受人的主观意志调控和改变分为两大类:可控制的事物和不可控制的事物。森田治疗要求求助者通过治疗,能够学会顺应自然,放弃对不可控制的事物的控制,如人的情感,把握可以控制的事物,如自我的行动。而神经质症患者面对可以控制的部分,往往采取逃避的态度,如因为害怕出丑而放弃比赛,因为恐惧社交而不与人接触,这种抛弃痛苦的方式无异于扬汤止沸,永远不可能达到适应现实生活的最终目的,只能一直生活在害怕痛苦又被痛苦包围的窘状里。

神经质症患者原本是具有强烈的生的欲望,但被自己"死的恐怖"束缚,原有的精神能量几乎全部投注到对症状的关注上,从而影响了自己正常的生活、工作和学习。要想得到改变,必须做到忍受痛苦投入实际生活,将心理能量的指向从内在精神活动转到外部世界,按照生的欲望表现出上进心,去从事积极、有效、具有建设性的活动,在行动中体验自信与成功的喜悦。忍受痛苦、带着症状去行动意味着,一方面不用坐等症状的消除,另一方面能体会行动的收获,当注意不再固着于症状时,症状便会得到改善。

与"顺其自然"一样,"为所当为"治疗原则的落实同样也是一个循序渐进的过程,需要患者坚持把握以下四个要点。

1. 外表端正，内心自然

神经质症患者在与症状痛苦斗争的同时，仍然需要融入正常的工作、学习，想要做到为所当为，首先应该端正外表，给自己充满自信的暗示——"如果我外表能像一个健康人，那么我的心理也是健康的"。无论内心有多不安，外在行为上要尽量看不到不安的情绪反应，自然而然地坚定意志。比如，反复头晕的患者，因为过度担心自己会因为头晕影响工作，在开始工作前会做很多准备工作，如洗脸、洗手、擦桌子、整理东西等，但事实上这段准备时间内他的焦虑并没有得到减轻，反而有可能加重。如果此时，他果断坐到桌子前，打开电脑开启工作模式，即使最初有可能因为出现头晕症状学不进去，但只要稍加忍耐，就会慢慢进入工作状态，头晕的症状也在不知不觉中消失了。再比如，一个对人恐惧的患者，与人交往就会脸红，在他与人交往的过程中，不要考虑会不会脸红的问题，而是正视自己会脸红的事实，那么除了可能出现脸红的症状，他总的外在表现也都是正常的。端正外表，可以为更多外向化行为筑牢基础。

2. 克服情绪，目的本位

神经质症患者对自己的情绪十分敏感重视，常常根据情绪变化而改变自己的行为，森田治疗主张患者抛弃以情绪为准则的生活态度，转为以行为为准则，按照自己希望达到的目的来行动。比如，对人恐惧者原本要会见一个重要的客户，由于害怕自己的不安情绪会导致谈判不成功，就想打电话取消这次约见，但如果能够深刻意识到这是一场极为关键的洽谈，就能克服困难如期进行会面。森田治疗一方面要帮助神经质症患者意识到自己最终的目的是什么，按照目的去实施行动，另一方面也要让患者意识到目的本位不仅仅是指导行动的准则，也是评价成功的标准。例如，对于一名社交恐惧的患者来说，出门去超市采购，他的成功不在于克服了对人的恐惧，而在于买回了自己需要的东西。

3. 克服自卑，保持自信

神经质症患者的求全欲极为强烈，是观念上的极端完美主义者，他们对自己十分苛刻，要求做事务必尽善尽美。但是，现实生活中人无完人，每个人都需要面对各种各样的意外与失误，有的意外也许人为能够避免，有的意外也许是突如其来的天灾，根本无法避免。苛求自己的结果通常都是对自己感到失败失望，不断对自己丧失信心。对神经质症患者来说，当事实与主观构想背道而驰时，他们不可避免地就会陷入没有尽善尽美的恐惧与内疚，而且常常夸大自己的不足和弱点，自卑自责苦恼不堪。因此，森田治疗强调，患者一味地逃避行动苛责贬低自己只能带来一事无成,当犹豫徘徊时,需要患者克服内心对不完美的恐惧,大胆地行动起来,也许努力了不一定成功,但不努力绝不会成功,自信往往也源于不懈努力的过程。

4. 直面现实,陶冶性格

很多患者往往固执地认为自己因症状困扰不能投入到实际生活中去,事实上是他们根本没有去尝试或者不肯去尝试。他们常常认为,只有先消除了症状才能做好要做的事情,继而错失了很多行动的机会。同时,也因为行为活动的减少失去了自我实践和适应实际生活的机会,使得精神能量更为集中的指向内部,症状感受进一步加强,疑病性素质进一步发展。在实际治疗过程中,即使患者能够坚持以目的为本位的行动态度,单凭他自己的意志努力,往往也会突然失去行动信心,此时来自治疗师、亲人朋友的推动鼓励必不可少,如果能判断出患者本人存在想要摆脱困境勇往直前的强烈愿望,甚至可以在适当的时候硬推一把。森田正马认为,性格与行为是相辅相成的,性格能够指导行动,行动也会造就性格。正因如此,在顺其自然的态度的指导下,做出自己应有的行动,也有助于求助者的神经质性格在不断的行动中得到陶冶。这种陶冶并不完全抛弃神经质性格,而是对性格中的不同部分进行扬弃,发扬神经质性格中认真、勤奋、富有责任心的部分,摈弃神经质性格中的精神内向和完善欲。患者经过反复多次的恐惧突入,做了自己可以控制的事情,在这个过程中逐步重拾直面现实的信心。

第三节 森田治疗的操作实施

一、森田治疗的适应证

森田治疗主要适用于神经症的治疗,包括神经衰弱、强迫症、焦虑症、恐惧症、躯体形式障碍等。随着人们对疾病了解的进一步深入,神经症的诊断已不再使用。按照现在的诊断标准,森田治疗主要用于焦虑与恐惧相关障碍、强迫及相关障碍、躯体忧虑障碍及疑病障碍等疾病的治疗,近些年也用于部分物质使用障碍、抑郁症、人格障碍、精神分裂症等疾病的治疗。为了叙述的方便,在下面仍然使用"神经症"一词。森田治疗是一种以"顺应自然"为指导思想的治疗方法,因其与老庄哲学及佛禅思想关系密切,易于被我国民众接受,在我国有不少心理咨询与治疗工作者在自己的咨询和治疗实践中采用森田治疗的模式,取得了较好的疗效,但同时一些西方学者认为森田治疗具有明显的东方文化色彩,同西方文化中的与自然抗争、与命运抗争相抵触,不易被西方民众接受,同时森田治疗中类似拘禁的治疗方式也是他们难以接受的。目前中国已建立60多个森田治疗病房,其疗效和预后方面的研究证实森田治疗的改善率普遍能达到80%,而且心理量表和问卷调查都支持森田治疗的有效性。

二、森田治疗的实施形式

森田治疗的实施有三种形式,包括住院式森田治疗、门诊式森田治疗和发现生活会。门诊式森田治疗适合症状较轻的患者,当患者症状较重时通常采用住院式森田治疗。无论哪种治疗模式都需要患者有比较强烈的求治欲望,通过对森田治疗的理论学习将患者的求助欲望引导到有建设性的行动中去。

(一)住院式森田治疗

住院式森田治疗是森田治疗的主要形式,一般适用于症状较重而严重影响正常工作生活的患者,住院式森田治疗的优势在于为患者提供一个完全崭新的环境,排除可能存在的不利影响因素,使患者能够专心致志地接受治疗,并取得较好的疗效。在充分告知患者森田治疗的原理和过程,征得患者同意后可以开始治疗。完整的住院式森田治疗患者需要40天左右,分为四个阶段,即绝对卧床期、轻工作期、重工作期、生活训练期。

1. 绝对卧床期

绝对卧床期一般时间为4—7天,绝对卧床的目的是消除身心疲劳,养成对焦虑、烦恼等神经症症状的容忍和接受的态度。在这一阶段有条件的情况下需要采用单人单间的住宿方式,若没有条件则要告知患者注意保持安静,不要相互交流。在这一阶段,患者一切非必要的活动都被禁止,包括禁止患者谈话、会客、读书、玩手机、听音乐等,只有维持生命的活动可以进行,比如吃饭、上厕所、必要的洗漱,除此之外患者需要保持绝对卧床,保持绝对安静。治疗者在此期间不进行任何形式的安慰,也不回答有关情绪问题的任何问题。

在此期间,患者可能会经历一个由相信到怀疑的过程。患者初次入院,对治疗抱有极大的信心,情绪暂时稳定。随着卧床时间的增加,患者可能出现无聊、烦躁不安、强烈地想起床做事的冲动,可能会想到各种各样的问题,比如疾病、家庭矛盾、个人发展问题等,患者烦躁不安的情绪在很大程度上会积蓄,当这种烦闷达到顶点时就会在短时间内消失,这是情绪问题自然发展的必然结果。在此期间,患者可能会向治疗师询问各种问题,治疗师需要向患者重复绝对卧床的条件,对关于症状的问题一律不予回答。需要向患者强调在绝对卧床期对于一切念头需要顺其自然,不要勉强,比如睡眠问题,在绝对卧床期不需选择睡眠时间,随时可以睡觉,睡不着的话,不睡也没有关系。

不安烦躁的情绪在达到顶点后会突然消失,患者会备受鼓舞。其后,由于痛苦的消失,患者会出现参加积极活动的意向,此意向会不断增加,直至进入第二治疗阶段减弱。

2. 轻工作期

轻工作期一般时间为3—7天,在此期间患者需每天保持卧床时间7—8小时,此阶段的目的是发挥活动的自觉性,感受活动中带来的愉悦心境和带着症状参与作业的成功感,旨在将注意力由内部指向转为外部指向。在此阶段允许患者在住院处周围活动,白天可以到室外晒晒太阳、捡捡树叶、扫地等,做些诸如此类的轻微劳作活动,交流、外出、娱乐活动仍然被禁止。在这里,每天需要完成的任务最好是患者自己发现的,而不是治疗师布置的任务,晚上要求患者利用时间书写日记。

进入到轻工作期,患者会感到从无聊中释放出来的愉悦,会有自发想从事工作的欲望,而且能从活动中体会到劳动的快乐。在此阶段,患者依旧会有疾病相关症状,会向治疗者倾诉症状和苦恼,此时的应对方式与上一期相同,指导患者以顺其自然的方式面对症状,同时鼓励患者进行轻微劳作,不思考怎样做对疾病有利,怎样做对减轻痛苦有帮助,促使患者学会无论何种工作都能迅速行动,培养"不管症状,只管作业"的生活态度。

森田治疗中写日记是一种非常重要的治疗方式,是患者与治疗师之间交流的补充,也是重要的临床资料。患者在日记中将记述自己的病情变化和治疗体会,治疗师需要明确捕捉患者的心理状态和情绪改变,并给予适当的指示。在批改日记的时候,可以运用"顺其自然,为所当为""努力及幸福""烦闷即解脱""不安心即安心""服从自然,柔顺境遇""求不可得""欲以一波消一波,千波万波连接起"等森田治疗格言,将森田治疗的理念传输给患者,对患者的治疗有指导作用。

3. 重工作期

重工作期一般3—7天。此阶段的目的是继续体验活动的乐趣,巩固注意的外向倾向性,培养持久性和忍耐力,建立"没有办不到的事的信心"。在第二期若患者解除了对症状的关注,对劳动的兴趣愈发浓厚,渴望得到更多较重的工作时将进入第三期的治疗,所以轻、重工作期的界限并不十分明确。在此期间,患者的劳动强度、作业量均已增加,可以进行包括阅读、木工、帮厨等活动,阅读的书籍以历史、传记、科普类读物为主,尽量不要阅读哲学、思想类的书籍,允许患者与他人进行交流,但不能谈论症状,晚上依旧进行日记写作,此时患者不需单人单间。

在此阶段,患者能够体验到活动带来的愉悦感和成功感,逐渐树立起信心和勇气,会自然而然地不与症状作斗争。需要注意的是,神经症的患者往往追求完美,而且在追求完美的过程中经常遭受挫折,在劳作期间容易产生期望,治疗师需要及时关注,给予反馈,不断强化并建立起正性体验。在此期的日记写作中,治疗师需要求患者不要记述自己的烦恼和症状,只记录每天的活动内容和感受。

4. 生活训练期

生活训练期一般1—2周,此期间为患者出院做准备,指导患者回归社会环境,恢复社会角色。在此期间,可以允许患者在白天离开医院返回原工作单位或学校,从事职业相关工作,或在医院中从事相对复杂的管理工作,但无论何种工作,都需要患者在晚上回到医院,并坚持写治疗日记。在此阶段,患者产生回归正常生活的愿望,摆脱将自身的一切看作是病态的想法,体验到带着症状生活的成功感,开始逐渐适应正常的社会生活,此时患者可能会遇到各种各样的问题。治疗者需要每周与患者谈话1—2次,及时解决问题,防止发生退行,继续批阅日记,给予评语。

原森田治疗的时间为4—7天,1—2周,3—4周,1—4周。鉴于经济以及疗法之间的交叉疗效等因素,逐渐发展出新森田住院疗法,即以上标注的治疗时间缩短了,还加入绘画、音乐等艺术治疗以及家庭治疗等方式,更加适应新时代的发展。此外,现代医学尝试将森田治疗与药物治疗相结合,发展森田治疗在神经症治疗的应用,开拓森田治疗在神经症以外的其他精神疾病中的应用。

(二) 门诊式森田治疗

门诊式森田治疗仍然需要遵循森田治疗的基本原则,但门诊式森田治疗不具备住院式森田治疗的特定环境,不具有绝对卧床的条件,难以采用作业布置的治疗方式,因此与住院式森田治疗存在一定程度上的区别。

门诊式森田治疗主要适用于轻中度症状的患者,最有效的是焦虑障碍。疗程一般为一周1—2次,每次1小时左右,持续2—6个月,疗程因人而异。采取的方式主要为一对一访谈,运用森田治疗的原理进行面谈和指导日记。由于采取门诊治疗方式,患者拥有很大的自主性,可能会因为各种各样的原因中断治疗,这就需要治疗师与患者建立良好的治疗关系,充分相信治疗的有效性,相信坚持治疗会取得良好的结果。在面谈过程中,治疗师需要注意收集患者的生活史,尽可能理解患者的现实情况,采取提问的方式启发患者对于问题的思考,而不是过多地采取说服的方式,不以症状为讨论的主要话题,鼓励患者面对生活,接受症状的存在,不试图控制不良情绪。对于门诊治疗,很重要的一点就是日记书写。在这种治疗模式中,患者和治疗师的接触仅限于面谈的少量时间,治疗师无法接触到患者的日常生活,日记的重要性就显得尤为显著,患者需要在日记中记载每天的行为活动、感想情绪等,并在下一次治疗时将日记本带来,供治疗师批注并了解患者的治疗效果。治疗的关键在于帮助患者理解顺其自然的道理。

日记指导为门诊式森田治疗的主要治疗方式,因此日记的批改十分重要。治疗师可以让患者在日记的左侧(根据不同的书写习惯可以调整)留出约1/3的空白,供治疗师批注,其余部分用来记录患者的行动、情绪等。也有学者提出将日记本分成三个部分,一部分记录当天的行动,一部分记录行为对应的情绪,一部分作为治疗师的批注,这种排版方式可以直观地了解情绪与行动之间的关系变化。治疗师可以根据各自习惯与患者共同规定一个大家都能接受的日记书写方式。对于日记的批改,需要注意两点:(1)不纠结于症状,对症状置之不理,使患者顺其自然;(2)在患者对治疗要点理解的条件下,着重要求患者在生活实践中自觉地去体验。

对于门诊治疗,铃木知准提出四个治疗要点:(1)进行详细的体格检查和辅助检查,排除严重躯体疾病的因素,消除患者顾虑,告知患者其疾病是功能性障碍,不是器质性疾病,充分告知森田治疗的基本原理。(2)指导患者接受自身的症状而不是试图排斥它。(3)嘱咐患者在家治疗期间不要向亲友谈论症状,也嘱咐患者亲友对患者有关疾病痛苦的描述不听,不答复。(4)帮助患者认识到带着症状生活的可能性。

(三) 发现生活会

发现生活会是定期对森田理论进行集体学习的集体组织,发现生活会的成员大多正在受或曾受神经症症状困扰,仍能够坚持工作和学习,希望通过集体学习更好地生活。每月一次的集体学习可以帮助个体更好地学习森田理论,交流个人体会,互相启发、互相鼓励、互相帮助,新会员在学习会中向老会员诉说自己的苦闷,老会员根据自己曾经的遭遇和成功经验向新会员提供帮助,而老会员也能在帮助新会员的同时进一步加深对自我的洞察,发挥自身的个性,继续完善自己。在这样的环境下,患者会发现自己不是最苦恼、唯一不幸的人,并相互获得理解接纳,获得大量信息,大家一起体验顺其自然和为所当为,最终达到自愈。据统计,参加发现生活会的成员50%能够达到痊愈,42%有明显好转。在日本,发现生活会的全国性组织在东京,该组织发行月刊《发现生活》,介绍森田理论、专家研究成果、患者体会及各地开展的活动。日本现有137个发现生活会,参加学习的人数在6 700人左右。

第四节　森田治疗的案例分析

一、案例简介

(一) 病例资料

1. 一般资料

来访者为男性,23岁,来自农村,家庭经济一般,为某高校大二本科生。来访者为家中独生子,家庭关系良好。父亲是货车司机,母亲在餐厅工作,生活质朴。

2. 主诉

一周前有过一次边缘性行为,其后一直担心自己感染艾滋病,很焦虑,经常失眠,无法专心学习,效率低下。

3. 现病史

去年暑假,来访者在KTV唱歌时被一同性朋友亲吻,未明显拒绝,时间大概5秒,有唾液交换,遂十分担心自己感染艾滋病,其后经过上网查阅艾滋病相关知识,认为自己不会因此被传染,之后便没有放在心上,但是偶尔还会想起。一周前来访者在同一KTV厕所遭遇一中年男子,该男子提出要给来访者手淫。来访者出于好奇与中年男子发生该行为。来访者从网络得知,该KTV是某男同性恋聚会的场所之一,之后来访者就非常担心会被传染艾滋病。于是,来访者不断在网络上搜索艾滋病相关信息,随着来访者搜索的信息越多,来访者越焦虑。三天前偶发的一次腹泻使得来访者的焦虑爆发,来访者越来越在意自己的健康状况,疲乏、头痛、打喷嚏等症状都会让他感到紧张,来访者时常会想到"得了病怎么办""对不起父母""自己活不久了,谁来照顾父母""如果周围的人知道了,会用怎样的眼光看待我""我这辈子怕是要毁了"等等,对自己的行为感到非常后悔。后来,为了明确自己是否感染艾滋病,来访者来到市疾病预防控制中心咨询,医生解释并指出,这种情况下感染的可能性很低,实在担心可以在距事情发生四周后来进行血液检查。得到医生解释的来访者实在担心并决定进行血液检查。在等待检查的时间里,来访者仍然十分担心,不敢与家人同学提及此事,吃饭睡觉都受到影响,学习效率极低,完全无法专注于看书学习,有时害怕自己会发疯。

4. 既往史

预防注射正常接种,无外科手术史,无药物过敏史,无两系三代精神病史。

5. 个人史

来访者足月生产,久居户籍地,无疫区疫水接触史,无不良嗜好,存在同性性行为。来访者从小懂事孝顺,学习良好,从小到大身体都很健康,积极参加运动。初二时一次不明原因流鼻血,而且血流不止,医生建议抽血检查,排除患上白血病的可能性。来访者非常害怕,夜晚失眠,在次日清晨获得血液检查结果后情绪才恢复正常。

6. 家族史

无家族遗传病及传染病史。

7. 精神检查

来访者衣着整洁,说话语速较快,言语中流露出明显焦虑不安,思维连贯。未引出幻觉妄想症状,未发现明显的感知觉障碍,智力正常,咨询配合度高,有较高的自知力和求治意愿。来访者在谈及可能的严重后果以及对家人的愧疚时流下泪水,在流泪之后脸部开始放松、身体转向柔和。

(二)心理测量与诊断

1. 症状自评量表

焦虑4.1分,抑郁2.1分。

2. 初步诊断

焦虑状态。

3. 诊断依据

求助者的主要症状是,在知道被确诊艾滋病的可能性很小,但还是禁不住焦虑,表现为入睡困难、食欲下降、注意力难以集中、苦闷烦恼等。虽然该表现存在现实诱因,但自身无法摆脱,症状发生不到一周时间,对正常学习有妨碍。患者存在自知力,能够主动求助,心理测验的结果支持诊断,在排除重症精神疾病的情况下可以诊断为焦虑状态。

4. 鉴别诊断

来访者的主客观世界是一致的,知行意是一致的,对自己的心理问题有自知力,无逻辑思维混乱,无感知觉异常,无幻觉、妄想等精神病性症状,因此排除重症精神疾病。来访者经历的现实刺激确实存在一定强度,内心冲突存在现实意义,内容未泛化,排除严重心理问题诊断。来访者的症状持续时间为不到一个星期,时间短,社会功能轻度受损,内容未泛化,根据进一步的了解,可以排除焦虑抑郁症的诊断。

二、来访者分析与评估

(一) 适应不安

适应不安指的是担心自己不能适应环境而产生的不安。案例中,来访者的适应不安主要是担心感染上艾滋病后不能很好地生存,难以报答自己的父母,从而产生神经症症状(食欲缺乏、失眠、注意力涣散、担心自己会发疯等)。适应不安来源于来访者的人格特征,也受社会事件的影响。

(二) 疑病性素质

疑病性素质指的是"担心自己的身心会不会生病"这样一种不安的情绪。森田正马认为神经症的易感因素之一就是疑病性素质。从来访者的个人史中可以看出来访者本身存在着较高程度的疑病性素质,例如来访者初中时因鼻血止不住而整夜担心,因被陌生男子亲吻而担心感染艾滋病。在疑病性素质之上,来访者又遭遇了与陌生男子发生边缘性行为的社会事件,从而产生了强烈的适应不安,神经质症状也随之产生。

(三) 情绪为中心与自我暗示作用

个体会因为自己的情绪状态而误判实际状况。例如,喜悦的情绪会让人知觉到更多积极的事物,悲伤的情绪则相反。案例中的来访者处于不安的情绪,容易把自己的处境超出实际情况地夸大并过度重视。来访者经历一次腹泻、疲乏、打喷嚏等症状都会让自己感到紧张。在不安的情绪背景下，来访者提高了对患病线索的主观感受性，对比以前健康的身体状况，现在"虚弱"的身体更加提示了自己被感染的可能。在案例中，医生出于专业的严谨性给出的反馈是"这种情况下感染的可能性很低"，这使得来访者下意识认为"你有可能感染艾滋病"。实际上，不安的来访者也倾向于去知觉更多的负面信息。在不安的情绪背景下，医生的反馈和身体感受到的不适不断诱发了来访者的自我暗示，助长了自身的焦虑症状。

（四）精神交互作用

精神交互作用指的是"对症状的关注"与"症状本身"互相强化的恶性循环。案例中的来访者首先是对身体生病的线索过度关注，接着偶发的疲劳、腹泻等加剧了来访者的不安，这种不安又使来访者更加努力寻找身体生病的证据，两者互相强化。来访者自述"越来越在意自己的身体健康""对患上艾滋病的恐惧与日俱增"，就是这种精神交互作用使原本轻微的症状发展到令来访者难以忍受的程度。

注意力难以集中的问题也被这样的精神交互作用推波助澜。对患上艾滋病的恐惧的确会影响注意力集中，但不至于完全没法投入学习。来访者因为注意力不能像以往那样集中，而频繁地关注自己注意力不集中和学习效率降低的情况，因而进一步感受到问题的严重性。来访者的注意固着在一系列焦虑症状和身体问题上。

（五）过分的自我防卫

人类生存需要面对一系列自然和社会的不利条件。自我防卫是一种本能，我们需要防卫自己不受病毒感染，不遭受心理疾病。从案例中可以看出，来访者的自我防卫非常强烈，不仅体现在十分在乎是否感染艾滋病病毒，也表现在对自己心理状态过分关注。来访者本来可以带着症状生活，虽然受到一定干扰，还是可以积极地投入学习。对注意力不集中的过度担忧，本质是对"杂念"的自我防卫。这种自我防卫在适当的程度上有利于个体适应环境，杂念繁多的人没法很好地完成任务。然而，自我防卫程度过分，行为能力就会逐步减退。在这个案例中，来访者坚信杂念妨碍了学习，致力于对杂念的防卫，这种过度的自我防卫减弱了从事建设性行为活动的能力，以至于不能再继续投入到正常的学习中。

(六) 总体评估

从市疾病预防控制中心得到医生的意见后,来访者症状开始恶化。由于来访者的症状持续不到一周,症状的严重程度和固化程度均不高,不适宜诊断为精神障碍。另外,来访者有较高的自知力和求治欲望,领悟能力较好,治疗恢复的预期乐观。来访者人格特质中存在疑病性素质、敏感、自律、家庭责任心强。症状的严重性在于来访者无法通过自我调节摆脱这些烦恼的症状,存在一定水平上的"失控"。对此,排除来访者存在严重心理疾病的诊断,不需要转介进入医院进行药物治疗。同时,来访者的问题也不能放任不管,需要积极介入心理治疗。针对来访者问题的起因和表现,这里采用门诊式森田治疗对症治疗。

三、治疗过程

(一) 确定咨询目标

1. 近期目标

在与来访者认真交流后,和求助者共同制定目标。近期目标的制定着眼于帮助来访者解决当下面临的困境,不应由治疗师提出,共同制定的目标会使来访者产生更大的内部驱动力,加强能够达到治愈效果的信心,而不是简单地完成治疗师布置的任务。在此案例中,与来访者共同制定的近期目标为采用森田治疗,帮助来访者认识森田治疗及其对于焦虑问题的作用机制。鼓励来访者活在当下,带着症状生活,学会接受和症状共存,不对抗、不回避、不指责、不强化,不给自己贴标签,承认和接纳自己的感受,积极主动地重新寻找自我,提升行动力和自我效能感。

2. 长远目标

制定长远目标旨在帮助来访者提高面对相似问题的应对能力,修复不良认知模式,着眼于人本身的发展。在此案例中,与来访者共同制定的长远目标为改变认知模式,降低对问题看法的极端化程度,发现来访者在人格方面可能存在的不足,理解人格发展的多面性,接纳真实的自我,促进来访者心理健康发展。

(二) 制定咨询方案

1. 理论依据

森田治疗理论。

2. 咨询方案

咨询过程分三个阶段:第一阶段是心理评估与诊断,建立咨询关系,收集资料;第二阶段是咨询阶段,帮助来访者分析焦虑情绪的维持和循环,运用森田治疗的理论,训练来访者在生活中学会与症状共存;第三阶段是巩固与结束阶段,使来访者把咨询中学到的东西运用于今后的学习和生活中,提高心理健康水平。

(三) 正式咨询

1. 实施森田治疗前的面谈

咨询师首先尝试与来访者建立良好的咨询关系,良好的咨询关系能够在很大程度上避免咨询的中断。与此同时,来访者叙述自己的情况,完成相关心理测评,咨询师观察来访者的表现,从而得出诊断。在咨询快结束的阶段,咨询师与来访者一同确定了家庭作业:了解森田治疗的理论,阅读森田治疗的相关书籍,对自己的心情不要过度在意。焦虑在个体的生存中普遍存在,尽量去做事情,不因为焦虑而停止自己的行动,每天书写日记,记录当天的行为和情绪。

2. 第二次咨询

咨询师首先与来访者交流了家庭作业的完成情况和感受。来访者表示在完成家庭作业的过程中,自己的焦虑程度减轻了。接下来,咨询师向来访者介绍森田治疗的原理。咨询师结合来访者的个人成长经历和近期发病的经过,与来访者共同分析其个性中的疑病性素质、追求完美、过度自律等与焦虑症状的关系,解释焦虑症状的行为和维持机制,从而引导来访者领悟到自己初始的焦虑问题是对不安全性行为的正常反应,是自己的过度关注、疑病性素质等强化了焦虑症状。来访者领悟能力较好,积极配合咨询师从森田治疗的角度思考自己的问题。最后,咨询师与来访者一同确定了家庭作业:(1)思考自己的兴趣,每天至少花半小时从事自己感兴趣的活动,并留意从事这些行为的感受;(2)阅读森田治疗的相关书籍,理解森田治疗的原理;(3)自我鼓励,任何情绪和念头都是生命中的体验,不努力对抗、不刻意回避、顺其自然。

日记摘要:第一天,依旧没有办法静下心来,一翻开书脑子里就乱乱的,很难做到顺其自然,今天刚从咨询师处回来,和咨询师确定了治疗方案,医生说我的病不是生理问题,是情绪问题,说每个人处在我的状态都有可能会有我现在的表现,所以我是正常的。和医生商量好了,不论我的感觉怎么样都不能停下我手中的事情,考研的事情依旧不能放松,可是我真的看不下去,要不看点简单的事情,整个考研计划都被打乱了,要是研究生考不上怎么办,天呐,我要疯了,明明和咨询师说好尽量不写烦恼，专注于事情本身的，我又没有做到，"顺其自然"真的好难呀，我真的能做到吗？

咨询师评语：情绪的好坏不是以人们的意志为转移的，因此我们应该本着"目的为中心"的原则做自己该做的事情，不然，只是因为心情不好而什么都不去做地打发一天的话，即使到了晚上心情也好不了，或许还会更糟。从简单的事情做起可以帮助你更好地掌控自己。

3. 第三次咨询

咨询师首先与来访者讨论了家庭作业的内容。来访者选择画画为自己感兴趣的活动，来访者在行动中领悟到：采取的行动越多，焦虑越轻。咨询师肯定了来访者的行动和感悟，继续鼓励和强化来访者的行为。接下来，咨询师与来访者共同讨论制定心理治疗的步骤：(1)承认焦虑的感受；(2)与焦虑在一起，不努力对抗、不刻意回避，顺其自然；(3)采取有效行动，积极地投入现实生活中。最后，咨询师与来访者一同确定了家庭作业：(1)继续做自己想做的事；(2)结合森田治疗的理论，回忆过去和当下应对焦虑的经历，思考自身应对焦虑的心理模式，可以采取之前一次应对艾滋病恐惧的方式；(3)观察周围人轻松自然的生活方式，鼓励自己也可以这样；(4)学会自我肯定、自我强化，当自己做到时及时肯定和鼓励自己。

日记摘要：今天是治疗的第二周，和咨询师确定了回家要做的事情，我选择了《我允许》这首诗。这首诗很有益，表达了对情绪的接纳，对生命的敬畏。虽然一时之间我还很难做到，但是从中看到希望，凡事莫强求，尤其是对自己不要求过高。已经可以看进去书了，今天在图书馆看了4个小时的专业书，能看进去了，感觉真好。虽然还是会想起艾滋病的事情，但是已经好多了，能够体验到顺其自然的用处了。

咨询师评语：对森田治疗相关知识的学习可以帮助你更好地面对自己的情绪，想有关艾滋病的事情是很正常，顺其自然就好。

4. 第四次咨询

来访者和咨询师分享讨论了家庭作业，表示自己的身心均恢复到从前的状态。来访者拿到血液检查结果，没有感染艾滋病。由于这是本次森田治疗的最后一次咨询，咨询师需要帮助来访者巩固咨询效果，并帮助来访者将这段时间的收获更多地应用到生活中。首先要积极地生活，不要因为焦虑而放弃人生中的各项活动。另外，随着年龄增长，来访者需要认识到自己的生理需求，而且以安全、符合社会规范的方式去满足需求,加强性健康方面的知识学习和自我保护意识。最后,咨询师与来访者一起作了回顾和总结。咨询师鼓励来访者继续完善个性,接纳情绪波动,顺其自然地生活。

日记摘要:治疗第三周了,今天睡到早上9点,精神特别好,今天去拿血液检查结果了,结果是阴性,我没有被感染,感觉就像坐了趟过山车,从市疾病预防控制中心出来时后背都湿了,以后一定要加强保护意识,真的不想再经历一次了。

咨询师评语:生活中会存在各种各样的刺激因素,对待事情不能极端化,不需要过分关注自己的身体健康,很多时候不关注就不会有症状,希望以后能更好地接纳自己。

【复习题】

一、选择题

1. 对于考试过度紧张的人,下列反应中运用森田治疗理念的是( )。

    A. 跟他说紧张是正常的,不要掩饰

    B. 告诉他千万别紧张

    C. 进行脱敏训练,帮助他克服紧张

    D. 跟他一起分析潜意识中的病因

2. 关于"顺其自然",下列理解正确的是( )。

    A. "顺其自然"是要我们顺应情感活动的自然规律,不做违背情感规律的事情

    B. "顺其自然"告诉我们,对于孩子,我们最好的做法不是管教,而要顺应其想法、行为

    C. 如果努力忘记刺激某种情感的事件,就能缓解与之相关的情绪情感

    D. 顺其自然就是"放任自流"

二、填空题

1. 森田治疗的实施形式有_____、_____、_____。

2. 住院式森田治疗的四个阶段:_____、_____、_____、_____。

三、名词解释

1. 森田治疗

2. 顺其自然

四、简答题

1. 概括说明森田治疗的基本原则并简要阐述。
2. 简要说明森田治疗的适应证。

【推荐阅读】

1. 大原浩一.森田疗法与新森田疗法[M].北京:人民卫生出版社,1995.
2. 雷秀雅.心理咨询与治疗[M].北京:清华大学出版社,2019.

第九章

家庭治疗

【本章要点】

家庭治疗(family therapy)作为心理治疗的一种形式,它将关注的焦点从个体转向家庭,通过改变家庭系统促成家庭成员改变。本章围绕家庭治疗,阐述了家庭治疗的定义、特征、兴起与发展,介绍了多世代家庭治疗、系统家庭治疗、结构式家庭治疗、人本主义家庭治疗、策略派家庭治疗、社会建构主义家庭治疗等常见的家庭治疗流派理论。家庭治疗有很多常用的技术,比如提问、家谱图、角色扮演、重塑与积极赋义、家庭雕塑、家庭作业、软化症状等。本章还介绍了如何应对家庭治疗中常见的挑战,包括如何应对治疗中的停滞、冲突、缺席等问题。

【学习要求】

1. 掌握家庭治疗的定义。
2. 掌握家庭治疗的特征。
3. 熟悉家庭治疗常见的治疗流派。
4. 熟悉家庭治疗的技术。
5. 了解家庭治疗的过程。

【重要术语】

家庭治疗　提问　家谱图　角色扮演　重塑与积极赋义　家庭雕塑　家庭作业　软化症状

第一节　家庭治疗的兴起与发展

家庭治疗作为一个专业术语最早由美国精神分析大师阿克曼(Nathan

Ackerman)于 20 世纪 50 年代提出。他认为,有症状的人来自有症状的家庭,跟患者比起来,可能更需要帮助的是整个家庭,进而提倡治疗师要把治疗重点从患者的个体立场推展到家庭整体。他将家庭看作一个社会单位,邀请家庭成员参与整个会谈,并于 1937 年发表论文。因此,阿克曼是比较正规的家庭治疗的代表,被称为家庭治疗创始人之一,也被有些学者称为"家庭治疗鼻祖"。

一、家庭治疗的定义

家庭治疗是心理治疗的一种形式,它是以家庭为对象实施的团体心理治疗模式,其目标是协助家庭消除异常、病态情况,以执行健康的家庭功能。家庭治疗的特点:不着重于家庭成员个人的内在心理构造与状态的分析,而将焦点放在家庭成员的互动与关系上;从家庭系统角度去解释个人的行为与问题;个人的改变有赖于家庭整体的改变。

二、家庭治疗的特征

家庭治疗和个体治疗都是心理治疗的形式,是了解人类行为的方式,但家庭治疗和个体治疗的基本信念有所不同,个体治疗偏重以个体为整个心理范畴的中心,家庭治疗是将存在的问题或症状从个体转向关系,通过了解和探索家庭系统各个成员之间的关系,并进行干预,从而改变家庭系统或更大系统以处理和消除问题。虽然家庭治疗和个体治疗的最终目的都是促使个体的改变,但在治疗理念和治疗模式上存在较大差别。相对于个体治疗,家庭治疗具有以下三个方面特征。

(一) 以家庭为治疗对象

家庭治疗与个体治疗的最大不同是它们的关注焦点不同,个体治疗较多关注个体的心理结果、行为动机、性格、情感等,即使问题由他人造成,也主要通过个人心理调整进行解决。而家庭治疗面对症状行为,关注的是家庭整体,以家庭为对象,从家庭结构以及家庭成员的角色与关系、沟通情况等方面去考察症状行为产生的原因、动力,并通过调整家庭结构和家庭成员之间的关系,完善家庭功能,最终实现解决问题的目标。

(二) 从家庭各成员的人际关系中分析家庭问题

家庭治疗的另一个重要特征是采用系统观点。从系统论出发,家庭治疗认为,认识是环境的产物,会受所处环境的影响,个体表现出来的问题和症状不仅仅是个体的问题，还与个体所处环境息息相关，每一个个体都是在家庭中成长起来的，家庭是社会最小的细胞。鉴于家庭在个体发展中的重要作用，家庭治疗更强调家庭结构和功能在个体思想和行为上的作用，家庭治疗中往往把个体问题和症状看作是家庭成员互动关系的结果。在发展过程中，个体问题和症状往往变成维持家庭平衡的稳定器，在另一个层面对家庭的完整性和稳定性起到保护作用，因此，家庭治疗虽然也考察个人的心理运作机制，但更关注个人心理背后的人际关系图景，思考家庭中的人际关系是怎样或至少部分地造成症状问题的。"标签病人"真正表达的是家庭的失衡或功能不良。虽然家庭治疗流派对症状产生的原因阐述不一，但对症状的本质以及从家庭环境的人际关系背景中寻找心理行为障碍的原因等方面，他们的观点是完全一致的。

（三）从家庭发展阶段探索个体心理行为问题的原因

家庭生命周期是一个家庭形成、发展直至消亡的过程，反映家庭从形成到解体呈循环运动的变化规律。埃里克森（Erik Erikson）提出的心理社会发展阶段理论将人生划分为八个阶段，每个阶段对应着一种发展关键以及在这一发展关键正常或异常时出现的典型表现。受此启发，黑利（Jay Haley）于 1973 年提出家庭生命周期概念，并将这一概念引入家庭治疗领域。他认为："症状往往出现在家庭生命周期发生变化、中断之时。此时，症状是一种信号，表示家庭在克服其生命周期某一阶段的问题时遇到了麻烦。"卡特（Betty Carter）和麦戈德里克（Monica McGoldrick）将家庭生命周期从家庭中的子女成年期开始划分，共有六个阶段。下面简要介绍各个阶段对应的情感发展过程，以及家庭在每个发展时期应该作出的适应性变化。

第一个周期是子女成年期。这个时期情感发展的关键是接受亲子分离，要求发展的变化是自我与原生家庭分化；在工作中建立自我；建立亲密伙伴关系。

第二个周期是通过婚姻建立家庭的时期。年轻夫妇，这个时期的情感发展关键是承担新人际系统的责任，要求的变化是"成家"；调整与家庭和朋友的关系。

第三个周期是养育幼年子女的家庭。这个时期要接受新家庭成员，接受父母角色；调整夫妻关系，给孩子空间；调整与原生家庭及祖父母的关系。

第四个周期养育青少年子女的家庭。这个时期要增加对于家庭边界的弹性；容忍子女的独立性，调整亲子关系，使孩子学会处理家庭内外关系；重新关注婚姻与事业；操心赡养老人。

第五个时期是子女解离、求偶、结婚。这个时期要接受家庭成员离开及新成员进入，调整夫妻关系；与子女发展成年人之间的关系。

第六个时期是晚年的家庭。接受代际角色转换，保持亲密夫妻关系、功能；选择家庭及社会角色；用老年人的经验与智慧支持子女的中坚角色、空间；直面自己的后事；回顾人生。

家庭随着时光流逝而发展变化，在生命周期的每一个阶段，家庭作为一个整体在功能和结构层面上都会产生一些变动。面对这些变动，家庭需要作出相应的调整，才能适应这些变化，使得家庭继续顺利发展，否则，发展就会因此耽搁或停滞不前，而且这些困难也会带进下一阶段的家庭发展中。如小夫妻初为父母，为适应新生婴儿，他们简单的夫妻关系要调整与原生家庭的关系以满足抚养孩子的需要，如果与原生家庭在抚养孩子上达不成一致，将产生问题，如婆媳矛盾。家庭生命周期的概念为治疗师提供了一个确定家庭发展阶段可预期的、有用的框架。了解到家庭发展所处的阶段，结合表现出来的问题，就能够大致明白家庭哪些发展任务未能很好解决，并从中找到个体心理障碍的原因，明确家庭需要作出什么样的改变才能消除问题。

三、家庭治疗的兴起

家庭治疗是随着社会需要和专业发展产生的，其关注整个家庭的交往模式、沟通方式等，认为症状是家庭的产物，而不是某个家庭成员自己的问题。家庭治疗和个体咨询在咨询对象、咨询内容、对症状的原因以及作用的解释和看待患者的角度等方面都有很大区别。

（一）家庭治疗的开始

一般认为，家庭治疗起源于第二次世界大战以后。20 世纪 40 年代末 50 年代初，当时第二次世界大战刚结束，劫后余生的人们面临着一系列社会的、人际关系的、文化的和环境的问题，如战争创伤、离婚、家庭重组、孤儿等。这些问题对活下来的人们来说既是新的开始，也是需要面临的压力和冲突，在困惑和痛苦之时，他们开始向心理学家需求帮助和支持，但是传统的心理咨询，如精神分析已经不能满足人们的需要，于是许多从业者开始探讨新的咨询理论和方法，投入到对家庭和婚姻的研究中。心理治疗师关心的问题开始延伸到婚姻冲突、离婚、青少年不良行为、家庭关系与婚姻家庭相关的非个人问题方面，逐步形成并发展了家庭治疗理论和方法，认为必须改变家庭成员的互动方式和家庭结构才能改善患者的症状。

(二) 家庭治疗的理念

家庭治疗是指通过改变家庭成员围绕症状表现出来的交往方式,从而达到治疗症状的一种心理咨询的理论和方式。这个定义至少包括两个方面的含义:(1)症状的形成源于家庭成员的不良交往方式,即便不是如此,症状的维持也是家庭成员不良交往方式强化的结果;(2)通过改变家庭成员的不良交往方式可以达到治疗症状的目的。

一般情况下,实施家庭治疗需要全家人或者有关的主要家人参与,以家庭群体的方式进行咨询工作。当然,全家人都能参加是最好的选择,如果不能做到,只要直接有关的家人参加即可;而且随着咨询的需要,可随时变更参与的家人,如处理夫妻关系时,孩子就不需要参加咨询。极端的例子是咨询师只跟家里其中一人接触,但其辅导的重心是如何改善全家的心理状态与关系。因为,家庭治疗是一种治疗的观念,以"全家"为其治疗的着眼点,并不意味着每次都要"全家参与"。

(三) 家庭治疗与个体心理咨询的区别

与个体咨询相比,家庭治疗具有如下突出的特点。

从咨询的对象来讲,家庭治疗是对整个家庭进行咨询。咨询时,整个家庭成员都要在场,尤其是咨询的初期阶段。随着咨询的进行,家庭治疗的对象还会发生改变,从初期的整个家庭成员,到家庭的部分成员。而个体咨询只是对家庭中的个体进行的咨询,而且咨询的对象始终不会发生改变。

从咨询的内容来讲,家庭治疗并不直接针对患者表现出的症状,而是对家庭成员间的交往模式和家庭结构进行咨询。通过改变家庭成员的交往模式或家庭结构可以达到减缓或消除症状的目的。而个体咨询,在很大程度上都是直接针对患者的症状进行,通过探讨引发症状的原因或者直接行为矫正来减缓或消除症状。

从症状的原因或作用来讲,家庭治疗认为患者是家庭不良交往模式的替罪羊,家庭成员间的不良交往模式使得患者表现出某种症状,而且患者的症状起到掩盖家庭成员不良交往模式、维持家庭关系现有平衡的作用。

从划分患者的角度来讲,家庭治疗并无明显的患者和非患者之分,患者只是症状的表现者、承担者而已,有问题的是家庭成员的交往模式和家庭结构。而个体咨询有明显的患者和非患者之分。

(四) 家庭治疗的作用

家庭治疗的作用在于让几代家庭成员在一起以改变他们的互动关系。对很多家庭成员来说,他们很难认识到自己也介入到折磨他们的问题中。成员常常将目光紧紧地盯着那些问题表现者所做的事情上,但很难意识到他们与问题表现者的互动模式对问题行为有何影响,家庭治疗的咨询师的部分工作在于唤醒人们对这一过程的认识。当丈夫抱怨妻子总是不停地唠叨时,咨询师会询问丈夫做了什么使妻子有如此的叨唠,咨询师通过挑战丈夫使其意识到妻子的唠叨是他们互动关系的产物。

四、家庭治疗的发展

家庭治疗已有六十多年历史,发展过程大致可以分为以下四个阶段。

(一) 早期发展阶段

20世纪40—50年代属于家庭治疗的早期发展阶段。尽管有些精神分析咨询师已经初步认识到家庭对精神病患者的重要性,把家庭看作是不利于患者的环境,但是在咨询的时候,还是经常将患者和家庭隔离开,以确保让患者在一个远离不良家庭氛围的环境中得到康复。在这一阶段,有许多人都对家庭治疗的发展作出贡献。弗洛伊德是最早探讨家庭在患者症状的产生和维持中所起作用的人,他认为患者症状的产生与患者在儿童期与父母的不良交往有直接关系。但是弗洛伊德的理论与家庭治疗有着明显的不同,家庭治疗更重视现在的家庭环境,而弗洛伊德则重视过去的家庭环境。进入20世纪50年代,有几个研究小组开始对精神分裂症患者及其家庭进行调查和咨询。其中,贝特森(Gregory Bateson)和温尼(Lyman Wynne)都指出沟通障碍正是精神分裂症年轻人家庭的典型特征。

(二) 初步发展阶段

20世纪60年代属于家庭治疗的初步发展阶段。这一时期出现具有明显家庭治疗特点的理论和流派,以策略派家庭治疗和结构式家庭治疗影响最为显著,并创办了家庭治疗杂志和出版了家庭治疗的书籍。

黑利(Jay Haley)是策略派家庭治疗的倡导者,属于这一时期对家庭治疗发展作出突出贡献的人物之一。1963年,他出版了《心理治疗的策略》,随后又出版了一系列著作。这些著作的出版确立了他"家庭治疗之父"的地位,而且成为家庭治疗中最有创造性的人物。

20世纪60年代在家庭治疗领域还有另外一个重要人物,那就是米纽秦(Salvador Minuchin)。他发现用精神分析训练的方法在咨询青少年罪犯及其家庭时非常有局限,于是他与同事一道发展了咨询这些罪犯及其家庭的结构式家庭治疗。他领导的费城儿童指导中心成为全球最有名的家庭治疗中心。

1961年,阿克曼和杰克逊一道创办了《家庭过程》杂志,这是第一份属于家庭治疗的杂志。此外,许多有关家庭治疗的论文和著作纷纷面世,如萨提亚的《联合家庭治疗》。

(三) 黄金发展阶段

进入20世纪70年代,家庭治疗发生了两个明显变化:一是出现大量专门进行家庭治疗的中心和诊所;二是家庭治疗的研究和咨询领域进一步扩大和转移,越来越多的问题成为家庭治疗关注的中心,对精神分裂症患者及其家庭的关注越来越少。

70年代建立了许多新的家庭治疗中心,费城儿童指导中心在米纽秦的领导下成为世界著名的家庭治疗中心之一。黑利在费城儿童指导中心工作几年后前往华盛顿特区,与妻子麦德尼思一道建立了华盛顿特区家庭研究所。鲍恩也在华盛顿特区建立了乔治敦家庭中心,并继续改进他有关家庭治疗的理论。

除美国外,世界其他国家在这一时期也开始了有关家庭治疗的研究和临床工作。在加拿大,爱普森与同事一起在麦克马斯特大学成立了精神病学系,并使之成为家庭治疗教学和实践的一个重要中心。在意大利米兰,经帕拉佐利等人的努力建立了家庭研究所,提出"患精神分裂交往方式的家庭"。在1978年出版的《反其道而行之和反反其道而行之》一书中,可以看到他们对这类家庭的描述和咨询方法。在英国,罗宾·斯金纳(A. C. Robin Skynner)于1976年出版了《家庭系统和婚姻治疗》。同年,沃尔龙德-斯金纳(Sue Walrond-Skinner)出版了《家庭治疗:家庭系统的治疗》。1979年,沃尔龙德-斯金纳主编了《家庭和婚姻治疗》一书,该书由11位英国家庭治疗的咨询师共同完成,是对这一时期英国家庭治疗的一个总结。

(四) 融合发展阶段

20世纪80年代是家庭治疗不同学派相互融合的发展阶段,信奉不同家庭治疗流派和观点的咨询师开始彼此接纳和使用对方的概念和方法。由于不同家庭治疗流派的融合,开始出现许多新的概念和咨询技术,诸如咨询家庭问题的认知方法,系统家庭治疗等。人们还对以解决问题为中心的短期咨询产生了浓厚兴趣。许多有关家庭治疗的书籍阐述了家庭治疗的不同方面,丰富和发展了家庭治疗的理论与方法。

从家庭治疗的发展历史中可以看出,在家庭治疗的早期发展阶段,家庭治疗涉及的范围还是精神分析的传统领域——精神分裂症,直到20世纪60年代,具有明显家庭治疗特征的流派才开始出现,家庭治疗师开始将咨询的领域扩展到精神分裂症以外的领域。到70年代,专门研究和进行家庭治疗的研究所和诊所纷纷出现,家庭治疗的领域进一步扩大。到了80年代,家庭治疗的不同流派开始整合,推动了家庭治疗的进一步发展。

第二节　家庭治疗的基本理论

由于在心理障碍本质、家庭模式上的看法以及治疗干预策略上的差异,家庭治疗形成众多各有特色的治疗流派,但在把整个家庭作为治疗对象方面,各派是共同的。以下介绍在家庭治疗领域内有代表性的六种治疗流派。

一、多世代家庭治疗

多世代家庭治疗(multigenerational family therapy)的创始人是鲍恩(Murray Bowen),故又被称为鲍恩家庭系统治疗。鲍恩倾向于把家庭当作一个系统去理解,而不是将其当作一套干预的方法。他提出六个重要概念:自我分化、三角关系、核心家庭情感过程、代际传递、情感隔离、社会情感过程。鲍恩的理论源自精神分析原理与实务,强调以理论作为实践的指导。其理论概念的前提假设是,个体存在一种来自生存恐惧的慢性焦虑,它不是指日常生活中因某些特定生存问题而引起的担忧或恐惧,而是一种更为广泛的自然系统现象。它是各种生物体应对生存危机时产生的一种情绪和躯体反应,是一种能量驱力。慢性焦虑是所有病症的主导因素,如精神分裂症、癌症或厌食症(但慢性焦虑并不是导致问题的唯一变量)都是如此。

多世代家庭治疗理论有两个最主要假设:其一,家庭成员间过度的情感联系与家庭功能失调有着直接的联系,自我分化是鲍恩的核心理论,其功能就是个人处理压力的能力,自主性和独立性差的人往往都与家庭过分纠结,这样很容易造成功能不良。自我分化(self-differentiation)是家庭成员必要的成长目标。

其二，在这一代没有解决的问题趋向于传给下一代，即多代传承理论（multigenerational transmission theory）。这两个假设和多世代家庭治疗的理念主要体现在多世代家庭治疗理论的八个核心概念上，即自我分化、核心家庭情感过程、多世代传递过程和情绪三角关系、家庭投射历程、情感切断、手足出生顺序、社会性退化。自我分化主要体现个体与父母之间的关系上。一个健康的人能够不断地与父母进行情绪上的分离。未分化的个体则难以脱离别人，而且会融入家庭中那些具支配性的情绪形态。三角关系是鲍恩提出的另一个重要概念，他认为导致情感三角活动的主要因素是焦虑。焦虑的增加会使人们彼此更加需要情感而接近，当两个人之间出现问题时，被害人的感觉会促使个人去寻求其他人的同情，或者将第三方拉入冲突之中。第三方的卷入可以将焦虑分散在三角关系中，从而得到缓解。鲍恩的这个理论是对家庭治疗的重要贡献，也成为家庭治疗的启蒙性观念。

家庭情感过程稳定必须要求每个成员都有分化力，人们倾向于选择分化力相近的人。世代的传递历程是其理论中最独特的一个观点。严重的功能失调是由于家庭情绪系统延续数代酝酿而成的。低落的自我区隔程度通过三角关系和家庭投射历程代代相传。最终可能经过八代、十代，在遇到危机的情况下可能更短，家庭情绪系统内的焦虑和压力超过家庭成员所能承受的限度，症状就会出现。

因此，多以世代家庭治疗要求至少了解三代的家庭关系，并绘制出家谱图供进一步分析。这是一套专门用于描述家庭系统的符号，现在被各派家庭治疗师采用。鲍恩强调以冷静、小心不介入三角关系的方式处理个案。治疗的目的在于降低融合和焦虑，解除症状，最终提升个人在核心家庭系统和原生家庭中的区隔化程度。因此，治疗师本身的自我分化程度也至关重要。

在家庭治疗的先驱中，鲍恩的家庭治疗拓展了精神分析原理，并为在家庭治疗中研究人类行为和问题提供了更为广泛的视野。

二、系统家庭治疗

系统家庭治疗（systemic family therapy）也被称为米兰派家庭治疗。这一取向源自帕拉佐利（Mara Selvini Palazzoli）、博斯科洛（Luigi Boscolo）、切金（Gianfranco Cecchin）以及普拉塔（Giuliana Prata）四位心理治疗师成立的米兰家庭研究中心。系统家庭治疗有系统地从行为、关系、不同家人对某一事件的知觉与解释中寻找差异,致力于揭示家庭成员之间的相互关联,帮助每个家庭成员了解其他成员的观点,并阻断破坏性的家庭交互模式。

系统家庭治疗的治疗特色是反悖论。治疗师不但警告家庭不要过早改变,甚至还会扩大家庭成员间的矛盾和差异。例如,一对父母对于孩子的不良行为的管教方法不一致且有竞争性的做法。治疗师并不要求他们改变现有的冲突,而是要求母亲在单数日以自己的方式负责管教孩子(父亲记录母子互动),父亲则在双数日全权承担管教任务(母亲充当观察记录角色)。执行这一方法可以澄清和扩大父母两人间的差异,并让他们察觉到正是两人间的差异让他们的孩子产生困惑。

系统家庭治疗的工作模式是以团队的形式开展,并运用一组有力且具有创新性的治疗技术来改变家庭的互动模式,如正向关怀与仪式处方。正向关怀是一种对家庭行为的重新检视。通过这种方式,治疗师暗示病症或负面行为背后的动机是好的。例如,孩子之所以拒绝上学,是因为他想陪伴受父亲冷落的母亲。因为这一行为帮助家庭系统维持了平衡,促进了家庭的凝聚和幸福感。通过把症状解读为积极的、正向的,可以减少家庭对治疗师给出的分析解释以及对未来改变的阻抗。仪式处方是用矛盾处方的方式实行的,它详细地描述要做什么、谁做、何时做、在什么情况下做。

系统家庭治疗的后期理论又发展出三个代表性的治疗策略。第一,假设形成。这是一个关于家庭系统或关系的陈述,治疗师在同家庭会谈之前,通过与团队成员的讨论,提出导致家庭问题的可能成因。第二,循环提问。家庭互动模式不是线性的因果序列,而是由互为因果的反馈链构成的。相对应的技术就是循环提问。第三,中立。治疗师努力与所有家庭成员维持联盟,避免陷入家庭的联盟之中。

三、结构式家庭治疗

结构式家族治疗(structural family therapy)兴起于20世纪70年代,是家庭治疗领域内最具影响力的一个流派。米纽秦(Salvador Minuchin)关于家庭结构的理论影响深远。在《家庭与家族治疗法》一书中,米纽秦强调,结构式家族治疗专注于家族成员之间何时、如何以及谁跟谁的互动沟通,由这些信息就可以对家庭的结构及问题加以评鉴。结构式家庭治疗的理念是,大多数的问题症状都是家庭结构有缺陷造成的副产品,治疗的重点应该包括协助家庭调整刻板的关系形态和重新定义关系。因此,从家庭互动关系形态的角度了解了个体的问题所在,在家庭结构发生良性的改变之后,就能够减轻或消除个体的问题。

结构式家庭治疗最核心的概念是家庭结构(family structure)、次系统(subsystem)和边界(boundary)。

家庭结构是结构式家庭治疗最主要的概念。米纽秦将家庭结构定义为"一组隐性的功能需求,它组织了家庭成员之间的互动方式",它是家庭成员互动的组织模式,有期待效应,可以预测出行为的次序。这些行为次序重复出现,家庭的互动就会形成一种固定的模式。它决定了家庭日常生活中信息及能量的流动。通过观察家庭的活动或察看家庭成员在治疗回合中互动的情形,可以了解家庭的结构。伴随家庭结构的形成有两套约束系统:一般性的约束系统和特殊性的约束系统。一般性的约束系统指的是决定家庭组织的一般规则,如家庭中的权力分配制度,夫妻、父母与孩子之间各自的权限,家庭成员间的功能互补性,夫妻之间的相互依赖和通力合作的模式等。特殊性的约束系统是指特定家庭成员之间的相互期待。

家庭的次系统是指家庭中的个人、两人组合或更大一些的构成家庭子集的团体。个人是家庭的次系统,丈夫与妻子、母亲与孩子的两人或两人以上的组织也是次系统。因代际、权力层级、性别、兴趣和功能的不同可以组成不同的次系统,家庭系统依赖次系统来分化和执行功能。各个次系统之间也会建立界限,以执行其特殊的功能。在结构式家庭中主要次系统包括个人次系统、夫妻次系统、亲子次系统、手足次系统。

界限是家庭经过长时间互动后产生的一种固定的互动模式,它规定了家庭成员间彼此接触的程度,并保障家庭与次系统间的分离与自主。家庭各成员和各次系统是由界限区隔开的。界限的功能在于系统的分化,并界定出各次系统间的独立性。假如家庭有清楚的界限,如用兴趣、性别、代际等将家庭分成不同的次系统,各系统之间会形成稳固的力量。家庭不但允许成员在不受到干扰的情况下执行其功能,而且允许成员之间以及成员与外界之间互相交流,从而发展出不同人际层次上的关系。界限掌控着家庭成员间彼此接触的性质和频率。

四、人本主义家庭治疗

人本主义家庭治疗也称为联合家庭治疗、人性验证过程模型。萨提亚(Virginia Satir)创立的人本主义家庭治疗,体现了旨在澄清家庭成员间沟通差异的经验,在所有家庭成员中建立自尊和自我价值的人本主义取向的努力。她认为,每个人以及每一个家庭都有各自的潜能,家庭治疗的目标是促进清楚的沟通,提高察觉能力,激发个人和家庭成长的潜能。

依据萨提亚的观点,家庭生活中有很多关于人与人之间进行沟通和互动的规定。每个人从小就开始面临许多控制沟通的规定,即在哪些情况下谁能对谁说什么。儿童在接受这些规定时往往将它们视为绝对性的,并形成固定形态,如孩子不能与大人顶嘴,听话的是好孩子等。当他们长大后,如果把这些规定当作不可更改的金科玉律用到成人世界的关系互动中,就会造成了人际关系功能不良,甚至陷入自我挫败的陷阱,难以自拔。因此,萨提亚在治疗过程中的一项任务就是协助家庭成员把这些极端的规定转化成有用的规定。

萨提亚认为,在应对压力的条件下,人与人之间的沟通方式有五种:(1)讨好者,表现为软弱、试探性、自我贬抑,总是赞成、道歉和试图迎合。(2)责备者,表现为支配、一成不变地找别人的不是、自以为公正地指责他人。(3)超理智者,采取僵化的态度,像机器人一样疏离、沉着、冷静、保持理智控制,同时确保不让情绪卷入。(4)打岔者,使他人注意力分散并看上去不能与任何进行中的事物相联系,害怕因表明自己的观点而冒犯或伤害他人。(5)表里一致者,是真实的、真诚表达的,在恰当的背景下尽职地传递直接的信息。功能失调的沟通(间接的、不清楚的、不完整的、没有澄清的、不准确的、扭曲的、不适当的)是功能失调的家庭系统的特征,而家庭沟通的方式反映了家庭成员的自我价值感。因此,人本主义家庭治疗强调以清楚、一致的沟通来维持一个平衡的、支持性的家庭系统。为了让所有的家庭成员能作为功能良好系统的一部分而成长,人本主义家庭治疗认为自尊和自我价值感的建立是必要的。

萨提亚建立了威胁和奖赏模型以及种子模型。威胁和奖赏模型假设,在一个层级体系中处在顶层的人为处于底层的人确定规则并使其无条件地接受。虽然并非有恶意,但他们的行为制造了那些感到软弱且自尊心很低的人。威胁和奖赏模型都期望服从,支付的代价就是内疚、恐惧或拒绝,憎恨和敌意感也很普遍,甚至有绝望感。种子模型认为,虽然角色、地位差异是存在的,但家庭成员之间的关系仅仅是在特定的背景中被定义的。而每个人都具有可以被充分发展的潜能,改变则是持续的生命过程和成长的机会。萨提亚是种子模型的极力倡导者。她坚持认为,只要有合适的养育条件,儿童就如种子一样能长成健康的成人。

五、策略派家庭治疗

家庭治疗领域内的先驱者,如贝特森(Gregory Bateson)、杰克逊(Don D. Jackson)、黑利(Jay Haley)等,根据沟通理论(communication theory)建立了策略派家庭治疗。"策略治疗"一词是策略派家庭治疗代表人物黑利创造的,强调一种有计划的、以问题解决为导向的变化。策略派不重视了解过去,不洞察来访者的潜意识,认为来访者现在的问题症状表现为某种不良的沟通方式,目的是控制其他家庭成员,认为只要改变现在不良的沟通方式,就会解决问题。因此,治疗的焦点并不是放在成长或解决过去的问题,而是放在解决目前的问题上,是一种实用主义取向。策略派家庭治疗倾向于短期治疗,重点是历程导向而不是内涵导向,而且是解法导向。历程导向的重点是通过指令而不是领悟和理解来解决问题,是指导家庭成员"在哪些情况下谁对谁做些什么"。策略派家庭治疗相当强调在家庭中以及在治疗中表现出的权力、控制与层级结构。

黑利认为,引导改变的责任在治疗师身上,而不在来访者身上。显然,策略派家庭治疗师是掌控全局的,并对家庭的改变负有全部的责任。治疗师扮演顾问、专家、舞台导演等角色,表现出指导者与权威者的姿态。因此,一切的运作均采取指导作风:对于每个家庭成员都会下达特定的指令,明确指示治疗中与治疗外该做些什么。给出这些指令旨在改变来访者与其他家庭成员及治疗师之间的行为互动方式。来访者对这些指令的反应方式,会透露出许多宝贵的信息,使治疗师可以调整其干预措施。

策略派家庭治疗把治疗过程分为四个阶段。第一,社交阶段。目标在于让家庭感到轻松,治疗师试着与所有涉及的家庭成员建立起融洽的关系。第二,问题阶段。目标在于探讨家庭寻求帮助的原因。治疗师会询问每个成员对问题的感觉和看法。第三,家庭互动阶段。在治疗师在场的情况下,家庭成员讨论他们之间的问题。此时,治疗师会特别注意行为的发生过程,如权力斗争、层级机构、沟通模式,以及家庭中小团体的形成过程。目标在于确认哪些是可供在未来的治疗中使用的策略。第四,目标设定阶段。治疗师与家庭共同确认问题的特性,通常会拟订一份合同,内容包括治疗的目标和一步一步的治疗方式,这使家庭成员能够持续评估自己的进展情况如何。

六、社会建构主义家庭治疗

社会建构主义是家庭治疗最新的几种取向中最具代表性的一个流派。社会建构主义理论认为,我们所谓的"现实"是社会建构的结果,它通过语言来调节,由我们的社会与文化决定。社会建构主义家庭治疗认为,人们用语言主动建构其现实观并提供创建自己故事的基础;治疗师也是被治疗的家庭系统中的一分子,因而他同任何一个家庭成员一样,都不可能客观地观察这个系统,揭示家庭的"现实",大家都是依据自己对家庭的假设来看待家庭以及家庭中的问题。因此,一个家庭中绝不可能有一个统一的"事实"。

在这一理论背景下,治疗师摒弃了与来访者的层级关系,不再是一个外来的专家。其任务不是去指导或操纵家庭,而是在更加协作的水平上与家庭团结成一个家庭观察系统,双方平等地进行对话,一起检视治疗师以及各成员对于家庭问题赋予的意义,并"共同构建"出新的意义,与治疗师一起探索新的、更强有力的审视和解决问题的办法。

社会建构主义家庭治疗是以解决问题为中心,而不是以问题为中心,因此它关注现在和将来,它有四种典型例证:(1)聚焦于问题解决的治疗,强调帮助来访者寻找其痛苦的解决办法,而不是探究对这些痛苦的解释。奇迹性的问题、发现例外问题以及尺度性问题都是常用的技术。(2)问题解决取向的治疗,是用自己固有的技巧来进行问题解决,而无须将治疗师对问题的解释或者解决方法强加给来访者。(3)协作语言系统疗法,尤其关注人们生活中事件的意义。通过治疗师与来访者共同创造的包含新的可能性的故事,来共同进行一个旨在消融问题的质询。(4)反省团队,采用双面镜技术,使专业人员与家庭能够交换角色,也能观察彼此关于家庭问题的不同观点或是探索性的思索。这种开放的治疗过程有助于所有参与者使用一种共享的"公共语言"来倾听彼此。

第三节 家庭治疗的常用技术

一、提问

在心理治疗中,提问大家并不陌生。个体治疗时的提问往往着眼于个人的问题,家庭治疗中的提问则是透过来访者的症状发现其家庭结构和关系问题,从而促使家庭成员对症状意义的领悟。提问不仅是获取信息,提问本身就是在作系统家庭干预时,通过提问可以启发家庭成员认识和处理问题的新思路。在家庭治疗中,常用的提问主要有循环提问、差异提问和假设提问。

(一) 循环提问

循环提问(circular questioning)是指治疗师就某个问题,反复请每一位家庭成员轮流表达对另一成员或者家庭成员彼此关系的看法。比如,治疗师可以询问父亲:"你如何看待孩子旷课的问题?"询问母亲:"你觉得丈夫如何看待孩子旷课的问题?"询问孩子:"你觉得父母如何看待你旷课的问题?"等等。通过循环提问,引导家庭成员将注意力从症状转移到相互关系上,进而重新审视各自的互动方式。

(二) 差异提问

通常而言,当家庭出现问题时,人们往往更加关注症状或消极的方面,而忽略一些积极因素。差异提问(difference-making questioning)是指治疗师为了使来访者认识到症状行为的出现是有条件的,会在提问中特别注意提问"例外情况"。例如:"孩子在谁面前很少发怒?""孩子在哪些情况下更容易发怒?是你喋喋不休的时候,还是你对他很放心的时候?"差异提问能反映出来访者受外部何种因素干扰以及干扰程度,有助于让来访者意识到自身的责任,也让家庭反思如何为症状表现者创造有益条件。

(三) 假设提问

假设提问(hypothetical questioning)是指治疗师对现实相反或面向未来可能发生的情形所作的提问。假设提问为家庭提供了看问题的多重视角,有助于家庭反思当前的家庭关系和互动模式,促进家庭成员行为模式的改变和进步。假设提问一般可以分为反馈式提问和前馈式提问。

反馈式提问(feed-back questioning)是指治疗师对现实相反的情形进行的假设提问。例如:"假如你放手让孩子自己处理,你觉得他会怎么做?"这样的提问暗示了来访者在问题中的责任,引导来访者从另一个视角重新考量现在的关系模式。

前馈式提问(feed-forward questioning)是指治疗师对未来可能发生的情形进行的假设提问。例如:"如果孩子愿意重新上学了,你们会怎么做?"这样的提问引导家庭对未来家庭事务安排及家庭互动模式进行构想,推动家庭原有互动模式的改善。

二、家谱图

有不少家庭问题的根源在于家庭结构。比如,缠结的母亲和疏离的父亲这两种模式曾被认为是最常见的有问题的家庭结构。家谱图(family genogram),也被称为家谱树(family tree),是指用图示的方法描述家庭现实结构、关系以及发展、变化的过程,它能够帮助家庭成员直观地了解他们的家庭结构和关系。

(一)家谱图绘制的意义

家谱图可以帮助治疗师收集关于家庭的历史和情感信息,也可以让家庭成员通过梳理家庭结构和关系获得领悟。例如,一个家庭成员发现他们与祖父祖母一起生活的时间比之前想象的更长,他会发现自己疏远或切断了家族情感。治疗师可以利用这种发现,帮助家庭成员与他的大家庭建立有益的关系,引导他们寻求有利的信息,重塑对自己的认知。总之,家谱图不仅是一种对家庭情况的评估方法,本身也是一种重塑家庭的重要的治疗技术。

(二)家谱图绘制的内容

家谱图中需要列出世代家庭成员以及他们的关系、每一代发生的重要事件以及时间,例如出生、死亡以及结婚、离婚、分居等。收集这些信息会让人注意到家族发展的线索和模式,还可以引导我们思考家庭成员之间的事件如何影响到其他成员。在治疗开始时构建的家谱图主要用于了解家族历史,使得每个人都知道谁是谁。治疗持续了一段时间后,家庭与治疗师之间可能已经建立良好的关系,家谱图就可以显示出家族情感方面的更多内容。

(三)家谱图常用符号和图标

家谱图的绘制一般来说用较为统一的符号和图标来呈现家庭关系或结构。家谱图的绘制有一些公认的形式。比如,最年长的家族成员一般会在家谱图最上端,最年幼的家族成员一般会在家谱图的最下端。男性用正方形表示,女性用圆形表示。锯齿状线条用来表示冲突,双横线代表亲密,三条平行线表示过于亲密的关系(缠结),点线表示感情疏远,断开的线表示隔离(分割)。

三、角色扮演

在治疗过程中,尽管治疗师通过提问可以获得大量的家庭信息,但是有时仅仅通过家庭成员的描述还是不够的。角色扮演是指家庭成员按照治疗师的要求在治疗师面前表演出与症状相关的行为或交往模式。

角色扮演的目的主要有三：一是帮助治疗师更真实地了解家庭互动模式，而不是仅仅听家庭成员描述他们自认为的互动模式；二是能够在一定程度上打破家庭成员互动的界限，从而有利于测试家庭系统的灵活程度；三是可以引导家庭成员在相对安全的治疗环境中，尝试探索不同的互动方式。

在使用角色扮演技术时，治疗师一般要说明角色扮演的内容、参加角色扮演的成员以及设定的情境，治疗师会密切关注家庭成员的交往和互动模式。比较典型的角色扮演有这样三种：父母讨论如何看待孩子的行为，孩子在一边旁观；让父母和孩子互相交换角色；设置一个争论过程，帮助家庭用新的方式解决。

通常来说，角色扮演可以在三个不同的阶段发挥作用。第一阶段，即家庭成员自发的互动阶段，治疗师观察在自然情况下的家庭互动模式和特点，具体包括：谁与谁交谈比较多，谁会打断谁的话，父母和孩子怎么交流，父母之间怎么交流等。第二个阶段，治疗师围绕一个特定的主题请家庭成员或者部分家庭成员进行扮演，治疗师会作为一名观察者仔细地观察家庭成员的表现。第三个阶段，治疗师会设法让家庭体验一种不同的互动方式，通过延缓互动进度、提出疑问或者提出一些建议，来观察干预的效果，使家庭成员尝试新的互动模式。

四、重塑与积极赋义

重塑（reframing）指的是改变家庭成员看待问题的观念的一种技术，主要由策略派家庭治疗和结构式家庭治疗发展而来。积极赋义（positive connotation）是指将家庭成员认为消极的行为重新赋予积极含义，主要由系统家庭治疗发展起来。积极赋义是重塑的一种形式。

每一件事都可以从不同的视角进行解释和分析，家庭治疗师会尽可能多地以一种积极的方式帮助家庭成员从不同的角度看待问题。通常来说，他们会从更有益于家庭发展的角度来描述家庭的模式和问题。比如，一对夫妻有一个非常内向的女儿，她不会在除了家之外的任何地方说话，没有任何亲密的朋友，喜欢宅在家。女孩的这些表现可能会被给予消极赋义（negative connotation），例如过度依赖、另类、不成熟，甚至是有病的，等等。周围人则可能会将家庭描述为对孩子过度保护或溺爱。那么，基于积极赋义的干预则可以用以下方式来描述这个问题：比如，女孩喜欢待在家里和父母在一起，她觉得父母需要她时她可以随时出现。

家庭治疗中的重塑和积极赋义非常注重将症状与整个家庭系统联系起来，使家庭成员认识到症状不是来访者一个人的事情，而是与家庭其他成员有着密切的关系。同时，治疗师常常将家庭成员消极的看法转化为积极的看法，让家庭成员看到症状或者问题积极的一面。

需要指出的是，对于"积极"的理解不能狭隘地理解为就是"好"。举例来说，某个家庭有一个性格暴躁的孩子，父母将孩子描述为"脾气很坏"，而治疗师可能会怀疑暴躁是否由于孩子内心深处的某种"悲伤"。帮助家庭把孩子看作"悲伤"的，而不是"好"的，听起来并不是最积极的描述，但这样做可能为家庭会谈提供更有益的谈话基础，得到更好的解决方案。

五、家庭雕塑

家庭雕塑（family sculpting）是指让家庭成员将自己置于一种空间上的安排，构成一个戏剧性的场面。这是一种非语言的经验性技术，可以很直观地反映出家庭的基本模式。常见的做法有：让家庭成员用身体姿态来表现自己的应对方式；根据家庭成员在家庭中不同的权力地位，找到各自在家庭中所处的位置；用水平距离的方式来呈现家庭成员之间的关系。每一个家庭成员都找到自己的身体姿态和家庭位置之后，他们呈现出来的造型就形成一个家庭雕塑。治疗师可以提示他们体验自己身在其中的感知和感受，促进家庭成员的反思，以达成对家庭关系的觉察或醒悟。

家庭雕塑技术可以很好地帮助家庭成员把对彼此的感受、态度以及一些重要却又无法言说的关系，通过直观的方式表达出来。很多时候，这种技术达到的效果是非常直接和震撼人心的。比如，有这样一个家庭，爸爸独自一人站在高高的凳子上，妈妈和孩子都选择了趴在地上。这样的家庭雕塑显示出，爸爸在家里拥有至高无上的权力和地位，极有可能家庭等级森严，妈妈和孩子没有决策权，完全被爸爸控制。对于一些善于反思的家庭，甚至无需治疗师过多干预，就会在一定程度上获得领悟。比如，在一个家庭中，妈妈和儿子紧紧挨在一起，爸爸独自在屋外，和母子俩离得很远。这样的家庭雕塑显示出家庭成员之间的人际关系亲密程度，母亲与儿子过于亲密，而父亲和这个家庭过于疏远。因此，家庭雕塑技术可以帮助我们很直观地看出家庭潜在的问题。

家庭雕塑既可以由家庭成员自己决定姿态和位置，在某些情况下，治疗师也可以根据自己对家庭关系或结构的觉察，帮助家庭成员塑造一个家庭雕塑，从而让他们看到存在的问题。比如，一对夫妻有一个儿子，儿子已经成年并建立了自己的小家庭，但还是像小孩一样依赖父母，虽然在这样的互动关系中大家都不舒服，可能其中某一人成了这种不协调关系的"症状表现者"。这时候，治疗师可以自己担任"导演"，安排家庭成员的位置和姿态，比如让成年的儿子像婴儿一样依偎在父母怀中，以促使他们反思和领悟。

六、家庭作业

家庭作业是治疗师留给家庭的、需要在家庭情境中完成的具有治疗干预性的任务。与其他疗法中的家庭作业相比，家庭治疗师虽然也关注作业的结果，但他们更加看重作业为治疗系统带来的信息。在家庭治疗中，设定任务或作业可以增强家庭解决问题的责任感。无论作业是成功还是失败，都能提供关于家庭互动的重要信息，从而促进治疗。通常来说，有以下三种常见的作业类型。

（一）单双日作业

单双日作业（homework for odd-numbered and even-numbered days）指的是让症状表现者或者与其密切相关的家庭成员在星期一、三、五（单日）和星期二、四、六（双日）做出截然相反的行为，通过这样一种方式引起对原有症状性行为的反思，从中获得领悟。例如，在家庭教养方式中，有的家长对于孩子的管教过于严厉，孩子往往比较懦弱和自卑。治疗师可以给父母布置家庭作业，要求他们在星期一、三、五依然按照自己原有的管教方式去对待孩子，到了星期二、四、六时必须对孩子放手，给予孩子足够的自由和信任，让孩子可以自己安排自己的生活。到了星期日，父母可以自由选择是按照原有的管教方式对待孩子，或者调整管教方式，给孩子自由的空间。治疗师通过截然相反的行为促使症状表现者或者其家庭成员引起反思，促进自身的改变。

（二）秘密红账

有不少家庭习惯于记黑账，也就是总是关注家庭成员的缺点，尤其是在发生家庭矛盾时总爱翻旧账，结果不但解决不了问题，还导致矛盾升级，家庭关系愈发紧张。记红账（keeping merit-accounts）指的是治疗师要求家庭秘密记录家庭成员的进步和良好的表现，不准记录那些不良的表现和症状，直到下次会谈时由治疗师当众宣读。治疗师设定作业任务可以增强家庭解决问题的责任感。在这一过程中，治疗师会确保每个人在任务中扮演着特定的角色。如果有不积极的成员，治疗师应当指导他们观察积极成员的行为。记红账常常要有数量上的要求,如必须记满15条或者20条以后才能预约下次会谈。适当的压力将有助于家庭成员更努力地去发现观察对象的优点和进步之处。可能有些家庭在执行过程中会表示有困难,治疗师要让他们明白这一作业的必要性。

(三) 悖论干预

悖论干预(paradoxical intervention)是一种策略性的介入处理技术或技巧,在表面上看来似乎与治疗目标背道而驰,但事实上是设计来使个体克服阻抗,促进改变或达成进步。具体而言,就是治疗师鼓励症状表现者故意维持或者"加重"症状,包括增加症状表现的次数和强度、延长症状持续的时间、阻止症状的消除,等等。例如,要减少儿童咬手指的行为,治疗师可以人为地增加儿童咬手指的时间;对于有强迫性思维的症状表现者,治疗师可以让他把念头集中起来,每天上午、下午、晚上各用一段时间去想个够;对于经常担心自己失眠的来访者,治疗师可以让他睁大眼睛、盯着天花板,命令自己不许睡觉;治疗师还会要求经常吵架的夫妻每周要吵够一定数量的架,而家庭成员不愿去做,反而起到终止的效果。悖论干预时,核心问题已经从如何改变症状转变为如何维持症状,甚至症状更严重。这样一来,原来症状表现者无意识中维持症状、拒绝改变症状得到的好处变成需要付出意志努力才能够得到,这时症状表现者会逐渐丧失维持症状的兴趣和动力,从而改变行为。

七、软化症状

软化症状(softening symptoms)指的是在家庭治疗过程中,治疗师解除病态标签、解除病人角色的技术,有时也称为去诊断。以语言学叙事动词视角来看,相当于由"你是病人"转换为"你这样做像个病人",暗示患者对症状的表现具有影响力。举例来说,把"我有注意缺陷"改变成"我不愿意在这些事上集中注意力",这样可以暗示症状的出现并不是人格中稳定的部分,也不是不可改变的器质性问题,是受到患者控制的可以改变的部分。

具体的做法是,对失眠症的患者说:"我们今天宣布给你'摘帽'了,以后再也不用担心那些关于睡觉的禁忌,你可以像其他人一样,什么都可以做。我们就把失眠当作一顶帽子,现在你要是觉得不想再戴它了,就可以把它扔掉。"对神经性厌食症患者可以这样:"你是什么时候开始决定每天只吃一勺饭的呢?"

治疗师通过去诊断化的提问和描述,可以将来访者从标签化的病态中解放出来,提高他们在应对症状过程中的主动性和控制感,从而更有利于促进他们作出改变。

八、应对常见挑战的技术

与个体治疗一样,在家庭治疗的过程中,治疗师也常常会遇到很多不同的挑战。应对这些挑战既需要治疗师的经验,同时也有一些技巧可参考。

(一)如何应对治疗中的停滞

停滞指的是治疗没有进展或者朝着无益的方向发展。有时,在经历几次家庭治疗之后,治疗师和家庭可能会感觉治疗进展不大,从而出现对治疗缺乏信心的现象。对于大多数治疗师而言,在治疗过程中感到停滞是很正常的。

有些情况下,处理停滞最简单的方法是回到治疗起点。有时出现停滞可能是基于治疗师和家庭成员的目标不同,和家庭重新探讨治疗的目标,确保治疗师和家庭的目标一致是非常必要的。还有些治疗停滞的原因可能是因为治疗师错过或忽略了家庭成员谈论的一些事情。在这种情况下,治疗师与家庭的谈话可以是:"我是不是错过了什么重要的信息?能和我多讲一些与我们现在的问题相关的事情吗?"此外,在经历停滞时,也有家庭治疗师采取邀请其他的非治疗系统的家庭成员参加治疗的方法。

(二)如何应对治疗中的冲突

因为大多数参与治疗的家庭内部都隐藏着一些矛盾,所以在治疗中发生冲突也不足为奇。当冲突爆发的时候,有些治疗师可以自如地应对,有些治疗师则会感觉无力应对。其实,冲突本身也是家庭问题暴露的一种直接方式,如果处理得当,它会为治疗提供突破和契机。

治疗师可以在与家庭达成共识之后,探寻冲突背后的情感根源,比如可能是因为自己的想法没有得到接纳,或者源于爱的缺失等。比如:"我感受到你在竭尽所能地解决问题,你能告诉我你的愤怒意味着什么吗?"治疗师还可以通过反省式提问,帮助家庭成员认识到冲突背后自己需要承担的责任。比如:"你因为愤怒而责怪孩子,可这样做既没能让他听话,也没能让你快乐,不是吗?"

除此以外,治疗师还可以重塑冲突。比如:"你们能够彼此表达出情绪,说明你们都很在意对方。"或者为冲突积极赋义。比如:"我能感受到你愤怒是因为你想让家人听到你心里的声音,这个声音究竟是什么呢?"通过这样的方式,可以把冲突引向积极的轨道。

(三) 如何应对治疗中的缺席

如果说所有的行为都是某种形式的沟通,那么成员缺席也是一种沟通方式。在某些情况下,缺席问题可能意味着这一家庭并不适合接受治疗。事实上,在家庭治疗中,将缺席视为治疗潜在"敌人"的治疗师并不在少数。比如,系统家庭治疗团队只有在所有家庭成员都参与的情况下才同意开始治疗,也有的治疗师会找出阻碍家庭变化的核心成员,确保这类核心成员参与治疗。当然,治疗师也可以通过在场的家庭成员向缺席的成员传递信息,或者直接跟缺席成员联系,鼓励他们前来参加治疗。

第四节 家庭治疗的案例分析

一、案例简介

王某,男性,11岁,独子,小学四年级学生。上课注意力不集中,学习成绩落后,不按时交作业,在学校喜欢捣蛋。不论是上课还是下课,他总爱在老师和同学面前做一些很特殊的行为,比如上课突然走到讲台上干扰老师上课。在家不能安静地看书、看电视或者写作业。两年多来一直按多动症在治疗,服用过多种药物均效果不明显。IQ(智商):74分,父亲常年在外地,由于工作繁忙,基本上与家人无联系,去年仅有的一次回家探亲还与王某母亲发生争执。平时王某都是由母亲照顾和陪伴。

二、来访者分析与评估

王某在行为上表现出好动,但没有造成严重的不良影响。在按照多动症的治疗过程中,服用多种药物无效。王某有可能并不是多动症,而是有其他情绪、行为问题。父亲常年在外地工作,与妻儿沟通较少,存在较大问题。长期的分离造成王某与妈妈的关系较为密切,由于家中缺乏父亲、丈夫的角色,很可能导致母子联结过分紧密,缺乏分化。

三、治疗过程

(一) 早期阶段

1. 澄清问题、了解既往应对方式

治疗师询问家庭最想解决的问题,家庭成员表示希望能够改变孩子多动的症状,紧接着家庭成员开始描述孩子的症状。与此同时,治疗师关注家庭关系和既往应对模式。

治疗师循环提问王某:"妈妈怎么看待你的行为?""如果爸爸坐在这里,他会怎么看待这个问题?"

治疗师循环提问母亲:"他外公、外婆怎么看待这个问题?"

通过提问得知,老师、外公认为王某记忆差、情绪急躁、有攻击性,外婆认为王某是教养不够。王某认为自己正常,非常抵触治疗。母亲很焦急,到处找医生治疗。

治疗师提问母亲差异性问题,了解"例外":"你感觉孩子有没有比较专注的时候?"

治疗师提问王某差异性问题:"周围很多人觉得你坐不住,你自己觉得有没有什么时候或者什么事情能让你特别专心呢?""你觉得在妈妈眼中,你是健康的,还是生病呢?""最喜欢你的外公觉得你是健康的,还是生病的呢?"

根据上述提问发现,王某的父亲和母亲关系一直不好,正在准备离婚。王某曾经撕毁父亲的照片。与此同时,王某对数学的学习兴趣还是比较浓厚的。他表现出来的情绪、品行方面的问题与环境有关。因此,王某的反应可能是对家庭环境作出的反应,是为拯救家庭危机而作出的努力。

2. 软化症状

治疗师将王某从标签化的病态中解放出来,解除病人角色,软化疾病的概念。

治疗师对王某说:"你表现得很好动,可能是因为你不喜欢某些事情。""你学习数学时很专心,说明你的记忆没有问题。学习英语有困难,只是因为你不想专心。"

王某听了以后很开心,说:"这个我以后要改正。"在一旁的母亲听了很欣慰。

治疗师对母亲说:"孩子很聪明,智力测验74分,我估计是因为他没有认真做。"

在一旁的王某赶紧点点头:"是是是,我根本就没认真做!因为我不喜欢那个监考老师,她总是说话不清楚。"

治疗师对王某说:"在我跟你的交谈中,我发现你的理解能力很强。"王某听了,脸上很愉悦,略有得意地看了看母亲。

母亲对治疗师说:"这孩子确实挺聪明的,就是有时候非常不听话,总是和我对着干。"

治疗师对母亲说:"这也不奇怪,他毕竟已经11岁了,是个小少年了,有了自己的思想。你一个人带孩子,心里总是会有对他的不放心,拼命保护他。他越是有活力,你越要管着他。"母亲表示赞同,王某在旁边也露出笑容。

治疗师继续对王某前馈性提问:"你知道妈妈希望你成为一个什么样的人吗?"

王某对治疗师说:"当一个好学生呗!至少上课认真听讲。"

治疗师继续问:"要想成为好学生,你现在该怎么办呢?"

3. 布置家庭作业

治疗师根据会谈情况,给王某和他母亲布置单双日作业。

治疗师对王某说:"星期一、三、五你就装病装小孩,不听话,不认真做作业,发脾气。"

王某觉得很有趣:"这个简单!"

治疗师接着对王某说:"星期二、四、六你就装大人,做作业,安排自己的生活,帮忙做家务,照顾好妈妈。至于星期天随便你,你想装病人就装病人,要是觉得装病人没意思,你就装大人,随便你自己。"

治疗师让王某母子完成家庭作业,下次会谈汇报。

(二) 中期阶段

1. 了解变化

治疗师问王某:"能跟我说说,这段时间来你有什么好的变化吗?"

王某说:"我上课的时候不到讲台上去了。我做作业最长的一次做了45分钟。还有,我在学校不欺负同学了!"

母亲听了在一旁补充:"这段时间比以前吃药的效果还好,整个人的精神状态都变了。老师说现在上课基本上跟其他同学一样,能坐得住了,不会离开自己的座位了。在家里做作业的时候也比较安静。整个人都变得好多了。"

治疗师循环提问王某:"之前你说妈妈总管着你,让你感觉没有一点自由,现在感觉得到一点自由没?"

王某说:"嗯嗯,感觉比以前多了一点自由。"

治疗师接着问:"你觉得妈妈的心情有变化吗?"

王某说:"有,妈妈现在不觉得心烦了,她说我懂事了。"

妈妈在一旁补充:"他外公听说孩子不是有病,只是遇到一些需要克服的问题,顿时开心得很!"

2. 积极赋义、扩展进步

妈妈对治疗师说:"学习上还有自控力上确实比以前进步了很多,就是跟弟弟妹妹在一起时总是欺负他们,我看还是以前那个毛病又出来了!还有就是喜欢那些稀奇古怪的东西,什么宇宙飞船啊,穿越啊,乱七八糟的东西,兴趣大得很,一玩起来就把其他都忘了。"

面对妈妈的抱怨,治疗师积极赋义:"跟弟弟妹妹在一起时,欺负弟弟妹妹也许是他想表达自己对他们的亲近而已。"

治疗师对王某说:"你是不是很想和弟弟妹妹亲近一点?但有时候手脚不够轻,弟弟妹妹就受不了了,对吗?"王某连连点头。

治疗师继续对王某说:"你对宇宙的相关知识很感兴趣,不过宇宙相关知识很深奥,会涉及学校学习的相关内容,譬如数学啊,科技啊,所以你的这个兴趣爱好和学习一点都不矛盾,当你把学校的知识都学扎实了,能够让你更好地理解宇宙的世界。"

母亲继续关注王某的缺陷:"小区里经常跟他在一起玩的孩子学习都比他好,他倒好,一点都不谦虚,经常指挥别人干这个干那个。"

治疗师说:"你可不要小看他的组织才能哦,他在人际关系方面比别的孩子早熟,将来可以当大领导的哦!"大家听了都笑了。

治疗师接着说:"他有这种素质,我估计再过一点时间,他还会有更大的变化。他身上有一种力量,当他把这种力量转移到学习上来,他会让你们大家都刮目相看的。"

治疗师的这些话体现了前馈暗示,指向未来。

(三) 结束阶段

过了三个月,治疗师对王某进行了随访和评估,他了解到王某已经转学,而且在新的环境中获得老师的多次表扬。

1. 总结性评价

治疗师通过会谈,进一步让王某和他的家人清楚地阐述他们获得的改变,以及这种改变背后的原因。通过总结帮助王某的家庭巩固治疗收获。

2. 建设性建议

鉴于王某的进步,治疗师宣布结束治疗,解除治疗关系。与此同时,治疗师和家庭讨论了结束家庭治疗之后应该注意的事项,提醒王某家庭将来也有可能会出现短时的复发,或者出现一些新问题,但这些都不是大问题,引导他们学会运用一些方法和技术去处理将来会遇到的新问题,增强家庭依靠自己力量独立解决问题的信心。

【复习题】

一、选择题

1. 治疗师为了使来访者认识到症状行为的出现是有条件的,会在提问中特别注意提问"例外情况",这种提问属于(　　)。
   A. 循环提问　　B. 差异提问　　C. 直接提问　　D. 间接提问
2. 家庭成员按照治疗师的要求在治疗师面前表演出与症状相关的行为或交往模式,这种技术是(　　)。
   A. 家庭作业　　B. 家谱图　　C. 角色扮演　　D. 家庭雕塑
3. 三角关系是(　　)的重要概念。
   A. 多世代家庭治疗　　　　　B. 策略派家庭治疗
   C. 结构式家庭治疗　　　　　D. 经验式家庭治疗

二、填空题

1. 假设提问一般可以分为_____和_____。
2. 积极赋义是指将_____重新赋予_____。
3. 一般来说,家庭治疗包括三个阶段,分别是_____、_____和_____。

三、名词解释

1. 家庭治疗
2. 家庭雕塑
3. 循环提问
4. 重塑

四、简答题

1. 简述家庭治疗的兴起与发展。
2. 简述结构式家庭治疗。
3. 简述家庭治疗中的家庭作业技术。
4. 简述家庭治疗中角色扮演的目的。

【推荐阅读】

1. 易春丽,周婷.重建依恋:自闭症的家庭治疗[M].北京:世界图书出版公司,2018.

2. 迈克尔·尼克尔斯,西恩·戴维斯.家庭治疗:概念与方法(第11版)[M].方晓义婚姻家庭治疗课题组,译.北京:北京师范大学出版社,2018.

3. 马克·里韦特,埃迪·斯特里特.家庭治疗:100个关键点与技巧[M].蔺秀云,房超,何婷,译.北京:化学工业出版社,2017.

第十章 后现代心理治疗

【本章要点】

20世纪60年代出现的后现代主义思潮对心理学,特别是心理咨询与治疗的理论和实务带来了强烈冲击。焦点解决短期治疗、叙事治疗等颇具特色且操作性较强的后现代心理治疗方法应运而生。本章主要通过介绍后现代主义对心理学的影响,了解后现代心理治疗的主要流派和发展趋势,重点介绍焦点解决短期治疗和叙事治疗的基本理念、常用技术和案例分析。

【学习要求】

1. 了解后现代主义思潮对心理学的影响。
2. 了解后现代心理治疗的主要流派和发展趋势。
3. 熟悉焦点解决短期治疗和叙事治疗的基本理念与流程。
4. 掌握焦点解决短期治疗和叙事治疗的常用技术。

【重要术语】

后现代心理治疗　焦点解决短期治疗　评量询问　例外询问　奇迹询问　最先出现的改变迹象　叙事治疗　外化　独特结果　见证

第一节　后现代心理治疗概述

一、后现代主义简述

(一) 后现代主义思潮

后现代主义(postmodernism)是指20世纪60年代以来在西方国家开始广泛出现的、以反传统哲学为特征的社会文化思潮,也是对现代主义进行批判和解构的一种哲学思维方式和态度。后现代主义在哲学上目前还没有一个明确和公认的定义,达成共识的是后现代主义作为一种思维方式,是对现代思维方式持续不断的否定与批判。后现代主义思潮的目的性是非常明确的,就是要全面批判和反思现代文明发展的根基、传统等各个方面。

"二战"后,随着高科技的迅速发展,人类物质生活水平极大提高,但与此同时高科技也给社会带来各种危机。后现代主义就是在现代主义的危机下产生的。1980年,托夫勒(Alvin Toffler)在《第三次浪潮》中指出,"未来社会将因科技工业的发展而使人类生活产生空前的剧变"。托夫勒所谓的"剧变"是指工业社会强调的标准化、规格化、客观性等,科技发展使人面对更多的"不确定","虚拟"反而成为生活中不可避免的真实。因此,什么是真实便成为后现代社会的一种新的哲学思维。从后现代社会的观点来看,真理与真实的存在,似乎不能从任何前置性的观点或任何假定中获得验证。后现代建构主义的主体精神就是,人是经由主体经验的创造并与环境的互动才能被了解,人的行为无法从分析和解释中发现自我存在的事实。

后现代主义思潮涉及文学、艺术、语言、历史、哲学等诸多领域,至今仍处于多元化的发展状态。后现代主义思潮对心理学也产生广泛深远的影响。

(二) 现代心理学的问题

1879年冯特在莱比锡大学建立了世界上第一个心理实验室,这标志着心理学开始脱离哲学成为一门独立的科学。心理学的发展越来越注重科学主义,而无形中忽视了作为理论基础的哲学。很多科学主义心理学家坚持实证主义的方法论,强调以可被观察的事物作为研究对象,坚持研究任务的可描述性,这使得心理学越来越脱离人的心理。比如,行为主义以动物作为研究对象,只强调研究行为和刺激—反应关系,否定了人的心理和意识的主观性。

当前,强调实证主义、科学主义、个人主义、经验主义的现代心理学承受了来自社会现实的严峻考验。现代主义心理学过度强调采用自然科学研究方法,例如为验证某种假设,一些人被选为特定的研究对象,但得出的结果数据未必能全面解释和说明该假设是否成立。人的心理与行为是复杂多变的,不能只通过数据来说明。主流心理学将客观的个体心理实体作为心理学的研究对象,存在着个人主义倾向。例如:行为主义心理学直接摒弃非客观的内部心理经验,以外显的个体行为为研究对象;信息加工取向的认知心理学将人的心理与计算机进行类比,以个体的认知为研究对象,采用实验法、计算机模拟等方法来研究人的心理。尽管诸多的现代主流心理学研究取得令人瞩目的成就,但由于心理和行为的产生也受历史、文化等外部环境的影响,因而主流心理学的研究倾向与现实并不完全相符,也就是说主流心理学的研究结论相当一部分不能直接应用于实践。

(三) 后现代主义对心理学的影响

后现代主义心理学的产生是对现代心理学研究本身困境的回应。在1988年悉尼国际心理学会议上,美国心理学家格根(Kenneth Gergen)作了《走向后现代的心理学》专题报告,指出心理学正面临深刻的变革,并提出构建"后现代心理学"的设想。格根认为,心理学最重要的角色和作用应体现在解决现实问题、为大众服务和应用上,建议心理学工作者应该注重理论和实践相结合。后现代主义心理学注重心理学研究的实际应用,注重研究人的思维、创造性、人际关系等高级心理活动,使得心理学研究与客观现实结合得更紧密。在研究方法上,后现代主义心理学试图改变传统心理学过分浓重的自然主义、实证主义和机械主义色彩。目前,叙事、阐释、建构、解构、话语分析等研究方法已得到大部分心理学研究者的认可。

后现代主义以社会建构论作为认识论基础,取代了现代主义的客观反映论。后现代主义认为知识特别是心理学知识是一种社会建构,是人们在社会生活中"发明"出来的,受到时间、地点、环境及个人主观因素的影响,而不是对真实世界原状的准确反映,不是通过客观方法"发现"的。认识的过程是积极主动的建构过程,而不是被动的反映过程。每一种知识的生成都是人在社会交往中,用特定社会文化历史背景下的语言,结合自己已有的知识经验和理论观点积极建构的结果,也就是说,知识是发明的而不是发现的,真理离不开特定的历史场合和价值体系,并存在于语言和文化之中。后现代主义心理学将人视为知识的发明者、创造者,将心理视为利用话语进行社会建构的产物、新旧经验相互作用的结果,彰显了人在心理活动中的积极性、能动性与创造性,突出认识主体自身因素对知识的影响,强调人与话语的社会性、文化历史制约性,克服了传统心理学的机械论、还原论和个体主义倾向,扩大了心理学研究的视野,更能揭示人类丰富的心理世界,也促进了心理学研究的多元化发展和心理学的本土化研究。

当然,后现代主义心理学的一些主张也有值得商榷之处。例如,存在较多争议的是假如任何知识、观点都是话语建构的结果,即使同一个体或群体在不同时间对某种存在物的建构也会有差异，这就会否认心理学知识的客观性，造成心理学研究的混乱和无序。

二、后现代心理治疗概要

长久以来心理咨询与治疗深受精神分析学派和心理评鉴的影响，倾向于将问题"病理化"，认为只要找出一个人心理及行为的病理因素，而且让来访者认知到自己的病理，人便有改善自我的可能。这种聚焦于问题的咨询策略，使来访者较难脱离自我限制，难以在现实生活中找到改善自己的行动力量。而后现代心理治疗反对问题"病理化"，认为人必须经由自我创造与环境互动才能建构真实的主体经验，来访者才是解决自己问题的专家。

后现代心理治疗以社会建构论为认识论基础，强调语言的作用，认为是语言创造了所谓的"客观事实"。认为在认知和建构的过程中，人们往往受到环境、时间、地点、自身及他人因素的影响，所能了解到的"现实"只是部分的、不完整的，对"现实"的理解是相对的。后现代心理治疗不再追求所谓的"客观真相"，事件的意义并不天然地存在于事件中，它是通过自我与世界、咨询师与患者之间相互作用共同建构起来的，而且存在多种意义的可能。因此，后现代心理治疗是多元的而不是一元的，具有不同主体经验和社会互动关系的心理治疗参与者，可以对同一事件建构起不同的意义。

后现代心理治疗认为，咨询师并不是不带任何预期的独立观察者，而是治疗过程的参与性观察者。咨询师本身就是一个社会价值载体，带着一定的意义结构进入治疗领域。咨询师的倾听、提问，对心理问题的理解和阐释，以怎样的态度对待患者，以及如何与患者互动等，这些都受咨询师自身的基本信念系统影响。他们的理论前见与假设、文化背景与价值观将渗透在治疗过程中，咨询师在改变过程中既影响别人也受别人影响。

传统心理治疗中咨询师是权威和主导，而后现代心理治疗中咨询师与来访者之间是一种平等的合作关系。后现代心理治疗认为，来访者是自身问题的专家，有能力和资源解决自己的问题，咨询师或治疗师只是引导和提醒来访者审视和找出自己已有的资源，解决当下的问题。在后现代心理治疗中，咨询师会接受来访者的立场和世界观，并调整、重新建构问题和目标，以此共同建立合作平等的治疗关系。

三、后现代心理治疗的主要流派和发展趋势

在后现代主义思潮影响下,发展出一些颇具特色且操作性较强的后现代心理治疗方法,如焦点解决短期治疗、叙事治疗、社会治疗等。

焦点解决短期治疗是在20世纪80年代早期,由沙泽尔(Steve de Shazer)和伯格(Insoo Kim Berg)及其同事在美国密尔沃基的短期家庭咨询中心创立的一种短期治疗方法,被广泛应用于学校、医院和社会服务中。焦点解决短期治疗以寻找解决问题的方法为核心,不对事件发生原因进行重点探讨,重视生命的正向、积极方面,强调积极肯定来访者,鼓励来访者学习以正向、积极、建设性的新角度来重新诠释生活的困境、失落或创伤,发现来访者已有的资源,协助来访者寻找过去的成功经验,协助建立具体可行的正向目标,发展出立即可行的行动步骤,协助来访者解决问题,走出困境。

叙事治疗是澳大利亚的怀特(Michael White)和新西兰的艾普斯顿(David Epston)于20世纪80年代共同创立的。其理论基础包括:语言建构了我们的意义世界;人不是问题,人和问题是分开的;人是有多重故事的,人的一生当中总有几次不被问题影响的经验,问题是不会百分之百操纵人的,等等。这就在最根本上颠覆了传统以问题解决为治疗目标的治疗方式。咨询师不再专注于来访者"问题"的成因,不对来访者的问题提供具体明确的答案,而更关注人们怎样使用语言习惯来解释自己的经验以及如何对当下遇到的事件作出反应,用不同的新的语言去描述,协助来访者以说故事的方式,对生命故事进行新的、更加丰富的探索和创造。

纽曼(Fred Newman)于20世纪70年代提出一种新的心理治疗方法——社会治疗,它主要是以表演和活动为基础形成的一种后现代心理治疗方法,又称表演疗法。社会治疗认为,人是一个健康的整体,处于关系的存在中,强调社会环境、文化和人际关系方面对个体的互动影响,充分挖掘利用个体所有的创造、情绪和社会资源,通过团体的表演活动来促进个体的成长与发展。社会治疗利用即席创作和自发性角色扮演作为鼓励个体自我表达的手段,消除心理障碍或心理不适,达成对新的生活方式和人生观的重建,以促进人生的再发展。

北京师范大学郑日昌借鉴西方后现代积极心理学和认知疗法,将阴阳辩证思想用于心理咨询与治疗实践,创立了具有中国本土特色的短期心理咨询与治疗方法——阴阳辩证疗法。此外,受后现代心理学思潮的影响,许多疗法都吸收了后现代心理学的思想,并在原有的土壤上发展起来,如女性主义治疗、家庭

治疗等都带有浓重的后现代主义色彩。

打破学派分立，方法兼容与整合，探索多元路线是心理咨询与治疗未来的发展趋势。由于心理问题的复杂性，在心理咨询与治疗实践中，学者们认识到没有任何一种单一的理论和方法能在所有情境下解决所有人的所有心理问题。因此，在咨询中需要彼此借鉴、取长补短，根据实际情况选择不同方法，或采用几种不同学派的方法。整合是指将不同的理论作更高层次的统整和综合。从兼容到整合的过渡，是寻找各种理论与方法的要素。几乎所有的学派都强调咨询关系的重要性，认为咨询关系可以作为整合咨询的基础。世界是复杂的，人们的生活经验是多样的，承认差异，尊重多元，从多元的角度审视来访者的问题，采用有弹性、多样化的方法，使来访者有更大的选择余地。这就使心理咨询与治疗从传统的以问题或疾病为中心转向以文化为中心的模式。多元文化心理咨询强调情境导向，参照来访者的文化背景解释其认知、情绪和行为问题，并依据文化差异调整咨询的方法技巧。

当代心理咨询与治疗是在西方文化背景下产生的，由于东西方文化存在显著差异，因此结合我国实际进行心理咨询与治疗的本土化是非常必要的。在心理咨询研究和实践中，要考虑来访者的文化背景，采用的概念、理论和方法要能切实反映来访者的社会文化背景。

第二节　焦点解决短期治疗

一、焦点解决短期治疗的理论基础

焦点解决短期治疗（solution-focused brief therapy，SFBT）是指以寻找解决问题的方法为核心的短期心理咨询与治疗技术。焦点解决短期治疗不把重点放在问题和原因上，而是关注来访者自身的积极因素和正向力量，强调来访者的成功经验和可能性。焦点解决短期治疗是20世纪80年代由沙泽尔（Steve de Shazer）及其韩国裔夫人伯格（Insoo Kim Berg）以及一群有多元训练背景的工作成员，在美国威斯康星州短期家庭治疗中心发展起来的。随着社会的迅速发展，来访者对心理咨询的需求量不断增加，经济、时效的心理咨询已成为共同的期待。焦点解决短期治疗因其正向取向、快速有效等优点被广泛应用于家庭服务、心理康复、公众社会服务、学校和医院等领域，得到了积极肯定。

焦点解决短期治疗的很多元素都可以从一些早期传统心理疗法那里找到根源,在后现代主义的实践中整合。受后现代主义哲学观(建构主义)的影响,焦点解决短期治疗认为"真理"存在于语言、意义与文化,是人们创造出来的,并不是通过精细的求知技术而发掘起来的,因此焦点解决短期治疗强调个人正向能力的思考和学习,而不是病理模式的分析。焦点解决短期治疗认为,来访者的问题并不是独立的客观事实,而是通过与来访者的交谈,在言谈间逐渐呈现出来,这个建构出来的互为主观的现实才是重要的,来访者自身的经验才是咨询主体。焦点解决短期治疗把咨询的焦点放在探讨问题不发生时的状况。如系统中有"黑"(问题发生时),有"白"(问题不发生时),"问题解决"传统的做法是从黑的部分修改,但焦点解决短期治疗的做法是从白的部分扩展,由于整个系统是固定平衡的,一旦白的部分扩大一些,黑的部分就减少一些;白的部分增加一点点,整个系统的改变就发生了。焦点解决短期治疗与传统心理咨询方法有较大不同,其基本理念体现在以下八个方面。

(一) 事出并非定有因

焦点解决短期治疗不像传统疗法那样注重探讨过去,而是更关注现在和未来。焦点解决短期治疗认为,探讨问题的原因与解决方法之间并不存在必然联系,重要的是"解决"的历程。与其在治疗中耗费时间找寻原因,不如尽快寻找解决之道。因为很多问题的原因和结果很难认定,问题往往是互动的产物。比如,某战士小王和班长关系不好,经常产生矛盾,小王说:"关系不好都是因为班长挑剔!"班长说:"都是因为小王总是不按高标准要求自己,我才会挑剔!"小王接着说:"因为班长挑剔,我才不想按他说的做,原因还是在于他!"这种探究问题原因的讨论常会陷入鸡生蛋或蛋生鸡的逻辑矛盾中,最后反而失去解决问题的可能。焦点解决短期治疗中常用"此时此刻可以做些什么"的问句,取代"到底是什么原因"的问句。

(二) "问题症状"也有正向功能

焦点解决短期治疗认为,问题的存在不见得只呈现出病症或弱点,有时也存在正向功能。要协助来访者不仅看到问题的症状,更要看到问题症状背后的正向功能,以求找到更好的解决方法,同时又能保有来访者正向的期待。给某种行为贴上某个问题的标签,来访者容易背上"有问题"的心理负担,反而不利于解决问题。

同样的行为赋予不同意义时,可能变成适宜的或正常的。重新建构就是用新的正向语言和观点,来重新看待和诠释同一个问题。例如:一个喜欢控制的人,也往往是一个很有计划与执行力的领导;一个青少年违抗的行为背后,也蕴含着开始独立思考的发展与行动的勇气。咨询师将来访者描述的问题事件,重新赋予新的正向意义,或者特别强调其中反映出的某些正向价值与个人目标,促使来访者看到自己真正看重和在乎之处,进而形成新的解决方法。

(三) 不当的解决方法常是问题的所在

焦点解决短期治疗认为,问题本身不是问题,而是解决方法不当导致问题出现,这通常是由于人们试图解决问题而形成不适当的习惯模式。焦点解决短期治疗的治疗策略是解决发展(solution development)导向,在面对每个问题时,应考虑问题的多面性和特殊性,发展弹性的问题解决方法,而且相信来访者有能力、有责任发展出适宜的解决方法,克服困境。

(四) 合作与沟通是解决问题的关键

焦点解决短期治疗认为,咨询中来访者与咨询师一直处于积极的合作互动关系。通过倾听,配合来访者的声调、感情和用语,咨询师进入来访者世界进行积极的行动引导,然后经由邀请,促使来访者作进一步改变,协助来访者搜寻新的意义,产生新的想法与行为。焦点解决短期治疗认为,咨询师与来访者合作的方式是正向和未来导向的,支持来访者,使用正向的目标引导方式,对模糊的陈述予以具体化。咨询师要让治疗适合来访者,而不是让来访者来适应治疗习惯。焦点解决短期治疗认为,咨询师是解决问题过程的专家,而来访者是最了解自己问题的专家,两者互动合作,就可能使问题得以解决。

(五) 来访者是自身问题的专家

焦点解决短期治疗强调来访者自身的资源,更强调尊重来访者自身解决问题的能力,咨询师只是"引发"来访者运用自己的能力和经验改变,而不是"制造"改变。焦点解决短期治疗认为,来访者是自己的问题专家,拥有解决自身问题所需的能力。咨询师的重要工作是协助来访者去设定改变的目标,把来访者视为解决他自己问题的专家。咨询师应相信来访者本身具备所有改变现状的资源,从强调来访者的优点而非缺点着手。这一理念突出表现在焦点解决短期治疗技术使用的实用性与灵活性,没有统一的模式,因人而异,主要关注来访者的特性、力量与偏好。焦点解决短期治疗不以精神病理的缺点看待人类行为,不特别去深究问题行为的根源,而是相信来访者本身具备所有改变现状的资源,强调利用来访者本身的资源达到改变的目标,提供机会让来访者去积极发现改变的线索。

(六) 从正向的意义出发

焦点解决短期治疗强调来访者的正向力量,而不是去看他们的缺陷;强调他们成功的经验,而不是失败;强调来访者的可能性,而不是他们的局限性。焦点解决短期治疗从正向的角度,关注来访者想要什么(而不是不要什么),强调做什么能够解决问题。这让来访者有勇气从负面消极的谈话与想法,转向寻找他们以往的成功经验及思考还能做些什么。来访者越把关注重点放在正向、已有的成功解决方法并迁移到类似情境中,就越能使来访者改变并朝向预期的方向发展。

(七) 滚雪球效应——小改变引发大改变

这是一种基于系统观的考虑,即只要持续小改变,就会累积成大的改变,就好比滚雪球效应,从山上下来的小雪球会越滚越大,势不可当。因此,焦点解决短期治疗看重小的改变,当小的改变发生,系统就和原来的不同了,只要维持小改变,就会累积成大改变。咨询师要引导来访者看到小改变存在,看重小改变的价值,而愿意促进小改变的发生和持续。小改变可以带动来访者解决行动的信心与动机,尤其是当最先出现的小改变曾经获得过成功,那么行动起来将更容易。焦点解决短期治疗提出以积极想法与行为来强化来访者曾经改善处境的成功经验(无论这些经验是多么微小),这样做才可能帮助来访者意识到他们对自己的问题拥有比想象中要大得多的控制力。

(八) 凡事都有例外,例外中蕴含解决之道

焦点解决短期治疗认为,凡事都有例外,只要有例外发生,就能从例外中找到解决的方法。例外是指在来访者过去的生活经历中可能出现问题却没有发生问题的情况,也可能是问题严重程度比较轻微的情况,还可以是假设问题解决景象中的解决方法或行动。焦点解决短期治疗认为,来访者抱怨的问题一定有例外存在,只是被来访者忽略了。咨询师的责任是协助来访者找出例外。比如,通过"何时问题不会发生?""曾做过什么事使你心情好一点?"这样的问句寻找例外——来访者做了什么而使问题没有发生或使问题没那么严重,并增强和增多例外情境的发生,而使这小小的例外变成改变的开始,逐步发展成更多的改变。

二、焦点解决短期治疗的基本流程与常用技术

(一) 焦点解决短期治疗的基本流程

焦点解决短期治疗的重心是建构解决之道，治疗的第一部分是在来访者的主观架构中发展出设定良好的正向目标，即那些正向描述的、小的、具体的、可以开始发生改变的目标；第二部分是以例外为基础，发展出多元解决策略。焦点解决短期治疗会谈时间大约为 60 分钟，可以分为以下三个阶段。

1. 建构解决的对话阶段

这一阶段约 40 分钟，通过问题描述、目标架构、例外架构（寻找例外）和假设解决架构（发展多元解决策略），完成资料收集和引发来访者正向思考目标。

目标架构包含正向开场与设定目标，主要是咨询师引导来访者进入正向的、解决导向的会谈。如可以询问"你来这里的目的是……""你想改变什么"等。咨询师要与来访者建立良好的关系，以此来保证咨询过程的顺利进行。设定良好的目标是咨询师协助来访者确定来访者想要的目标，而不是咨询师认为的来访者应该达到的目标。良好的目标是以正向的语言来叙述，用来访者会去想、会去做的说法描述，强调行动过程，越具体越好，由小步骤开始，而且存在于当下的此时此刻，也就是来访者可以立即去做的行动。比如，来访者说："我想，等我退伍回家，可能就能和我妻子关系缓和一点了。"咨询师可以问："假设你现在已经退伍回家了，能和妻子和平相处了，你觉得你会如何表现？"

例外架构是引导来访者寻找发生过的例外事件，也就是问题没有发生或者问题比较轻微的时候。如果是曾经有过的解决方式，就多做一点；如果有偶发的成功经验，就去寻找如何才能再次发生。常见的典型问句是："这个问题什么时候不发生？""你想要的这个目标什么时候曾发生过？"通过这样的询问，咨询师可以帮助来访者发现他曾经做过的、朝向他的目标的行为，继而鼓励来访者多做他曾经做出的有效行为，解决问题。

假设解决架构是让来访者想象他的问题已经解决了会是什么样子，跟现在会有什么不同，并鼓励来访者去做目前可以做到的一小部分。假设解决架构可以扩展来访者的视野，使来访者从"问题不可以解决"的认知中，找出问题解决的线索。当来访者很难形成正向目标或目标不明确时，或者当来访者想不到例外时，都可以使用假设解决架构。典型的问句是："当这个问题已经解决了（或者这个目标达到了），你的行为会有什么不一样？"假设解决架构的用法具有很强的创新性，治疗师要注意运用多样化的方法来引导，也要关注到来访者能接

受的思考问题的角度。

2. 休息阶段

这一阶段约 10 分钟,主要是整理上一阶段谈话内容,思考如何对来访者进行有效反馈。

3. 正向反馈阶段

这一阶段约 10 分钟,主要是在整理上一阶段谈话内容的基础上给予来访者正向反馈、提供信息和家庭作业,促使来访者作出行动改变。焦点解决短期治疗相信支持、鼓励可以支持来访者走更长、更远的路。正向反馈包括赞美(咨询师直接告诉来访者他看到来访者身上的积极方面)和振奋性引导(以一种兴奋喜悦的声调、动作、表情或语言来表示,借此散发出咨询师支持和鼓励的信息)。

(二)焦点解决短期治疗的常用技术

1. 一般化技术

当来访者的问题是一般人也会遭遇的、发展型的问题,或来访者扩大了问题的严重性时,可以使用一般化技术或正常化(normalizing)技术。咨询师就来访者所述,提供相关的专业信息给来访者,让来访者觉得他的遭遇具有普遍性,以降低或缓解来访者的负面情绪。咨询师可以提供给来访者不同的参照架构或比较专业、正向、健康的思考方向。咨询师告诉来访者许多人都是这样,都可以走过来,是一种发展阶段常见的暂时性困境,而不是病态的、变态的、无法控制的灾难,借此降低来访者恐惧感,使他们可以接纳自己的问题。咨询时要以来访者的参考框架为主,再加入其他可能的看法、解释或观点,而不是直接去驳斥来访者的观点。

举例:

来访者:……到这里以后,也不知道自己能干什么,觉得很焦虑也很迷茫。

咨询师:你刚刚说的这种情况,其实蛮常见的,处于目前这种状况下,很多人都会有你这种感受。

2. 询问咨询前改变

焦点解决短期治疗认为,改变持续存在而且无可避免,任何人面对困难都不会无所作为。在来访者来第一次晤谈之前,一定采取了一些办法(不管有效与否),即已存在一些改变的事实。只不过,来访者容易在负性情绪中忽略那些自己曾经作过的努力,因此来访者对咨询前改变通常不会主动提出。咨询前改变(pre-session change)是来访者既存的力量与资源,等待发现、提醒和开发。焦点解决短期治疗倾向建立属于来访者自己的解决方法,而咨询前改变隐含的解决方法正好是来访者在自然状态下做的,适用于来访者本身,也比较容易鼓励来访者采取并执行。咨询前改变可视为例外的一种形式,询问的重点:发生时有什么不一样的地方? 如何发生? 效果如何? 是否有所帮助? 协助来访者从咨询前改变的迹象找出其中较为详细、明确的做法(解决方法),鼓励来访者持续地做下去。

问句举例:

  咨询师:之前你是如何应对这类问题的呢?

  咨询师:你在来咨询之前一定为解决这个问题做过什么,能谈谈吗?

  咨询师:你已经采取的方法中,哪些方法你觉得还算有用? 是怎么做的呢?

3. 预设性询问

焦点解决短期治疗认为,咨询是咨询师与来访者之间互动的对话,彼此使用的语言会影响对方的谈话方向。焦点解决短期治疗咨询师特别使用一些语言以产生暗示性,企图影响和改变来访者的知觉,导引来访者往正向、积极、解决方法的方向思考,而不是局限在问题的思考当中。预设性询问(presuppositional questions)既可以咨询一开始使用,也经常在咨询中应用。

举例:

  咨询师:你今天来,想要改变的是什么? (暗示:来访者今天是想要改变,晤谈的方向是与改变的目标有关的内容,而不是问题。)

  咨询师:你来这里的目的是? (暗示:来访者今天来是有一个目的、目标的,这个目标是重要的,而且来访者可以清楚地把它说出来。)

4. 评量询问

利用数值的评量(如 0—10),协助来访者将抽象的概念以比较具体的方式加以描述,使来访者可以清晰地看到自己的当下状态、未来状态和改变状态,可以使短期目标、长期目标具体化。评量询问(scaling questions)可以应用在许多方面,它可以用来评估来访者几乎对任何事的知觉,如评量咨询前改变、改变的信心、愿意为改变投入的努力、问题解决的优先级、希望得到的进展等。评量询问通常会限定来访者作评量的时间范围,合并使用增强、赞许、鼓励、简述等技术。

举例：

咨询师：在一个0—10的量表上，"0"表示你在预约咨询时很不舒服的恐慌感觉，"10"是你刚刚来时对我描述奇迹发生，问题不存在的感觉，今天你的位置在哪里？

咨询师：在一个0—10的量表上，如果"0"表示非常不好，而"10"表示非常好，你对现状的评量是多少？

5. 振奋性鼓舞

振奋性鼓舞（cheerleading）是咨询师以兴奋、喜悦的动作、声调、表情、语言向来访者表达支持、肯定，尤其是在来访者找到例外、解决方法时格外重要。振奋性鼓舞有助于营造正向、积极、乐观、期待改变的气氛，增强和激励来访者，使来访者对自己有信心。强调求助者是自己决定作出尝试，并暗示来访者还可以再多做一次。咨询过程中可以有机会就鼓励，但要符合实情，发自内心，不要过度或虚假的鼓励，以免让来访者心生反感。

举例：

咨询师：太棒了！你是怎么做到的？

咨询师：你是怎么想出来的？你很有创意，想出这个好办法。

6. 最先出现的改变迹象

焦点解决短期治疗认为，小改变可以引发大改变，小的目标可以带动来访者解决行动的信心与动机，尤其是当最先出现的迹象（first sign）如果曾经有发生过的例外，则行动起来更容易。咨询时引导来访者从最先出现的改变迹象开始，展开解决行动的步骤。小的、明确的行为表现和行动的描述，可以供咨询反馈中建议来访者的行动任务参考。如果来访者描述得非常模糊，咨询师需要不断澄清，引导来访者把行为和行动细化、具体化。

举例：

咨询师：如果情形好转，最先出现的小小的改变的迹象是什么？

咨询师：如果事情改善了，你会做的第一件小小的事情是什么？

7. 奇迹询问

焦点解决短期治疗重点在于来访者想要什么不一样的生活，而不在于探究问题成因，因为解决方法与问题不存在必然联系。奇迹询问（miracle questions）依照来访者的参照框架加以想象问题解决了、不存在时的景象，邀请来访者思考一个他们想要的、看得到的改变目标。奇迹询问专注未来导向，引导来访者去看当他们的问题不再是问题时他们的生活景象,它使来访者能从原有的问题中跳出来,转向一个比较满意的生活。奇迹询问是激活想象,重点在于找出适合来访者自己的解决方法。来访者通常给的答案不见得符合良好形式的目标特征,咨询师的任务是持续提出一系列的相关的询问,以协助来访者表达他们期待的更好、更满意、符合良好形式目标特征的未来景象。奇迹询问是焦点解决短期治疗最具特色的技术之一,有很多表达方式,如奇迹问句、水晶球问句、拟人化问句、结局式问句等。

举例:

咨询师:假设有一天,当你睡着的时候,有奇迹出现,你来谈的这个问题解决了。你怎么知道解决了?会有什么不一样的地方?

咨询师:如果你前面有个水晶球,可以看到你美好的未来,想象一下:当你的问题解决了,你会看到你的生活有什么不一样?

咨询师:当你的问题解决了,如果我是你寝室桌上的台灯,我在寝室看着你,我会看到:你做了些什么不同的事?你和室友的互动方式会有什么不一样?

咨询师:如果这是最后一次咨询,当你离开这个咨询室的时候,事情已经解决了,你会有些什么不一样?你会希望看到自己变成什么样?

8. 关系询问

关系询问(relational questions)是询问来访者关于重要他人对他、对事件或对改变的可能看法。询问来访者关于他人的看法,可以扩展并改变来访者的知觉,使来访者暂时跳出自己的立场,尝试从别人的观点看自己。这在目标架构、澄清目标时非常有用。如果来访者说不清楚自己真正想要达成的是什么具体目标,就可以通过询问来访者重要他人会怎么看待来访者或看到来访者有什么不一样的地方,协助来访者以互动的关系形式描述他期待的改变或理清咨询的目标。

举例:

来访者:我希望我能有进步。

咨询师:当你有进步的时候,谁会最先发现?他会注意到你有什么不一样的地方?

9. 例外询问

焦点解决短期治疗认为,凡事都有例外,来访者抱怨的问题一定有例外存在,只是被来访者忽略了,咨询师的责任是协助来访者找出例外,引导来访者去看抱怨的问题没有发生或没那么严重的时候,到底是发生了什么事。焦点解决短期治疗利用来访者的资源,从来访者抱怨的问题例外之中寻找解决方法,因此可以增进来访者的自信和自尊,建议来访者执行也比较容易。咨询师可以简述、摘要或赞许来访者答复的例外内容,因为例外蕴含着解决方法,同时也展现了来访者的力量。与其他焦点技术相似,例外询问(exceptional questions)也要尊重来访者的参照架构,倾听来访者的叙述,反映来访者的意思,让来访者觉得自己是专家。

例外是找出来的,要注意各种蛛丝马迹。不同的例外经验,包括:新的例外(含咨询前改变)、过去的例外(未再发生过)、规律的例外(重复出现)和假设问题解决景象的例外。对于例外,要追求细节,找出问题发生与未发生之间的差异。例如,谁、什么、何时、在哪里发生,这涉及后来给予来访者的反馈与任务分派。

举例:

咨询师:什么时候你比较平静安稳,而不像以往那样焦虑不安呢?

咨询师:什么时候或在什么地方,你和战友没有争吵,而是能好好相处?

10. 任务/家庭作业

焦点解决短期治疗在每次咨询中视来访者情况给予不同的任务/家庭作业(tasks/homework),目的在于协助来访者找寻问题的例外情境、确认咨询目标,或者协助来访者找寻、建立和维持良好行为,核心在于帮助来访者产生有效的行动方案。在不同的情境下,任务可以是观察任务、思考任务或行动任务。只要有利于朝着解决方案前进,就值得去尝试。

举例:

咨询师:这一周请你留意一下:当你克服打游戏冲动的时候,你做了什么?(行动任务)

咨询师:从现在到下次咨询的这段时间,我想请你做一项观察工作:在你的生活中发生了什么是你希望继续发生的?下次见面时,你可以告诉我。(观察任务)

咨询师:你可以想一想:这么久以来,你做了什么使得情况没有变得更糟?(思考任务)

11. 因应询问

焦点解决短期治疗认为，人具备解决自己问题的力量与资源。当来访者在咨询中感到情况没有改善，深深陷入谷底的时候，咨询师可以引导来访者去看自己做了什么而使情况没有变得更糟，这里面就隐含着来访者解决问题的力量和资源。通过因应询问提醒来访者他做了一些有用、有效的行动，增强和肯定来访者面对问题、解决问题的信心，找出来访者在逆境中的生命力和韧性。焦点解决短期治疗相信小改变引发大改变，因应询问可以引导来访者意识到自己小小的成功经验。在来访者面临极艰难的处境时，找出来访者不以为然的小小的应对和成功是非常重要的。

举例：

咨询师：发生那么多事情，我很惊讶，你是怎么面对的？你是怎么走过来的？

12. EARS询问

EARS询问：E(eliciting)代表引出例外，引导来访者讲出例外；A(amplifying)代表扩大和详述例外；R(reinforcing)代表增强，赞许来访者在例外发生时呈现的成功和力量；S(start again)代表再次询问、探索例外，"还有什么是比较好的"。

EARS询问主要用于第二次咨询以及后续咨询中，咨询师以"上次谈话到现在，发生什么比较好的事"来引导来访者谈论有关例外发生的信息，进入"持续改进阶段"。焦点解决短期治疗强调来访者的成功体验（例外）和力量以及建构解决方法，第一次咨询以及后续咨询的目的都在于鼓励来访者建立他们的力量。鼓励来访者寻找上次谈完之后生活上发生的例外，这些例外是建立解决方法的基础。

举例：

E　引出例外

咨询师：上次谈完到今天为止，发生什么比较好的事？

A　扩大和详述例外

咨询师：你说，上个礼拜你觉得你的工作态度比较积极一点。当你的工作态度比较积极一点的时候，你做了什么？你想你的同事会看到你和平常有什么不同？

R　增强

咨询师：你已经做了那么多，像你这样的付出是很不容易的。

S　再次询问、探索例外

咨询师：其他，还有什么是比较好的？

三、焦点解决短期治疗的案例分析
（一）案例描述
战士小王，入伍半年，性格偏内向，不擅交往。在人际交往的过程中感到被孤立被冷落，想和周围的人好好相处，但是感觉交不到朋友，最近还和室友闹翻了，情绪低落沮丧，影响工作。

（二）咨询过程
咨询师：你今天来咨询的目标是什么呢？（目标架构）

来访者：我也不知道自己最近是怎么了，心里总是很难受。

咨询师：我能感受到你的心情，你现在一定很难过（共情）。人的情绪起起伏伏，每个人都会遭遇情绪的低谷期，这很正常（正常化）。是什么事情把你带到这里来的呢？（目标架构）

来访者：我想和大家好好相处，交朋友，但是总也做不好。最近和室友闹翻了，现在挺后悔的，不知道该怎么办？

咨询师：你具体描述一下你们发生冲突的情景，好吗？

来访者：四天前半夜，我值完班回宿舍的时候，不小心把宿舍的凳子踢翻了，发出很大的声响，小李正在睡觉，被吵醒了，迷迷糊糊地抱怨"谁弄得这么大声音，别人正在睡觉，注意点影响"。我当时本来就挺累的，腿还撞得有些疼，听到这话就生气了，冲他吼了起来，把他彻底吵醒了，我们就吵架了。

咨询师：听起来，这次矛盾的发生也是一次意外，你对此有些后悔。

来访者：是的，小李平时人也蛮好的，性格比较内向，话也不多，我们本来关系还可以。

咨询师：你觉得你吵醒了他，而且还对他发火，很不应该，你觉得很内疚？

来访者：是的，我很内疚，很想缓和我们现在的关系。

咨询师：假设你的问题解决了，如果我是你寝室桌上的台灯，我在寝室看着你，我会看到：你和室友的互动方式会有什么不一样？（奇迹询问，进一步明确目标。）

来访者：我希望我们能够和好如初，最起码不要像现在一样见面都不说话，这样很尴尬。

咨询师：听起来，你非常想要改善你们之间的关系。那你为了缓和你们之间的关系,曾经作过哪些努力呢?(咨询前改变询问,寻找已有的积极资源。)

来访者:室友们在一起交流的时候,尤其他在场的时候,我曾经有意识地参与进去,希望与他有个间接的交流,但是效果似乎不好,单独碰面的时候还是形同陌路。有时候想当面道歉,但似乎鼓不起勇气,怕道歉也没用。

咨询师:嗯,的确,道歉是需要勇气的。我相信很多人在面临这个问题的时候也会有顾虑,尤其是咱们有的时候会讲究面子,更是如此。不过,我觉得你有道歉的想法,还尝试着增加和他的交流,这已经很棒了(赞许性技术)。在一个0—10的量表上,如果10分代表很内疚,0分代表不内疚,今天你的位置在哪里?(评量询问,将问题具体化,使行动具备可操作性。)

来访者:大概8分的样子。

咨询师:如果要让这个8分减低为7分,你想第一个作出的改变是什么?(改变最先出现的迹象,小改变引发大改变。)

来访者:我想主动缓和我们之间的关系,但又怕他把我看成是窝囊废。

咨询师:你觉得可能可以做哪些事情来缓和关系而不会被他看低呢?

来访者:也许我可以主动和他点个头,表达善意,或者找机会跟他说话,比如提醒他要完成的任务之类的。

咨询师:哇,你能想到这些真是太棒了,你打算什么时候去实施呢?(振奋性鼓舞,加强他继续积极行动的动力。)

来访者:过几天刚好有个以前布置的任务要上交材料,可以借机提醒他,但是如果他没有感觉,不能意识到我的善意,怎么办?而且会不会让人感觉很奇怪,很久不说话了,怎么突然提醒他交材料?

咨询师:嗯,很好,也有可能,那你觉得如果是你们班长面临类似的情况,也还可能怎么处理?(关系询问,拓宽思路。)

来访者:他是个很坦率的人,如果他认为真的是他的错,他可能会以当面或者在微信上直接道歉。

咨询师:那你觉得他的做法如何?

来访者:很直接,可能会让对方感觉到真诚,但如果我这么做,会不会让对方感觉到我懦弱好欺负?

咨询师:你会对别人向你表达诚意的时候进行嘲笑和讽刺吗?

来访者:嗯,按道理不会。那我什么时候发信息合适呢?

咨询师:嗯,时机的确很重要。最近有没有感觉你们的关系似乎不那么僵的时候?(例外询问,从例外中找到解决方法。)

来访者:昨天大家都在讨论网上热点事件的时候,他表达了某个观点,我表示认同的时候,我们似乎没那么僵。

咨询师:你觉得他那时候能感觉到你表达出来的善意吗?

来访者:好像能吧。

咨询师:你好好回忆一下,当你这么做之后,你们之间的关系有没有什么不同?哪怕是一点点的改变?

来访者:嗯,想起来似乎没那么僵了,他好像还笑了一下,也许我应该继续尝试。

咨询师:嗯,很好,你今天思考了很多缓和你们关系的方法,回去之后可以理理思绪,实施其中一两种方法,比如提醒他交材料,继续对他表达善意。你可以观察一下在你做出这些行动之后,你们的关系发生了哪些变化,下次见面你可以告诉我。(布置作业。)

(三) 案例反馈

一个星期后来访者再次来到咨询室,诉说上次咨询以后自己作出的改变,在过去的一个星期里,在真心实意对待室友的过程中有了很多收获,战友们也对自己比以前热情了。咨询师肯定和赞许了这个改变过程,并鼓励他继续做这星期做过的有效的事情。

第三节 叙事治疗

叙事治疗(narrative therapy)深受后现代主义思潮的影响,是后现代心理治疗的主要疗法之一,兴起于20世纪80年代。叙事治疗的创始人及代表人物是澳大利亚的怀特(Michael White)和新西兰的艾普斯顿(David Epston),他们合著的代表作《故事、知识、权力:叙事治疗的力量》一书中系统地阐释了叙事治疗的观点和方法。

一、叙事治疗的理论基础

叙事,简单地说就是讲故事。每个人都有故事,每个人也都是最佳的故事叙说者。个体把自己生活的经验和经历,以故事的形式表达。人们会把不同的生命经验，按照发生的时间顺序，有选择性地选取自己生命故事的片段，其中包括自己的过去、当下的生活、不同社会情境下扮演的角色以及与他人的关系和未来的情景等，从而发展出一个有主题的生命故事。

后现代主义认为，是我们如何用语言建构了我们的意义世界。我们不能直接地或客观地了解我们参与建构的世界，我们只能通过语言和我们发明的概念来间接地把握世界。在后现代主义思潮的影响下，怀特等人认为困扰来访者的问题是通过语言叙述出来的，因而问题也能够通过语言在会谈中消解。叙事治疗不对来访者的问题提供具体明确的答案，而更关注人们怎样使用语言习惯来解释自己的经验以及如何对当下遇到的事件作出反应。问题之所以成为问题，是因为来访者原有的叙事模式限制了自己对生活情境形成新的想法或产生新的追求。叙事治疗就是用新的语言去解构老故事，用新的语言去讲老故事，是在解构已有故事的基础上建构未来新故事的过程。

人不是问题，人与问题是分开的。来访者往往将问题内化为自己的一部分，进而对自己产生消极的自我认同。例如，一个在公共场合容易紧张的人，可能会因此认为"我就是一个胆小怯场的人"。当自己就是问题本身时，人是很难摆脱这种束缚的，只感到痛苦而无力作出改变。如果人本身就是问题，又如何有力量去改变呢？这种将问题归因于自己内在属性的界定会大大削弱来访者改变的动力。因此，叙事治疗运用一些技术，帮助来访者将自我和问题分开，将关注的焦点由个体的自我转移到实际遇到的困扰上，不是我这个人怎么样，而是这个问题怎么样。对此，怀特提出"问题的外化"，将人与问题分开。让来访者从问题中跳出来，当与问题保持一定的距离，留出一定的空隙后再去看问题时，就能更加客观地重新看待问题，重新看到自己的能力，进而多种可能性和多种选择性也许就会出现。比如，一个人认为自己抑郁与认为自己的生活被抑郁干扰是完全不同的视角，后者打破了来访者无助、自责的状态，帮助来访者把自己与问题分开，自己不再是问题，进而发现自身的力量，开始探索如何处理自身与抑郁的关系。

人是有多重故事的。人的一生当中，总有几次不被问题影响的经验，问题是不会百分之百操纵人的。通常来访者对于自己生命故事的叙述总是充满问题的，但这并不是我们生命故事的全部，而是选择性表达故事的结果，在占主导地位的故事之外总还有许多被忽视的丰富感受和鲜活体验，因此人是有多重故事的。叙事治疗认为，人们讲述了或者相信了什么样的故事，决定了他们赋予生命什么样的意义。比如,来访者认为自己就是一个"失败"的人,那么他讲述的故事则全部围绕"失败"这个主题展开,而生命中发生的其他有意义的事情就会被忽略。因此,在叙事治疗中,来访者开始发现更多原本被忽视的事情,突破了原先被讲述的充满问题的故事造成的限制,并将这些事情融入一个新的替代性故事的情节中,此时来访者会发现自己生命的更多意义和可能性。例如,一名来访者第一次进行心理治疗时,他最先表述的是自己是一个"失败"的人这样一个版本的故事,经过叙事提问后,他开始重新讲述自己在生活各个方面的故事,比如他也是令人敬仰的父亲,能干的员工,等等。

二、叙事治疗的常用技术
(一) 外化

外化就是将压迫来访者的问题客体化或者拟人化。外化基于这样的理论观点:人不是问题,问题才是问题,人与问题是分开的。可以通过下面几句话来体会外化(括号内是问题式表述):

孤单好像经常跟着你。(你大部分时候都是一个孤单的人。)

因此压力干扰了你的生活。(你很有压力。)

绝望是如何影响着你的?(你陷入绝望。)

这种愤怒的情绪通常喜欢在什么时候想要控制你?(你什么时候会发脾气。)

自卑第一次影响你的生活是什么时候?(你从什么时候开始这样自卑的。)

1. 外化的步骤

怀特在实践外化技术时总结出一套"立场说明"地图供以参考,但这并不代表外化对话的所有方面,也不是叙事治疗中治疗性对话的核心。这套地图也并不代表外化技术实施的标准模板,可以根据不同实际情况而进行调整改变。

怀特把外化对话分为四个基本阶段:治疗师和来访者共同商讨一个独特的、符合经验的问题定义;询问影响;评估影响;论证评估。李明在此基础上精炼表述了这四个基本阶段:命名问题;描述影响;评估影响;论证评估。下面详细阐释这四个阶段。

第一阶段:命名问题。外化技术的第一步是对问题进行命名,可以是单字词语,也可以是简单的短语。只有知道了问题是什么,将它具体化、客体化、解决时才能更有针对性,这可以帮助来访者保持聚焦和明确的状态,重新取得对生活的控制感。比较理想的情况是,问题能够用来访者使用的语言来进行定义或用短语表示,也就是贴近来访者真实经验的问题定义。此外,在伴侣或者同伴之间,为问题命名也可以减少相互指责或对对方的人身攻击。一开始来访者会说,这都是他的问题,是他脾气不好,是他疑心病太重等等,而给问题命名后可能就变成"人际冲突""关系中的压力""相处时的磨合",等等。总之,与相互指责对方的不是而陷入恶性循环相比,为问题命名可能更有利于齐心协力解决问题。

总的来说,命名问题可以通过以下三个步骤来实现。

步骤一:对细节进行提问,请来访者更加详细地描述问题。

治疗师:能否请你讲得再详细一点?

步骤二:了解问题的发展过程。

治疗师:这种焦虑的情绪对生活施加影响有多久了?

步骤三:同来访者一起给问题取一个名称。

治疗师:你可以给这个问题取一个名字吗?

也就是把一个看似抽象的事件概括为一个词、一个短语,给它一个名称。需要注意的是,问题的名称通常是名词,而且使用来访者自己的语言,命名的过程应该是来访者和治疗师共同协作完成的。外化过程中常用的一个技巧是把来访者使用的动词或者形容词换成名词。例如:

来访者:我很抑郁(这种抑郁的情绪)。

第二阶段:描述影响。命名完问题后,则是对问题在生活各个方面的影响进行探讨。可以对下面三个方面的内容进行探讨。

影响方面。问题对来访者的哪些方面有影响?有什么影响?哪些方面影响大一些?哪些方面影响小一些?可以从家庭、学校、工作、生活、人际关系等方面进行探讨。

治疗师:所以这种恐慌的情绪有时候会出现。这会影响到你和周围人的互动交往吗,或者别人对待你的方式?

影响方向。这个问题要把来访者的生活带向什么样的地方?它是以什么样的方式?

影响因素。来访者生活中哪些人、事、物是有助于/不利于问题的出现和发展的?或者说,什么因素会增强问题的力量?哪些因素会削弱问题的力量?

治疗师:什么时候,这种恐慌的情绪对你的影响可能会维持或增强?什么时候,这种恐慌的情绪会对你没有那么大的影响?

第三阶段:评估影响。通过探讨问题的影响之后,可以邀请来访者评估一下影响。这些影响或者改变是不是自己想要的?感觉如何?你喜欢这些影响吗?这些影响是积极的还是消极的,或者是两者都有,或者是两者都不是,又或者是介乎两者之间?日常生活中通常会由别人来进行类似评估。来访者可能会感到自己没有选择,只能受制于问题的困扰。而让来访者参与探讨并评估这些问题及其影响能让来访者重新审视自己的生活,帮助来访者看到自己有选择的机会和空间。

第四阶段:论证评估。请来访者说明自己刚才对影响作出这种评估的原因。例如,为什么对于这样的变化你会有这样的感觉?如果问题对来访者生活的影响是好的,为什么是好的?好在哪里?如果是不好的,为什么有这样的感受?也可以让来访者通过讲一个故事来解释原因。可否讲一个生活中的故事,来解释为什么对问题的影响采取这样一种态度?

以上就是外化技术的基本思路。通过问题的外化,来访者体验到自己不是问题,问题本身才是问题,使得来访者有可能重新定义自己与问题的关系,此时来访者原本固化的自我认同就会有所松动。

2. 注意事项

在使用外化时需要注意一些暴力、虐待、欺凌等事件,外化不是把个体与他们的行为或行为的影响分开,外化的对象绝不是这些行为,不能通过外化为他们开脱责任。外化关注的是哪些想法、观念诱发或维系着问题的存在,"控制感""优越感""别人的评价"等,找到对自己行为负责的方式,以另一种合适的方式重新安排自己的生活。

(二) 改写

通常来访者叙述的生命故事是充满问题的,但叙事治疗相信来访者总有不被问题困扰的时刻,只是这样的时刻因为不符合来访者叙述的主流故事而被忽略,这些事件和经历被称作特殊事件或例外。

改写就是要求来访者继续发展自己生活中的故事,从例外事件出发,觉察曾经被忽视但非常有意义的事件或经历。治疗师会鼓励来访者通过回溯过去的生活经验和场景,利用各种有意义的资源来展开故事情节,讨论生活中曾经被忽视的部分。随着谈话的进展,这些隐藏却有意义的故事情节会更加丰富,从而使得来访者能以一个新的视角来看待原本的生活。

1. 发现例外

叙事治疗将例外事件称为独特的结果(unique outcome)。在来访者的故事中,往往这些例外事件不被赋予重要的价值,甚至被忽略。但叙事治疗非常关注这些例外事件,因为这些独特的结果或微小的情节,有可能是新经验、新知识、新生长点,是个人新生活故事的开端。在寻找例外时,有一点需要注意,就是这个例外一定是治疗师和来访者都承认的。一件事情也许在治疗师看来是例外,但对于来访者而言并没有特殊意义,那么这件事则很难成为例外。

　　治疗师:什么时候你没有被"恐惧感"吓到?
　　治疗师:有没有偶尔不这样的时候?

2. 丰富新故事

在发现例外后,要继续沿着这一例外,开始发展并丰富新的故事。治疗师通过让来访者注意到主流生活故事情节中的空隙——例外,鼓励来访者开动思维、运用想象力,回忆过去的生活经验,填充已经留出的空隙,发展出新的故事,与原有的充满问题的故事对抗,从而发现自己的力量。有学者曾用这样的比喻来形容这一阶段:叙事治疗的这个阶段就像用原始的方法在野外生篝火。要用火石或者木钻,首先要费很大的力气弄出一点点火星,再让这一点点火星慢慢变大。我们知道,要让一点火星烧成熊熊大火,必须小心翼翼地加细软的柴火。如果柴太大,火会被压灭。如果可以燃烧的柴火太少的话,那么它很快就会烧透,火同样会熄灭。要让火旺起来,得小心地呵护:先放小树枝,保证有足够的氧气,让它充分燃烧,然后再逐渐地放一些稍微大一点的树枝,火就会自己熊熊燃烧了。从原理上来看,这个方法不难,但在实际操作中,需要治疗师既有充分的耐心,又要有足够的敏锐力。

怀特在实践改写的过程中,同样也发展出一套"改写对话地图"。其中包括行为蓝图和意义蓝图。行为蓝图,也就是做了什么行为,发生了什么事情。人没有单纯的行为,每种行为的背后都是有动机的。因此,意义蓝图,也就是行为蓝图背后体现的个人的原则、信念、价值观、意义、自我认同,等等。治疗师要做的就是从行为蓝图出发,与来访者共同探讨,最终到达意义蓝图,形成新的自我认同和生命故事。这个过程有如下五个步骤。

步骤一:提问细节让来访者对例外事件进行详细描述。能说一说:当时具体发生了什么吗? 首先做了什么,然后做了什么,当时是什么样的场面?

步骤二：询问例外事件的意义。这个新的视角让你对自己有什么新的理解？你怎么看待这件事情中的自己？

步骤三：请来访者回想过去与例外有共同之处、体现了相同价值观的事情，并对细节进行提问（同步骤一）。你能想到之前也曾经做过类似的事情吗？有过类似的体验吗？当时你是怎么做的？

步骤四：询问类似过往经历的意义（同步骤二）。这对你意味着什么？现在回顾这件事情，你觉得当时为什么这么做？有没有你曾经没注意到的东西现在显得很重要？你怎么评价自己？

步骤五：将故事延伸到未来。考虑到我们刚刚谈论的这些事情，和你对于自己的想法，你会怎么规划未来的生活？

（三）见证

通常，发展出的新故事只在治疗师与来访者共同建构的对话中叙述，治疗师见证了来访者的过去、当下以及变化。而这个新叙述的故事是十分脆弱的，需要生活中重要他人的认可，将重要他人编织到新的故事中，以此强化来访者的内心感受，促成故事的丰富发展。因此，外部见证人需要在治疗前精心选择，可以是对来访者的生活有重要影响的人，比如家人、朋友等。

1. 外部见证人的任务

怀特认为，外部见证人不是常见的正向反馈（肯定、祝贺等），也不是根据专业的评估标准进行评估，亦不是提供建议、做结论、给出判断或者讲道德故事。他们的任务是讲述来访者的故事哪些对自己有吸引力，这些故事让自己联想到什么，与这些故事相关的个人经验是什么，以及听了这些故事之后，自己的生活有什么变化。

2. 见证的步骤

怀特将这个阶段分为三个独立的阶段：(1)来访者讲述重要的生活故事；(2)外部见证人复述；(3)来访者对见证人的复述进行复述。

首先，治疗师和来访者谈话，见证人做听众。在谈话中，来访者讲述对个人身份认同和对其关系的认同相关的重要故事。见证人则认真仔细倾听这些故事。

等时机成熟，外部见证人与来访者交换角色，见证人做重述，治疗师通过提问来组织重述的过程。重述并不是对来访者的整个故事进行复述或者总结，而是讲述来访者故事中吸引见证人的部分。见证人的复述不是对来访者作肯定，不是作祝贺,不是表达同情,不是提供建议,不是指出积极方面,或者做的好与不好的道德评判,等等。通常可能恭喜、肯定、建议等是恰当的、有价值的,但是在这个阶段中,这些反应往往不利于丰富故事的发展。见证人在倾听来访者故事的时候,只需要关注吸引他们的内容,这些内容引起了他们什么样的景象和思考。对此,怀特认为复述可以根据表达、意象、共鸣、触动四种提问方式进行。

最后,见证人复述后再次回到听众的位置,治疗师继续问来访者在见证人复述的时候听到了什么,在来访者自己的心中唤起了什么样的景象。同样可以根据表达、意象、共鸣、触动这四种提问方式进行。

3. 见证的内容

怀特认为,在这个阶段进行复述时,治疗师可以根据以下四种提问类型组织复述:(1)表达。请见证人说出最吸引他的内容。例如,你刚才在我们的对话中听到的哪一点特别让你印象深刻?(2)意象。请见证人描述在倾听时脑海中浮现的景象,通过这些意象可能反映来访者什么样的目的、价值、信念、希望和梦想等。例如,当你听到这些(例外)事件时,你脑海中浮现出什么景象?(3)共鸣。请见证人回忆自己的经历中哪些事情因为来访者的表达而被激活。例如,你有没有什么经历让你产生共鸣的?(4)触动。请见证人说明因为见证这些生活故事,自己如何被感动,包括对自己的反思,对自己生活的理解。例如,听了他的故事会让你有什么改变?哪些方面你与以往有了不同?

(四) 治疗书信

传统心理治疗师必须保持与来访者的距离,除了治疗室内的谈话和必要的事务性联络外,与来访者之间没有沟通性的接触。这一点在叙事治疗中有所不同。叙事治疗中,治疗师并不回避个人化的书信往来。通过书信,可以将治疗效果延伸至来访者的真实生活中。怀特和艾普斯顿常常会在咨询时通过写信的形式写一些总结,这些能够长久保存的摘要、备忘、证书和记录等可以帮助来访者巩固收获。帕里(Alan Parry)等还提出叙事治疗使用治疗信件的六个目的:(1)确保治疗师准确倾听了来访者的人生经历和故事,治疗信件让来访者有机会修正治疗师的理解。(2)让治疗师可以在治疗间隙思考,并通过信件向来访者传递相关反馈。(3)延续治疗会谈的疗效,协助来访者维持和延续治疗会谈中的相关转变。(4)为来访者提供"双重描述"、对比问题故事和偏好故事的差异。(5)扩展咨访关系。(6)通过记录会谈中出现的问题故事的各种例外情况,让新故事更丰厚,更有传播性。

三、叙事治疗的案例分析

(一) 案例资料

张某,是一名高三的 17 岁男生,家中独子,性格开朗。父母收入中上等,父亲在外经商,母亲主要照顾家里,无精神病史。在接触网络游戏前学习成绩很好,但自从接触到网络游戏后便沉迷其中,成绩一落千丈,与父母之间的关系趋于紧张。

(二) 治疗方案

1. 第一阶段:建立关系,搜集资料

来访者是被父母带过来的,一直只是低头不说话。因此,第一阶段的主要任务是与来访者建立良好的关系,让来访者敞开心扉。在初步了解来访者的一些基本情况后,开始运用叙事治疗进行下一阶段的治疗。

2. 第二阶段:叙述故事,外化问题

命名问题:来访者开始叙述关于网络成瘾的问题,治疗师请来访者更多地进行描述,并最终商议一个名字。例如:上网是什么样的感觉?能否再说得具体些?每天上网多长时间?对于这个网瘾,如果给它重新起一个名字,你会叫它什么?(例:可怕的恶魔)

描述影响:请来访者对网瘾在自己生活各方面的影响进行描述。例如:这个可怕的恶魔什么时候来的?它让你变成什么样子?如果被它控制住,学习和生活有什么不一样了吗?与朋友的关系,与父母的关系有什么变化吗?

评估影响:请来访者评估网瘾对自己的影响。你喜欢它给你的生活带来的改变吗?

论证评估:为什么你不喜欢这样的变化?你不喜欢被认为是坏孩子,是吗?

3. 第三阶段:发现例外,丰富新故事

请来访者回想有没有偶尔没有被网瘾控制的时候。例如:从接触网络以来你每天都要上网玩游戏吗?有没有例外的情况没有上网?

这个时候来访者想到一个例外,有一次来访者的父母有事,便将他送到奶奶家大概半个月。奶奶家里没有电脑,因此想去网吧。但又听别人说网吧的环境不太好,经常会有人打架,怕奶奶担心就没有去网吧。

在发现例外后,沿着这一事件,开始丰富新故事。首先请来访者对"因为怕奶奶担心就没有去网吧"这一事件进行更加具体的叙述。接着请来访者思考这一事件体现了什么意义。例如,你怎么看待自己在这段时间内能够克制住它?

在这样的思考下,来访者会发现自己其实是有能力控制问题的,自己的生活总有一些片段是不会被问题影响的。最后,请来访者思考这样的能力对于自己未来的生活会有什么影响。

【复习题】

一、选择题

1. 有关后现代主义心理学基本思想的叙述,正确的是(　　)。
   A. 实证主义　　　　　　　　B. 科学主义
   C. 经验主义　　　　　　　　D. 社会建构论
2. 后现代心理治疗方法不包括(　　)。
   A. 焦点解决短期治疗　　　　B. 叙事治疗
   C. 认知疗法　　　　　　　　D. 表演疗法
3. 有关焦点解决短期治疗基本理念的叙述,不正确的是(　　)。
   A. 事出定有因　　　　　　　B. "问题症状"也有正向功能
   C. 凡事都有例外　　　　　　D. 来访者是自身问题的专家
4. 以下哪种方式更能体现叙事治疗中的外化技术?(　　)
   A. 你什么时候开始焦虑的?
   B. 听上去你一直都很有压力。
   C. 所以只要在公共场合你就容易恐慌。
   D. 自卑在什么时候对你的影响小一些?

二、填空题

1. 后现代心理治疗方法有_____、_____、_____。
2. 焦点解决短期治疗是指以_____为核心的短期心理咨询与治疗技术。
3. 焦点解决短期治疗认为_____是自身问题的专家。
4. 叙事治疗中的"改写对话地图",包括行为蓝图和_____。

三、名词解释

1. 后现代主义
2. 焦点解决短期治疗
3. 例外询问
4. 奇迹询问

四、简答题

1. 焦点解决短期治疗的基本理念。
2. 焦点解决短期治疗的常用技术。
3. 焦点解决短期治疗的基本流程。
4. 简述叙事治疗的外化技术。

【推荐阅读】

1. 王治河.后现代哲学思潮研究(增补本)[M].北京:北京大学出版社,2006.
2. 许维素.焦点解决短期心理治疗的应用[M].北京:世界图书出版公司,2009.
3. 许维素.建构解决之道——焦点解决短期治疗[M].宁波:宁波出版社,2013.
4. Alasdair J. MacDonald. *Solution Focused Therapy: Theory, Research and Practice*.骆宏,等译.宁波:宁波出版社,2011.
5. 李明.叙事心理治疗[M].北京:商务印书馆,2019.
6. 怀特(Michael White),艾普斯顿(David Epston).故事、知识、权力:叙事治疗的力量[M].廖世德,译.上海:华东理工大学出版社,2013.
7. 怀特(Michael White).叙事疗法实践地图[M].李明,党静雯,曹杏娥,译.重庆:重庆大学出版社,2015.

第十一章

我国本土化的心理疗法

【本章要点】

当代心理治疗对西方技术和文化背景有着诸多借鉴,但是由于东西方显著的文化差异,我国心理治疗的本土化势在必行。我国优秀的精神病学家、心理学家前辈结合我国传统文化和时代背景创造性地提出几种适用于我国的心理疗法,推进了心理治疗在我国的本土化进程。这些心理疗法植根于博大精深的中华文明的历史积淀,但同时也存在现实性的许多不足。通过持续的实践和改进,我国本土化的心理疗法一定能够不断进步,为我国也为世界心理学的发展作出卓越贡献。

【学习要求】

1. 掌握各个心理疗法的适应证、基本病理与治疗方法。
2. 熟悉各个心理疗法在我国本土化的理论溯源。
3. 了解各个心理疗法的优势与限制。

【重要术语】

潜意识　心理冲突　防御机制　领悟　意象　良性应激
不良应激　疏通　引导　主动性　执着性

第一节　认识领悟疗法

20世纪70年代末,中国精神病学家钟友彬根据弗洛伊德的精神分析和心理动力学理论,结合我国国情以及自己对强迫症和恐惧症患者实验性治疗的多年实践经验,提出中国式心理分析法——认识领悟疗法(cognitive insight therapy)。1988年,钟友彬出版了《中国心理分析——认识领悟心理疗法》,标志着我国的认识领悟疗法正式诞生,向前推进了我国心理咨询与治疗的本土化进程。

一、认识领悟疗法的病理

钟友彬认为,人在逐渐适应自然与社会环境的过程中发展出各种防御机制和适应方法,其中成年人最关键的适应手段就是在长期社会生活中经历心理冲突时的改造能力。心理冲突常常产生于个人的欲望诉求与社会的制约限制发生矛盾之时,而形成的心理冲突是否持续,一个人又是否会被心理冲突及其影响压垮,则取决于个人本身欲望与道德伦理观念的强弱力量对比、社会的现实条件以及个人应对挫折等负面生活体验的能力。在正常情况下,心理健康的人适应能力不弱或表达宣泄能力强、经历的挫折与心理冲突并不严重时,成年人一般能够自主调节以减少或消灭心理冲突引起的生活障碍,维持住心理动态的平衡。

钟友彬指出,一个成年人产生心理障碍等神经症的根源不在于当下,而在于其潜意识的幼年期创伤性体验,例如灾难、父母离异、缺乏或失去母爱、生理躯体疾病、体罚、剧烈惊吓、过度强烈的情绪刺激,等等。在一个人的成长过程中,随着实际年龄的增长,人的生理与智力不断发展乃至成熟并与实际年龄相符,但有时情绪年龄的发展则会落后。幼年期的心理创伤引发的恐惧留在潜意识中,在成年期遭遇挫折或心理冲突时会再度出现,以至于病人在潜意识状态下使用儿童时期的情绪来应对,产生退行性行为,而不是以成年人的逻辑行为来应对。儿童时期的创伤引发的焦虑情绪可称为初级焦虑。成年人遇到生活中的挫折困境或产生强烈的心理冲突时出现的焦虑情绪可称为次级焦虑。这些焦虑情绪通过个人防御机制的加工后转化为神经症症状,而患者却无法察觉。

以性心理障碍症状举例,此类患者在13岁之前曾主动参与得到快感的性游戏或性经历,而在长大的过程中这样的经验被埋藏在潜意识之中。成年后患者性欲无法正常排解,患者就会下意识地使用幼年的模式来应对成年期的性问题,由此形成性变态的症状。如果患者在儿童期有主动的性经验、在青春期发育期怕羞或有羞愧自责时,羞耻反应与对他人的敏感性关系妄想两相结合,就会产生见人恐惧的症状。如果患者在成年期遭遇挫折时潜意识中儿童期的恐惧经历重新显现,患者会采用儿童的行为模式来减轻或解除从而表现为强迫症状。

二、认识领悟疗法的治疗原理

与精神分析及心理动力学疗法的治疗原理相似,钟友彬在认识领悟疗法中也采用了领悟的核心机制,即让患者对其心理活动实现从无到有的领悟,从中领悟症状存在的意义,从而使症状消失。在精神分析中,医生通过分析让患者觉察到生活中的自身状况,觉察到自己过去的欲望与行为模式对于现在以及将来的影响,让患者理解自己的状态在过去是如何保护自己的,在现在又是如何限制自己的,对将来又会产生怎样的影响。这部分内容从不明白到明白的心理过程就是领悟,而患者的症状也会因为失去其存在的意义而消失。

然而在认识领悟疗法中,钟友彬采取了与心理动力学及精神分析疗法不同的方式使者达成领悟,同时领悟的内容也有所不同。精神分析通过自由联想等技术揭示症状的含义,解除防御机制的伪装,使患者领悟儿童期未满足的欲望根源。心理动力学需要患者尽量回忆过去的创伤性体验来寻找症状的潜意识根源。认识领悟疗法则是医生与患者一同直接讨论分析症状的性质,并不挖掘潜意识的动机,而是使用启发式谈话来使患者领悟症状的幼稚性,从而主动放弃继续使用幼年期的心理和行为模式。这种方式通过领悟使患者意识到症状的幼稚性从而重建心理和行为,可以看作是患者在医生引导下进行的自我教育。

三、认识领悟疗法的治疗方法

(一) 适应群体

大量临床实践证实,认识领悟疗法对露阴癖、恋物癖、挨擦癖、窥淫癖等性心理障碍患者治疗效果最为显著,其次是对人恐惧症和强迫症患者。另外,研究表明,对于大学生这类有一定程度认知能力和文化背景的特殊群体,由于其思维能力发展及自我意识已经达到一定的水平,认识领悟疗法在促进他们针对自己的问题积极反思和领悟方面能够取得实质性成效。

(二) 疗法

认识领悟疗法使用直接会面交谈的方式进行治疗,每次 60—90 分钟不等。每次会面的间隔时间与疗程时长可由医生与患者协商决定或由患者自己决定。

(三) 了解患者经历

初诊时,要求患者(及 1 位家属)全面描述症状的产生、发展和现况,同时结合必要的精神与躯体检查以便诊断。待确定患者症状属于认识领悟疗法的适应证后,在时间允许的情况下可以进行初步解释。医生需要向患者明确问题是可治的,但需要患者积极与医生合作,而不是被动接受治疗。患者需要对医生引导性的提示或解释联系自己的实际主动认真思考,才能达到更好的疗效。在后续会面中,医生应该主动询问患者的生活史和容易回忆起的有关经历,但不必深究,对于患者提及的梦也不需要作过多分析。

(四) 领悟内容

医生需要掌握时机与患者一起分析症状的幼稚性,使患者意识到当前的症状是儿童的心理与行为,并不符合成年人的逻辑规律。在患者有了初步理解后,医生可向患者进一步详细解释症状的根源在过去,甚至在儿童期。解决患者的具体问题时,医生需要指出这些想法或行为是以儿童的逻辑推理得出的。例如,对于强迫症和恐惧症患者,医生需要指出症状的根源在于幼年期创伤性体验,这些创伤引起的恐惧情绪留在潜意识中,在成年期遭遇挫折或冲突时再度出现,以至于患者会用儿童的情绪和行为来对待成年人看来不值得恐惧的事物,现在实际年龄已是成年人,不应当像幼儿那样看待问题并感到恐惧了。对于性变态患者,医生需要结合患者回忆幼年期的性游戏行为,指出患者现在的症状就是用儿童的方式在应对成年人的性欲或心理困难,这样的方式是毫无意义且幼稚愚蠢可笑的。医生可以采取科学的态度对此进行阐述,用患者容易明白的符合其生活经验的方式作类比加以解释,直到患者领悟后放弃这些想法和行为。

(五) 后续

每次治疗结束后,医生可以要求患者写下对医生所作解释的意见和自己对病情的体会,并提出不理解的问题。这些体会和意见可以在下一次治疗中再和医生共同讨论解答,直到患者完全理解,有更深一步的认识,促成心理上的转变。

四、认识领悟疗法与精神分析的异同

认识领悟疗法与精神分析有许多相通之处:(1)认同病态行为是潜意识的心理活动所致,即人的一些活动,尤其是病态行为可以在意识以外进行,个体自己无法理解这些活动的原因。(2)认同心理结构理论,病态恐惧是心理防御机制的表现。承认人们会不自觉地使用心理防御机制来解决或减轻自己的心理

冲突。(3)认同幼年期创伤经历对患者人格形成的影响,可能成为成年后疾病的根源。(4)认同患者患病后激发两级获益,尤其是外部获益,由于患者因病而受到关怀、被宽容对待,所以改变起来很困难。

同时,认识领悟疗法与精神分析也有许多不同之处:(1)认为象征性与患者症状并不一定相吻合。(2)认为情结并不能解释,不同意俄狄浦斯情结是人的普遍特性,也不同意把各种心理疾病的根源都归之于幼年性心理的症结。(3)认为领悟是医生强加给患者的,他主张患者所能领悟的内容与医生的观点有密切关系,医生的解释更为重要。

五、认识领悟疗法的优劣

认识领悟疗法的最大优点是,认识领悟疗法结合了中国文化背景与中国人的人格特点。其一,中国人相信幼年经历或遭遇对个体的人格及日后心理健康有重大影响,即幼年和成年心理特征的连续关系。其二,中国人认同人可以从成年人的观念、作风和行为中看出他幼年时期受到的影响,例如一个人一直随意丢弃食物,就可以推想他幼年时期可能没有经历过艰苦劳动、没有挨过饿。其三,认识领悟疗法用健康的行为模式代替幼稚的儿童式行为模式反映了中国传统自然观,即顺应自然而发展的要求。这一过程可以改造患者的人格,最富创造性。治疗重点在于患者的意识,与认知疗法有共同之处。

而认识领悟疗法的缺陷在于其理论尚未真正成熟,疗效尚未经过各种因素的分析研究。另外,认识领悟疗法缺少在行为层面对于患者的干预。尽管认识领悟疗法对于根植于心理原因的症状治疗普遍有效,但现实中许多患者的异常心理或行为,是由于不良认知或行为沉积定型后形成长期重复的恶性循环被不断强化所致。在认识领悟疗法的实施过程中,即使患者实现了最高的领悟也未必都能如期实现不良行为的彻底改变。例如,顽固的露阴癖、强迫症、偷窃癖、窥阴癖以及对人恐惧症等,这些患者本人大都已明白自己的不良行为的幼稚性与危害性。他们都曾不同程度地、通过各自熟悉的方式较长时间地致力于改变或消除自身的不良行为,但收效甚微。有些患者甚至由于长期的观念对抗,导致病态行为的发作周期越来越短,病态行为引发的焦虑和紧张程度越来越强,还有的患者身上旧病未除新疾又起。原因并不是来访者的领悟与认知不到位,而是这类不良行为的顽固定型所致。

六、案例：钟友彬治疗强迫症患者

患者，男，大学文化水平。曾在某医院病理科工作。患强迫症约10年。主要表现为在病理科工作回家后要全身洗涤，以致后来不能在那里工作，调到其他科工作，仍恐惧把病理科的脏东西带回家来了，来治疗前已不能工作。

在第一次会谈中，治疗者和患者有这样一段对话。

治疗者：在病理科工作一天回家后，换换鞋，洗洗手都是应当的，然而，见到病理科的同事都恐惧，他们送来的工资钞票都要消毒，他们坐过的椅子也要反复擦，有这种必要吗？

患者：从道理上想，我也觉得没有这种必要，但内心里还是认为被污染了。不洗不足以解除我的恐惧。

治疗者：你的家人和朋友怎么看你的恐惧和这些行动呢？

患者：他们都说我这种担心不可理解，甚至说我有些故意，但我确实觉得有可能被弄脏，怕把脏带回家，所以不做那些预防措施无法解除内心的恐惧。

治疗者：假如强制自己不洗，会怎么样？

患者：不行，不洗就非常紧张，很恐惧，连饭都吃不下，最后还是要找时间补洗到满意了才放心。

治疗者：打个比喻，现在屋子里有各种年龄的人，老人、大人和儿童，都在高声讲话，我大声制止他们说："你们谁再乱吵嚷，我就从衣服口袋里拿出一只老虎咬掉他的鼻子。"请判断：什么年龄的人才当真相信并害怕呢？

患者：当然是小孩，不懂事的小孩，你那是吓唬两三岁的小孩子的。

治疗者：为什么？

患者：因为不合乎成年人的经验和逻辑……衣袋里不能取出老虎。

治疗者：你见了病理科的人，听到病理科的消息都害怕被弄脏了，甚至一提到病理科都心情紧张，当真的恐惧，而且用一些多余的行动来消除这种恐惧，这到底是成人的逻辑还是幼儿心理？

患者：这样看来，似乎也是幼儿心理，不合乎成年人的逻辑……

此后治疗者进一步向患者讲解了其行动是由成年人不应有的恐惧心理支配的，这种恐惧心理是在幼年期形成，在成年后，遇到心理冲突后就显现出来起了支配作用。单用控制的方法是不行的，要用成年人的态度对待它，并要求患者思考、写书面体会和回忆生活经历。

第二次会谈时,患者表示情绪好多了,老是念叨治疗者的话来壮胆,但恐惧心仍存在,遇事不洗够还不能安心。治疗者指出用治疗者的话来对付自己的儿童恐惧心,实际上也是用幼年自我安慰的方式来壮自己的胆。这种方法虽暂时见效,但实质上仍未摆脱儿童心理的束缚,并指出作为一名成年人不能迁就自己内心的幼儿恐惧,不能允许它继续主宰自己行动。

第三次会谈患者对此已有了认识,在书面体会中表示要坚决用成年人的态度去揭露和批判自己的幼年恐惧。同时在行为上也有所表现,对病理科恐惧减轻,已可以在家安下心来学外语了。治疗者要患者随时准备对付可能再出现的幼儿恐惧。

第四次会谈(第三次会谈之后 4 个月),患者自诉心情好,在家表现已完全正常,对病理科不怕了,单位来人送工资也不反复洗了。治疗者嘱患者主动适应环境,常常警惕不要让儿童恐惧再以其他形式表现出来。3 年之后的随访,患者精神状态仍正常。

从钟友彬上述的病例不难看出,其解释中仍保留有一定的精神分析理论的观点,但在方法上几乎很少有沿袭经典精神分析的痕迹。对患者的治疗见效快,效果持久。这在强迫症患者的治疗中是很少见的。

第二节 意象对话疗法

20 世纪 90 年代初,我国心理学家朱建军博士创立了一种新的心理咨询与治疗方法——意象对话疗法。朱建军从 1987 年开始从事心理咨询与治疗。1997 年 3 月,朱建军、孙新兰在《中华临床心理与应用心理学研究》杂志上联合发表了《一例特殊儿童恐怖症的心理治疗》,首次在期刊上介绍了意象对话技术在心理治疗中的运用。1998 年 5 月,两人再次联合撰文《意象对话技术》,发表于《中国心理卫生杂志》,第一次详细介绍了这一新兴的心理治疗技术。现在,意象对话疗法被广泛应用于心理咨询与治疗、心理督导以及文化教育领域,在国内具有较大的影响力。

一、意象对话疗法的理论溯源

意象对话疗法的诞生,可以追溯到哲学、心理学、东方文化三个方面的思想渊源。

(一) 哲学渊源:现象学思想

德国心理学家布伦塔诺(Franz Brentano)针对实验心理学的自然科学取向明确指出,心理现象不同于物理现象。心理现象具有意向性,心理对象的基本特征是被心灵意向(包括感觉、思考、情愿、意愿等),它们不同于物理现象,必须依赖心灵而存在。

现象学创始人胡塞尔(Edmund Husserl)则用意向性来建立包括物理的和心理的、外在的和内在的对象在内的一切现象,这里的关键在于对现象的理解。现象学所说的现象既是显现场所,又是显现过程,还是显现对象。现象学家理解的现象就是事物本身,在现象与本质之间不存在一层帷幕。事物本身是在意识活动或人的存在过程中显现出来的内容,意识不是精神实体或主观的活动,而是通过意识的自我显现揭示事物本身的一个过程。胡塞尔在晚年提出"生活世界"的概念。他认为,生活世界是一个生活主体从自己的角度体验到的世界,例如神话世界、巫术世界等。他呼吁:"人们难道不能改变原有的心态,对生活世界按其本来面目加以考察,以认识它的活动性、相对性,使其成为一种普遍的科学的课题。"

以上现象学的思想对意象对话疗法的形成有重要影响。意象对话疗法是基于对精神世界的理解,是一种质化的描述方法。

(二) 心理学渊源:精神分析理论与荣格的分析心理学理论

19世纪末,奥地利心理学家弗洛伊德在治疗精神障碍的实践中创立了精神分析理论。精神分析重点研究潜意识、情欲、动机及人格等深层次的内容,而不是传统心理学中感知、思维等显意识心理问题。弗洛伊德精神分析,又称为经典精神分析。弗洛伊德的学生荣格由于反对泛性论而同弗洛伊德发生观点上的分歧,于1911年离开老师另立门户,在对经典精神分析进行延伸的基础上创立了分析心理学。经典精神分析理论和荣格的分析心理学思想是意象对话疗法最为重要的理论来源之一,朱建军选择性地吸收了经典精神分析的部分理论内容,而且几乎完全认同荣格分析心理学的理论。

(三) 东方文化渊源:易、道、佛

1. 易

思维模式可以分为形象思维和抽象思维。形象思维是运用经验或表象、联想、想象方式而构成的模型系统。抽象思维是运用理论或概念、判断、推理方式而构成的模型系统。《周易》的"经"由64个象征符号"卦"组成,再附以64条"卦辞"和384条"爻卦"。每一个卦都利用某一象构成的概念和命题来表达思想寓意,通过想象的媒介直观地类比推理出抽象的道理。例如,《乾》卦中以龙为具体物象时,通过"潜""跃""飞""亢"等不同时位的描述揭示出事物从发生到发展到衰亡的整个过程。《周易》的这种思维模式具有鲜明的民族特色,这就是数、象、事、理的统一,由数生象,因象而指事,言事以寓理。《周易》奠定的形象思维模式,实际上是世界上的一种古老的认知过程。意象对话疗法采用非逻辑的象征性形象作为治疗媒介,正是参照《周易》提供的形象思维模式。

2. 道

意象对话疗法的理论体系和操作方法深受道家"深远观照"的学说、"自然无为"的身心状态以及"言不尽意"的启发。"深远观照"可以理解为觉察;"自然无为"指的是顺其自然不妄为;而"言不尽意"论中《周易·系辞》有"圣人立象以尽意"之说,即圣人创立意象以穷尽所要表达的心意,指的是通过物象来揭示抽象的寓意。

3. 佛

《大乘起信论》依据魏译《楞伽经》提出阿赖耶识说。阿赖耶识属于潜意识中几乎最深的层次,有不生不灭的真如和生灭的妄心两种属性,因此有觉和不觉两种意义。所谓"觉",是觉照、觉明,也就是能照见万事万生的真理,觉悟了解真如自体的无明。"不觉"即无明,它千变万化,现出一切妄染的境界。随缘真如是因,根本无明是缘,因缘和合次第生起一切现象。"真如本性",即真心、本心、佛性,指宇宙万物的本原、众生成佛的根据。佛教把如实认识自心看作对生命真相的觉悟,视为佛的智慧。"意象"是在佛家所说的"我执"的基础上以分别心建立起来的"相",通过对意象的体会在人格的底层获得"自知",也相当于佛家的"悟"。佛门弟子通过戒定慧三学等具体的修行方法来达到"自净其心"。意象对话疗法的具体操作也借鉴了其中定慧二学的方法,如禅定、止观等。

二、意象对话疗法的治疗原理

"意象"在作为一种心理疗法被提及时,"意象对话"这个词组中的"意象"一词译自英语"imagery"。朱建军认为,它可以分为两类:一类只是外界事物的图像,例如想到蛇时脑海中出现的蛇的样子,这种图解性形象可以被称为"表象";另一类则是具有象征性的图像,例如梦中出现的蛇可能会有各种不一样的代表意义,这种象征性图像则可以被称为"意象"。

意象对话中的意象,特指具有象征意义的图像或者画面。这些图像或者画面表征的不是事物表面的含义,而是作为一种符号,代表着潜意识中的认知或者情感。同一个意象可以有不同形式的变化。例如,来自梦境,来自文学作品或者视觉艺术家创造的作品,又或者有强烈象征意义的想象,都可作为意象来进行解读。

意象对话,是指心理医生在分析、体会和感受患者的意象,以及了解患者潜意识心理冲突的基础上,指导患者对消极意象进行修改和调整或者诱导患者想象出新的意象,进行交流的治疗方法。医生不详细解释意象的象征意义,直接对患者潜意识施加积极正面的影响,由此达到治疗的效果。

三、意象对话疗法的治疗方法

(一) 引入

意象对话在安静的诊室进行即可。

第一步,向患者简单介绍疗法,建立一种友好互信的关系,消除患者的疑虑或戒备。

第二步,让患者处于舒服自然的身体姿势,闭上眼睛,用平和缓慢的指导语来使患者放松。当确定患者达到放松状态就可以进入想象。

第三步,心理医生可以先设定一个场景或者画面,并诱导患者去想象它。此时产生的比较单纯的意象为起始意象,又叫设定意象。这个意象的象征意义基本确定0。而且,这个意象的象征意义与需要解决的心理问题必须相关联。除了运用起始意象外,还有另外一些开始意象对话的方法,包括从患者的梦、躯体感觉、异常姿势、医生和患者各自使用的比喻,或患者表现出的情绪开始。

(二) 分析与体会

当患者进入一个自然出现意象的状态,表示意象对话就实质性地开始了。这个时候可以让患者一边想象一边描述意象的内容,因为意象的象征意义有一定的规律,医生可以通过分析意象的象征意义来了解心理问题。医生不仅需要熟悉意象的一般象征意义,也要在不同情境下判断出意象的特殊含义,这样才能获得对患者的认同和共情性的知觉,并及时调整意象的构想。

除分析外,医生更需要用心体会和感受患者描述的各种意象体现出的整体气氛和情绪基调,体会这些意象带来的细致感触。体验的意义远大于分析,如果没有体会和感受,分析会过于理性,而没有心灵间的沟通。这样,医生的分析从逻辑上看似无懈可击,但是完全无法触及患者的内心,对于要解决的心理问题疗效甚微。

(三) 治疗性对话

在意象对话进行时,医生在一般情况下不对患者解释意象的象征意义。通过分析和体会患者的意象之后,医生在一定程度上能够了解患者的情绪、心理症结和防御机制。

随后,医生可以根据经验,通过意象给出相应的对策。医生可以指导患者调整已经出现的意象或者诱导他们产生新的意象。这些意象代表着患者原始精神机构的认知,代表着患者在深层人格中对医生的回应。意象对话的核心是干预,医生通过描述意象来表达自己,这样的对话方式能够直接作用于患者人格的深层次以及原始精神机构。

(四) 结束

每次意象对话结束后,医生需要引导患者从想象的世界回到现实中,询问感受并简单释疑,但不作详细分析,避免让患者理智地探讨逻辑,削弱对人格深层的冲击。最后,根据目前症状的严重程度以及患者承受能力,布置意象作业让患者回家练习。

四、意象对话疗法与心理动力学的异同

意象对话疗法采用意象的范式解释世界,带有明显的东方色彩,具有强烈的整合观和深刻的体验性。意象对话疗法虽源于心理动力学,但治疗方式与心理动力学不同。精神分析是一种"上对下"关系结构的心理治疗,而意象对话则是"下对下"的心理治疗。

五、意象对话疗法的优劣

意象对话疗法有四个优点:(1)诊断容易。治疗经验表明,用意象对话技术可以迅速发现患者的心理障碍。例如,用最简单的房子意象基本上就可以知道患者的心理状态、性格特点和重要冲突,等等。(2)易于建立关系并减少阻抗。意象对话疗法不必对患者过多解释意象的象征意义,有助于绕过种种阻抗。它采用原始的认知方式,还可以巧妙地避免文化差异的影响。(3)治疗时间短。由于阻抗小,治疗在人格深层进行,因此意象对话的治疗时间较短,效果也较为

稳定。(4)可以在不了解病史和生活史的情况下进行。意象对话疗法可以用探测性意象来发现患者的心理障碍。例如,某患者想象自己是一只向花朵的蜜蜂,结果却被花朵吞噬了,由此就可以知道患者对异性有强烈的恐惧,从而判断患者在异性交往过程中有严重的问题。

意象对话疗法的缺陷在于:(1)无法处理深层问题。由于治疗时间短,意象对话疗法中医生只聚焦解决焦点问题,而来不及对深层问题作处理。(2)缺乏现实感。操作不当时,医生会被当成玄乎其玄的巫师而导致意象对话被非理性地神秘化。例如,某患者在意象中见到鬼神的形象,而且发现这些鬼神有自己的思想和感情,仿佛和"我"是相互独立的,于是相信这世界真的有鬼神存在,这个错误的原因在于混淆了意象的世界和现实的世界。(3)可能带来负面影响。有的患者被意象中的形象惊吓,或者误解意象中的形象,可能引发新的心理障碍。(4)对操作者的要求较高。由于意象对话是原始认知的交流,所以需要一个领悟的过程,医生对意象的象征意义要有充分的了解,这并不是仅通过学习就能实现的。同时,在治疗的过程中,由于双方是采用意象进行交流,医生本身的情结易掺杂其中,因此意象对话疗法对于医生的心理健康程度和职业道德有很高的要求。

第三节 悟践疗法

在我国本土的各种心理疗法中,开创中国心理治疗本土化之先河的是悟践疗法。此疗法由李心天、李崇培等在治疗神经衰弱的基础上创立,最早被称为综合快速疗法。

一、悟践疗法的发展历史

20世纪50年代中后期,神经衰弱成为中国城市机关干部、工厂职工和在校学生常患的一种慢性疾病。患者由于在工作学习中不适当的脑力劳动、体力劳动和生活事件,产生失眠、疲劳、记忆力下降等症状,同时为自己精力不足而焦虑,并伴有抑郁甚至绝望的负面情绪。然而单单药物治疗通常收效甚微。针对这种情况,综合快速疗法应运而生。它主要以集体或单独治疗的形式,综合心理治疗、药物治疗、太极拳锻炼及知识学习等方法,对患者进行全面干预。

1958年,北京大学80名患神经衰弱的大学生接受了为期4周的综合快速治疗,100%好转,其中痊愈和显著好转者高达81.2%。随后,在钢铁工人与军队机关干部中开展的治疗也取得了明显的疗效。1960—1966年,在医院门诊使用悟践疗法治疗神经衰弱患者,每期收治30人,患者每天门诊半天,疗程4周,多数患者疗效显著,后期随访显示复发率低。1982年,对89人长达20年的随访表明,集体综合治疗痊愈率达93.3%,显著进步率达5.6%,进步率达1.1%。

综合快速治疗还应用于高血压、溃疡病和慢性精神分裂症的治疗,同样取得较好疗效,尤其是对慢性妄想型精神分裂症的治疗,其疗效在当时世界上达到领先水平。

进入20世纪80年代后,随着医学心理学基础研究的迅速发展以及心理咨询与治疗工作在"文革"后的复兴,李心天、郭念锋等人出于对健康与疾病、生理与心理、个人与社会等多方面的深刻思考,在实践中总结形成人性主义理论,并将综合快速疗法正式更名为悟践疗法。悟践疗法在原来的基础上彻底改变了旧的生物医学模式和医患关系,关注整体健康理念,强调患者主动参与治疗,通过正确的认知过程和医药知识提高疗效和健康水平。

二、悟践疗法的治疗原理

控制论、信息论、系统论(三论)在心理学中可以理解为这样一个过程:外部世界的信息通过人的感觉器官传入脑内,使人觉察到、认知到、意识到、领会到,并主动将储存在脑内的相关记忆经验抽调出来,进行分析、判断、整合、加工、创新等一系列思维活动,作出新决定,下达指令,用心理活动、行动或动作表达出来。这一过程被李心天等人浓缩为"悟"与"践"。个体除了在内部世界主动进行心理活动外,个体还向周围外部世界表达自己的意愿和行动,因此悟与践紧密联系在一起。

悟践疗法在理论上注重人性,即人的共性,并认为人性具有三重属性,即生物属性、精神/心理属性和社会属性。这三重属性相互依存、相互制约、相互渗透、相互影响、相互转化,融为一体而不可分割。这三重属性之间的相互作用形成三组紧密联系的矛盾,三组对立统一的辩证关系构成了产生并推动心理活动的动力。这一关于心理动力系统的理论被称为悟践决定论。悟践疗法同样注重个性,即人性的个体化,又称人格,并认为个性囊括了三种不可分割的本性,即禀性、素养、素质。

悟践疗法的治疗手段包括生物、心理和社会三方面的药物治疗、认知治和积极活动治疗。其中药物治疗为临床工作。认知治疗向患者讲授人性主义理论和心理学及医学知识,强调个性心理特征和主观能动性在健康和疾病中起的作用,提高患者认知水平。积极活动治疗包括主动调节内脏活动的深呼吸放松训练和生物反馈、太极拳等体育活动,琴棋书画等文娱活动,阅读计算等脑力活动,园艺农作等体力活动,烹调缝纫等家务活动以及参观辩论等社会活动。

三、悟践疗法的治疗方法

第一阶段,通过领悟心理学和医学知识增强自知力,消除负面情绪。

第二阶段,通过领悟个性在人际交往中的作用,学会正确对待生活事件,重新设计自我。

第三阶段,通过领悟健康生活方式和人际关系的积极作用,重建有利于心身健康的个人价值体系。

在治疗过程中,各种治疗手段紧密结合,并不是各自独立进行。

四、悟践疗法的优点

悟践疗法的一大优势在于其采用了认知与行为活动的有机结合。在吸收各种现代心理治疗理论和中国传统文化的基础上,采用了认知治疗和行为治疗手段,完成了对中国心理治疗本土化的实践。通过各种认知和行为活动营造促进个人成长的良好氛围,也使人本主义治疗从中发挥作用成为可能。将各种治疗技术熔于一炉,根据实际需要选择采用,是悟践疗法在中国文化整合思想指导下进行的独具特色的实践。同时,中国传统文化强调知行合一,这在儒、道、佛三家思想中都有很多论述。中国哲学在本质上也是知行合一的,即思想学说与生活实践融成一片。中国哲人研究宇宙人生的大问题常从生活实践出发,从反省自己身心实践入手,最后又归于实践,将理论在实践中加以验证。在辩证唯物主义哲学的认识论与实践论中,同样强调这一观点。因此,可以看出,悟践疗法承前启后,顺应了中国传统文化及哲学思想。

第四节 道家认知疗法

1992—1995年,湖南医科大学精神卫生研究所教授张亚林博士在导师杨德森教授的指导下创立了一种完全建立在中国传统文化基础上的心理疗法——道家认知疗法。

一、道家认知疗法的治疗原理

道家是春秋战国时期"百家争鸣"中的一个哲学派系,认为道是派生天地万物的精神本源。春秋末年的老聃和战国时期的庄周是道家哲学思想的主要代表,所以道家哲学思想又称老庄哲学。老庄哲学中的许多处世养生之道能够缓解精神应激、抚慰精神创伤、调整身心状态,是一套行之有效的保健方法,而对于与精神应激相关的疾病,也是一服对症的良药。

道家认知疗法基于道家的处世养生哲学和我国古代朴素的辩证法,通过改变患者的认知观念和应对方式来调节负面情绪、矫正不适行为、防病治病。

二、道家认知疗法的适应证

道家认知疗法作为一种心理治疗手段,近期目标是消除症状、治愈疾病,远期目标是促进健康、预防疾病。经过临床检验,已证实道家认知疗法明显缓解了A型行为中的时间紧迫感和无端敌意情绪,改善了焦虑障碍患者的部分应对方式,长远疗效更为卓越。道家认知疗法与药物疗法相辅相成,是治疗焦虑障碍的较好选择。

三、道家认知疗法的治疗方法

道家认知疗法分为五个基本步骤,每个步骤以首字母作简称,即ABCDE技术。标准的ABCDE技术需要分5次完成,每次60—90分钟,每周可以安排1—2次。A、B、C三步需要在前两次治疗中完成。D作为核心步骤需要安排2次。第五次治疗用于评估疗效和强化疗效。如有必要,D、E两步骤可以反复多次使用。

步骤一:测查当前的精神压力(actual stress)

时间:60—90分钟。

目标:帮助患者找出主要的精神刺激因素,并对精神压力进行定性和定量分析。

内容和方法:应激有两种性质,一种叫良性应激(eustress),可以激发潜能、振奋情绪、增进健康;另一种叫不良应激(distress),会对神经、内分泌及免疫系统功能产生负面影响,导致疾病的产生。因此,找出主要的精神刺激因素在缓解和治疗应激性疾病中有首要的作用。但是,并非所有的患者都能清楚地知道其患病的精神因素,部分患者不愿意承认这些精神刺激与他们的病状有关。因此,要对患者进行耐心细致的解释,消除顾虑,使患者认真回忆并如实报告。为了使患者正确全面地理解应激源的概念,还要向患者说明,精神刺激不仅指重大的突发事件,还包括反复遭遇的日常琐事;不仅指令人悲痛的灾难,还包括令人兴奋的喜事;不仅指客观存在的生活事件,还包括并非事实的错误感知与推测。应激源虽有其固有的性质和强度,但唯有患者实际感受到的精神压力才会对健康构成真正的威胁。因此,要消除患者的精神紧张,就要弄清患者的真实感受。为此,在与患者完成上述交谈后,医生可以使用自评的生活事件量表评估患者的精神压力。通过评估,医生可以比较全面地了解患者精神刺激的性质及严重程度,然后经过综合分析,判断应激源是属于客观产生的外在型还是主观产生的内在型,以便在治疗时采取相应对策。在完成该步骤的同时,还应辅以一般性的社会支持。

步骤二:调查价值系统(belief system)

时间:30—40分钟。

目标:帮助患者完成价值系统序列表。

内容和方法:个体对事物的认知和评价在应激过程中具有重要的中介作用。当某件事情发生时,不同个体会根据其自身的内部需要分辨事件的性质,作出是大利、小利、大害、小害或无利无害的评估,然后产生大喜、小喜、大悲、小悲或无动于衷的情感反应及相应的行为。因此,个体内部的需求是决定情绪和行为的关键。内部需要一旦改变,情绪和行为也会随之改变。个体根据自己的需要形成了对各种事物的不同评价。最需要的是最有价值的,最不需要的是最无价值的,这就是个体的价值观。人生在世,通常都有许多的需要,如温饱、健康、爱情、金钱、名誉、事业、地位等。何者为第一需要,何者次之,何者再次之,依序排列,便构成一个人的价值系统。价值系统直接反映了个体的内部需要,而内部需要又与个体的生理状态、文化背景、以往经历及现实处境有关。价值系统决定了个体对事物的态度,并制约个体的情绪反应和行为方式。理清患者的价值系统,可以更深刻地了解患者应激的主观原因,使医生在运用道家思想帮助患者重建认知时有针对性地有的放矢。有时候,患者在明白自己的价值系统后可能产生"顿悟",更有利于下一个步骤的进行。评定价值系统时,要提醒患者应该完全按照他自身的想法去评分,而不要考虑别人的看法和社会的看法,更不要考虑孰是孰非。具体操作为,可以列举人们通常的一些需要,让患者首先从中选出他认为最重要的一项,评为10分;再选出他认为最不重要的一项,评为1分;然后再按此标准衡量其他各项并予以评分。如果患者认为还有此处未列出的项目,可以在后续补写。

步骤三:分析心理冲突和应对方式(conflict and coping styles)

时间:30—40分钟。

目标:分析确定患者的心理冲突,并了解患者的应对方式。

内容和方法:通过对应激源和价值系统的调查,医生可以比较清楚地发现患者内部需求是什么,而客观环境又给他提供了些什么。两者之间的不一致造成了心理冲突。内部需要是个体生存和种族延续的必备条件,是推动人们从事各种活动的原动力,它形成了动机。但是,客观现实并不总是能够满足个体的需要。此时,个体便面临着一种选择,或者付出更大的努力改变客观现实以满足需要,或者改变自己的需求以适应环境。如果改变客观现实与改变主观需求同样困难,心理冲突便形成了,这属于性质相反而强度相近的心理冲突。如果若干种需要不可同时满足,它们性质相同,强度相近,使人难以取舍,也会形成心理冲突。有时候,即使需要已经满足,如果个体满足需要的方式有悖于社会规范和道德良知,两种力量又旗鼓相当,个体犹豫不决时也会产生心理冲突。人的一生始终处于不断的选择之中,因而人常常感到焦虑和痛苦。于是,人在成长之中会自觉或不自觉地运用一些方法,试图减轻这种焦虑和痛苦。这些方式称为应对方式。常用的应对方式有八种:压抑或否认、倾诉、升华、物质滥用、发泄、自我惩罚、超脱和自我安慰、消遣娱乐。每种应对方式又分为"不用""很少用""常用""总是用"四种情况,可以让受试者根据自己的实际情况填报。经过心理冲突的分析,在明白冲突双方的性质和强度后,可以根据合理性和可行性的原则,强化一方,弱化另一方,以减轻或化解冲突。通过对应对方式的了解,可以针对患者应对方式中的不当或不足之处给予调整或加强。

步骤四:道家哲学思想的导入与实践(doctrine direction)

时间:100—120分钟。

目标:让患者熟记32字保健诀,并理解吸收。

内容和方法:此步骤是道家认知疗法的核心和关键。首先向患者简单介绍老庄哲学的来龙去脉,亦可说明,老庄的道家人生哲学与我国另一大哲学派系即孔孟的儒家人生哲学是人生不同侧面的反映,前者适合身处逆境者,后者更宜于一帆风顺者,两者互补,构成完整的人生。然后逐字逐句讲解道家认知疗法的四条原则,即32字保健诀。这一步骤的内容较多,可分两次完成。可以通过个别交谈的形式,亦可以进行集体宣讲。要求患者透彻理解32字保健诀,并反复诵读乃至背诵。每位患者应备"道家认知疗法实践日记本"一册,首页抄录32字保健诀,并列出自己原有的价值系统和应对方式与之对照,找出自己原来价值系统和应对方式中的不当或不适之处。按照32字保健诀,制订矫正计划并布置家庭作业,强调反复练习运用新的价值系统和应对方式解决实际问题,并逐日记录心得体会。

32字保健诀:利而不害,为而不争;少私寡欲,知足知止;知和处下,以柔胜刚;清静无为,顺其自然。

利而不害,为而不争。此条由《老子》二十二章中的"不争之德"引申发展而来。利而不害,意思是说只做利己利人利天下之事,不为害己害人害社会之举。为而不争是指做事要尽力而为,且不争名争利,不与人攀比,不妒贤嫉能。前句属起码要求,应从现时做起;后句为崇高境界,需长期修养。

少私寡欲,知足知止。《老子》十九章、四十四章、四十六章,及庄子的《逍遥游》中反复强调少私寡欲、知足知止的思想。人要生存,要发展,总是有欲望的,但老庄认为欲海难填,要减少私心,降低过高的物质欲望和对名誉地位的追求,只有知足,才会常乐;只有知止,才能避免危险。

知和处下,以柔胜刚。知和处下,是由《老子》四十一章中"上德若谷"的思想演化而来,和谐是天地万物的根本规律,谦恭是中华民族的传统美德,知和处下能减少人际冲突,维持安定团结。以柔胜刚的思想则出于《老子》第四十三章和七十八章。老子以水为例,天下柔弱莫过于水,随圆而圆,随方而方,但大家也都知道滴水穿石和水克万物的道理。

清静无为,顺其自然。此句是老庄哲学的核心思想之一,老子崇尚"静",即"非宁静无以致远"。老子的"无为",不是什么都不做,这里的无为是与"妄为"的对应。顺其自然,就是说不要勉强去干那些有悖于自然规律的事情,不要强迫蛮干,不要倒行逆施,不要急于求成。要了解和掌握事物发展的客观规律,因势利导,循序渐进,才能事半功倍、游刃有余。否则的话,就是拔苗助长、劳民伤财、费力不讨好。总之,要让患者领悟道家思想的真谛。它不是一种纯粹消极的保守思想,不是要人去听天由命。它的最高境界是认识自然规律,顺应自然规律,外柔内刚、后发制人、不言自明、不战自胜。

步骤五：评估和强化疗效(effect evaluation)

时间：45—60分钟。

目标：评估治疗效果，总结实践经验，强化和巩固疗效。

内容和方法：可以通过患者自我感受的陈述、症状量表的评估，以及生理生化指标的测定进行综合评估。在评估疗效的过程中，应对已有的进步给予明确的肯定和鼓励，同时要了解原有的不适观念是否完全改变，32字保健诀是否字字落实。仍然布置家庭作业，日记可以改为周记。每次复诊，不仅要评估疗效，更要强化道家认知观点，同时制定进一步治疗目标。

第五节　疏导疗法

20世纪80年代初期，南京医科大学附属南京脑科医院鲁龙光教授创立了一种以辩证唯物主义为原则，结合中国人的心理特征，吸收中国传统文化，以控制论、信息论、系统论(三论)为基础的系统心理治疗方法——疏导疗法。

一、疏导疗法的理论基础

(一) 以辩证唯物主义和历史唯物主义为原则

坚持实事求是，从个案的实际出发，详细地整合资料，具体地进行分析，反映历史的真实，通过临床实践，不断地总结上升为理论。也就是，从病友中来，到病友中去，再运用于临床治疗，使之接受实践的检验，不断完善理论，使理论和实践密切地结合起来，逐步分析和解决临床实践中的新问题。

(二) 以中国传统文化和古代心理疏导的思想与方法为主导

这些传统思想包括道家思想中的"清净""无为""抱一""守中""人之情，莫不恶死而乐生，告之以其败，语之以其善，导之以其所便，开之以其所苦，虽有无道之人，恶有不听者乎！"等。我国古代思想家、医学家在心理治疗方面作出过巨大的成就，非常强调在诊疗过程中把医患双方的精神状态作为整个医疗工作的一部分，特别重视耐心说服、解释，争取患者的合作与信任等。

(三) 以控制论、信息论、系统论为基础

控制论、信息论、系统论是心理疏导治疗系统的"三位一体"的支柱。心理

疏导治疗系统在理论上可以归纳出一个信息和控制科学的模型，它从整体出发，始终着眼于心理与躯体、机体与环境、生理与病理、整体与部分等之间的相互作用。心理疏导治疗系统主要由医生、信息和患者三个要素构成，以社会信息—语言作为治疗的基本工具，其治疗控制原则主要是信息的转换和反馈原理。整个治疗过程就是一种通过语言等信息的传递，达到改善患者心理状态的过程。在制定治疗准则的条件下，依靠疏导治疗反馈的作用，可以实现最优的调控，取得最大的治疗效果，疏导疗法在运用过程中，把医患之间的语言、文字作为社会信息进行交流，先由患者输出信息，医生获得信息，在了解了患者的病史，进行了明确的诊断之后，医生向患者输出词语，患者输入信息，并对信息进行理解、联系、转化、反思，之后把加工过的信息反馈给医生，医生根据反馈来的信息，再作进一步的调整、输出，不断地帮助患者加深自我认识，提高对自己心理问题的了解，进一步改造自己的个性，长久保持心理健康。

二、疏导疗法的治疗原理与治疗方法

疏导疗法是指医务人员在与患者诊疗过程中产生良性影响，对患者阻塞的病理心理进行疏通引导，使之畅通无阻，从而达到治疗和预防疾病，促进心身健康的治疗方法。语言是疏导疗法的基本工具。在患者不同的病情阶段，主要以准确、鲜明、生动、灵活、亲切、适当、合理的语言分析疾病产生的根源和形成过程以及疾病的本质和特点，教授患者战胜疾病的方法，激励患者自我领悟、自我认识和自我矫正，促进患者自身心理病理的转化，减轻、缓解、消除症状，并帮助他们认清疾病的运动规律，改造个性缺陷，提高主动应付心理应激反应的能力，巩固疗效。

所谓疏导，即"疏通"和"引导"。"疏通"是指医患之间通过信息收集和信息反馈，有序地把患者心理阻塞症结、心灵深处的隐情等充分表达出来，实现从不愿合作到愿意合作，从消极情绪到积极情绪，从逃避现实到面对现实的心理转化过程。"引导"是指在系统了解的基础上，抓住主线，循循善诱，提高患者的认识，把各种不正确的认识及病理心理引向科学、正确、健康的轨道，也就是病理心理到生理心理的转化过程。

三、疏导疗法的优势

疏导疗法具有五个优势：(1)心理疏导是多学科的交叉，具有严格的科学性

和很强的逻辑性，同时具有信息转换、学科交叉及知识综合适用的功能。(2)适应性广。它是从临床实践中总结出来的，应用性强，适应性广，改变了一般心理治疗中的教条、单调、被动的状况，并着眼于提高心理素质，保障心理健康。(3)治疗的效果是长期的，是持续不断的认识、实践、再认识、再实践。(4)治疗目标最优化。以最少的信息，实现最优的控制，达到最佳的效果，即疗程短、疗效好、效果能长期巩固。(5)疏导过程是提高认识水平、技能，更新、补充、完善自我的过程，强调被疏导者的自我认识、自我完善与自我保护。

第六节　两仪心理疗法

杨文圣博士于2006年在《医学与哲学》上刊文提出基于周易思想的中国本土心理治疗理论——两仪心理疗法。两仪心理疗法以易经阴阳两仪的概念为核心，发展出六个维度的心理治疗策略与技术，并以春夏秋冬四季的大自然时序为脉络，铺陈出四个阶段的过程模型，又以水的特性与意象来描绘成功心理治疗的可行之道，可谓之"以两仪为心法、以涧水为导师"。

一、两仪心理疗法的治疗原理

两仪心理疗法认为，人的内心存在主动性和执着性两种基本力量。其中，主动性是指人心中突破阻碍、发展自我的创生性力量，它突出表现在源自生命深处的、不自觉的创新上，在中国传统文化中属阳。执着性是指人心中限制自我、破坏自我的毁灭性力量，导致自我封闭和自我重复，有贪婪、怨恨、无知、傲慢和猜疑五种类型，在中国传统文化中属阴。阴阳相互依赖，相互对立，因时间变化。当人心中的主动性占据劣势，人们会感觉痛苦；而当主动性占据优势，人们会感觉舒服。医生需要帮助患者改变心中的力量对比，让主动性恢复优势，这样才能让患者感觉轻松自在。为了他们内心力量对比的改变，治疗既可以着力于人心中阴的力量的削弱，也可以着力于阳的力量的发挥，或者将两者整合运用。重要的是，执着性与主动性相互依赖，医生在治疗时不能也无须试图消灭执着性。

二、两仪心理疗法的理论基础

杨文圣指出，在治疗过程中医生与患者双方都有各自的执着性，而这会阻碍治疗目标的实现。为了削弱双方的执着性,激发双方的主动性,两仪心理疗法结合中国古代儒家思想、道家思想和西方人本主义思想,对治疗原则进行了全新的阐释。两仪心理疗法主张,治疗应当"以退为进,以柔克刚;因势利导,阴消阳长"。其中,"以退为进,以柔克刚"指的是要对患者真诚、包容和话语权的尊重与保护,去赢得患者的信任,去激发患者的主动性。"因势利导,阴消阳长"中的"势",既包括患者言语中积极力量(阳)和消极力量(阴)构建的叙事世界,也包括患者信任医生(阳)或排斥医生(阴)构建的互动世界。"因势利导,阴消阳长"指的是对治疗互动过程中患者对医生态度的敏感和他们叙事世界问题解决机会的敏感,接纳、运用患者叙事世界和互动世界中蕴含的各种机会,因地制宜,伺机而动,用最小的力量实现治疗进程的突破。

三、两仪心理疗法的治疗方法

(一) 治疗过程:四季模型

《周易·系辞》说:"法象莫大乎天地,变通莫大乎四时。"大意为天地是世间最大的象,而在其中四季的变化又最为丰富。天人合一,即自然的世界和治疗的世界同属一个世界,两仪心理疗法选择通过与四时类比的方法来阐述会谈的治疗过程,称为四季模型。每一次会谈都是一次全新的轮回。治疗可能只是一次或者多次的会谈。对于一次会谈的个案就是一次的春夏秋冬;对于多次会谈的个案,就是多次的春夏秋冬。

治疗开始阶段为春。患者带着希望和怀疑而来,医生亦带着希望和怀疑相见。此时,医生必须放下自我,全身心地着力于观察、倾听和锁定工作。其中,观察是指医生用自己的视觉去捕捉和传递信息,它包括医生对自我的观察和对患者的观察两个方向。倾听就是医生用听觉捕捉患者的信息,它既包括患者的说话内容,也包括患者的语音语调和说话方式等信息。锁定则包括两个方面:一方面和患者商讨确定治疗议题,排定优先顺序,另一方面和患者商讨确定治疗目标。通过这些工作,医生完成对患者的大致了解,与患者建立初步的信任。

医生的发力阶段为夏。此时,双方思想交汇,甚至激烈碰撞。在交汇中,双方对患者的理解加深,对问题解决的希望增强。此时,医生必须着力于调查、探索和启示工作。调查是指医生主动了解和询问患者身上发生的故事及其细节,了解患者的客观世界。探索意指医生和患者一起觉察、体验患者内心的思想和情感,了解患者的主观世界。启示则是指医生用新的思维观念去冲击患者的思维和情感,帮助患者获得领悟的过程。

治疗的收网阶段为秋。此时,患者的情绪得到充分宣泄,思维也已经理清。现在,双方需要考虑患者该如何安排生活,彻底摆脱困扰。医生必须着力于建议、总结和展望。建议就是医生向患者建言献策,帮助患者确定行动方案及其注意事项。建议的时候,六维结构模型就是一个工具箱,医生可以根据情况自由选择、排列、组合。总结就是和患者梳理治疗讨论达成的共识,悬置双方的分歧。展望就是和患者讨论其接下的生活安排,并给予患者的未来以祝福。通过这些工作,医生完成和患者的对话,帮助患者迎接生活的挑战,实现自我的救赎。

治疗的结束阶段为冬。此时,会谈已经结束,患者已离开。医生必须着力于分离、评估和提高工作。分离是指医生努力从治疗的状态中解脱出来。治疗需要巨大的情感投入,因为投入巨大,所以分离困难,但是医生必须从状态中解脱出来。评估是指医生回顾思考其中的得失,总结其中的经验教训。评估的关键是诚实,不要试图掩饰自己的不足,不要试图贬低自己的智慧。提高就是以多种方式学习新知,提升个人的工作水平。

要注意的是,会谈并不是线性平顺地依序推进,而是充满波折和变化。在其中,患者常卡壳、反复、突变。相应地,医生在工作时亦须因势利导,伺机而动,灵活变通。例如,有时医生需要在春季后,跳过夏季,直接给患者提出建议,而有时医生在建议受阻时又需要退回到春季去,去继续调查患者的生活,深入探索患者的思维情感。

(二) 治疗策略:六维结构模型

在治疗策略上,两仪心理疗法提出六维结构模型——时间维度、行动维度、参照维度、身体维度、利益维度和同情维度,而且每个维度又分为阴阳两个方向。例如,时间维度分为过去和将来,行动维度分为认知和行为,参照维度分为基点和目标,身体维度分为安静和运动,利益维度分为舍弃和争取,同情维度分为自我和他人。每个维度的每个方向都蕴含众多技术。对六维结构模型的运用,医生既可以单独使用某维度中某个方向的一个小技术,也可以整合运用同一维度两端的技术,甚至跨维度地整合技术。

1. 时间维度

时间维度含过去和将来两部分,这两部分有机统一、相互补充,探索过去有助于更好地面向未来。如果以正确的方法加以使用的话,患者能更从容地审视现在,并加强对未来的责任心。面向未来也有助于患者更好地利用过去。明确对未来的憧憬，并行动起来向未来进发。

从过去入手。患者的过去包含丰富的内容，如他们的童年经历、初恋、高考、第一份工作……所有这些都可能对患者产生深远的影响。通过了解它们，医生常可以更好地理解患者，发现问题解决的线索。

其一，心理治疗需要做的就是考察过去经历产生的消极影响，让伤害暴露在意识层面。很多时候，对于伤害的深入探讨完成后，患者常有恍然大悟的感觉。在此之后，他们会发生改变。在治疗实践中，医生看见最多的是缺憾的童年家庭环境带给患者的消极影响。虽然时隔多年，患者提起时仍然情绪激昂，难以释怀。这些家庭环境常见有五种类型：爱得太少、爱得太多、爱得苛刻、爱得放纵、爱得错位。同时要注意的是，对于童年家庭环境对人心理影响的探索要适可而止，医生要做的只是探索童年家庭环境使得患者荒诞的认知、情感和行为可以解释即可。医生在考察患者的过去对心理的影响时要思维开阔。除了家庭环境之外，每一个过去都可能对患者产生重大的影响，考察它们都具有意义，不同的是对不同的患者需要考察不同的过去罢了。患者对于过去的回忆可能并不真实，可能只是一种杜撰和重构，但这不妨碍其应用。医生可以相信患者过去的任何回忆，只要它们可以帮助患者解除困扰即可。对于过去的回忆只是一种治疗工具，一种治疗手段，医生无须执着于真实性。

其二，医生需要处理过去经历产生的消极影响。具体方法是：(1)帮助患者处理催生出的对自我与对外界的情绪情感。一项常见技术是空椅子技术，即鼓励患者运用想象回到过去，去为自己申辩，表达自己对曾经的"他"或"她"的情感，去说当时想说但未能说出的话，抒发内心的委屈，宣泄心中的不满。一些患者因为性格、习惯等原因，不习惯用语言来表达自己内心的感受。这个时候，治疗师可以患者的口吻大声说出这些感受，然后请患者跟着治疗师说。这种情绪处理也可以通过其他方式进行。例如，给人写信来实现，即按照当时自己的语气写信给他人，表达情感。与空椅子技术相比，患者写信表达更加自由，因为没有直面的压力。如果条件允许，患者甚至可以和故人电话、视频甚至面谈，诉说自己内心的委屈、愤懑、不满和遗憾等。显然，这种技术需要患者具有更大的勇气。心理治疗也可以协助患者表达自我的安慰，就是患者向自己表达关心与爱护。如果说自我申辩是说出当时想说而没有说出的话，那么自我安慰就是说出当时自己想听但没有听到的话。心理治疗时可以帮助患者通过冥想回到过去的时光。(2)帮助患者改变自己的认知。在过去，患者的心中常有很多明显妨碍个人发展的信念。虽然这些信念可能很偏颇,但很多患者仍然可以带着它们很好地生活。但是在人生的某个时候,这些信念严重地妨碍患者,直令他们无法获得成功,或者无法获得他们内心的渴望。心理治疗在弄清这些信念产生的背景之后,这些信念常会松动。但是很多时候,它们并不会自然消失,这就需要医生和患者摆事实、讲道理,揭示出这些信念的荒谬,进而帮助他们放下这些信念。这里的关键是帮助患者明白自己当前处境和过去处境的不同:虽然自己现在的交往对象和过去故事里的人物具有某种相似性,但有着本质的不同,即他们通常不会像过去人物一样看待自己,对待自己。再者,即使他们像过去人物一样对待自己,但是自己的能力已然变化,自己完全可以作出不同的反应来保护自己,发展自己。(3)帮助患者整理不幸中的收获,这样也可以帮助他们走出过去的情感。道德经说:"祸兮,福之所倚;福兮,祸之所伏。"治疗中,帮助患者整理收获,可以让他们得安慰。

其三,医生需要挖掘过去经历蕴含的丰富资源。患者的过去里不仅含有解开当前困惑的答案,还拥有赢得战争胜利、摆脱困扰的资源,如过去的经验教训、过去的兴趣爱好、过去的美好情感。

从将来入手。如果医生能帮助患者克服对于未来的困惑和恐惧,激发患者对未来的希望和激情,患者当然可以摆脱很多心理问题。实际上,弗兰克尔的意义疗法早已迈开脚步。后来,认知疗法、优势理论也涉足此间。下面整合西方学说阐述治疗中患者对将来的运用。

其一,医生需要明晰患者对未来所持的憧憬。关于未来的憧憬,在心理治疗中有远期憧憬、近期憧憬和即刻憧憬三种表现形式。远期憧憬意指可以贯穿人一生的憧憬。近期憧憬意指排除问题影响,近期可实现的生活憧憬。即刻憧憬意指患者对问题解决后个人生活的美好憧憬。有许多患者的困扰,主要是因为他们陷于问题情境中而无法自拔,不知道何去何从。因此,最有用的协助方法之一,便是帮助他们建立方向感或使他们了解新的、更具建设性的行动方向。

其二,医生需要发现当前与未来憧憬之间的关联。患者的当前问题与未来憧憬之间经常存在以下三种关系:(1)当前问题对于未来憧憬有消极影响。患者的困扰,从某种意义上说,是由于患者内心的某种欲望受到现实挑战的阻碍所致。因此,摆脱之道似乎就是迎接现实的挑战,寻求内心欲望的满足。可是,满足当下内心的某种欲望有时候是对个人未来憧憬的一种妨碍。在心理治疗中,许多患者恰恰没有发现这一点,他们只欲逞一时之快,却又不能迅速实现,于是陷入进退维谷之中。这个时候,让他们意识到当前问题对于其未来憧憬的妨碍常令他们幡然醒悟、改弦更张。(2)当前问题对于憧憬实现有积极影响。有时,现实的挑战让患者疲惫,他们的内心只想放弃,以赢得内心的一种暂时安宁。可是,由于种种原因,他们无法回避现实挑战,于是内心陷入煎熬,或颓废,或愤懑。他们需要一个理由支撑他们对抗现实的挑战。这个时候,让患者看到当前问题对于未来憧憬的积极意义,无疑是给患者注入一剂强心针,令患者士气大振,勇敢地面对现实挑战。(3)当前问题对于憧憬实现几无影响。有时,当前的问题对于个人的未来既无明显的消极影响,也无明显的积极影响,这同样可以给患者安慰。因为很多患者陷于迷局中,以为痛苦暗无天日。这个时候,患者看到当前问题的威慑力只限于一个小小的时间段里,无碍自己的未来,自然可以潇洒应对。

其三,医生需要明晰未来憧憬实现的时间规划。伊根(Egan, 1986)指出,协助患者订定策略以达目标,可能是表达与患者同在的最富人情味、最温暖且最有助益的方式。治疗师在帮助患者采取措施实现个人憧憬时,需要注意以下三点:(1)明晰努力的期限。一些患者以为憧憬可以一夜实现,而另一些人以为自己可以无限等待。确定自己何时开始努力,何时结束努力,就显得非常重要。对于前者,可以让他们明白自己还有时间去等待、去尝试,从而大大地缓解焦虑。对于后者,明晰期限,可以让他们产生紧迫感,切实地行动起来,从而促进憧憬的实现。(2)明晰努力的节奏,以保证可持续性。(3)明晰当务之急,有两种思路:从要害着手,遇到问题,先抓主要矛盾;从必须做的、最容易做的事情着手。在治疗实际中,可以和患者讨论,一起决定策略的选择。

2. 行动维度

行动维度含认知和行为两个方向,两者有机统一。因为患者认知改变,行为也常常跟着改变。患者建立新的行为,也有助于患者用新的视角审视问题,从而更新认知。根据中国传统文化,认知由于内隐于心,幽晦不可见,故为阴;行为作用于外,清晰可见,故为阳。

其一,治疗可以从认知方向入手,关键是要帮助患者建立正确的自我认知。首先帮助患者明晰自己的自我认知。重点分为:(1)欲望,例如处于主导地位的核心欲望及处于从属地位的普通欲望。(2)能力,例如患者的核心能力与普通能力。(3)身份。每个人都同时拥有很多身份,每一种身份都要求个体主张某种权利和承担某种责任,处在主导地位的为核心身份;处于次要地位的为普通身份。明晰患者的自我认知,要求医生双方一起讨论和完成患者自认为的核心欲望、核心能力和核心身份的命名。医生还需要帮助患者评估自我认知。患者的每一种认知都是过去历史的产物,都曾经帮助患者适应生活,但这些认知是否适应其当前的生活则未知。患者对自我认知的适应性经常处于一种不自知的状态,使患者发现自我认知对于自己生活的影响,进而产生某种领悟。

对于有些患者来说,讨论完他们自我认知的适应性,他们依然茫然。这时,医生还需要帮助他们挖掘和确立新的核心欲望、核心能力和核心身份,让它们去统协其他的欲望、能力和身份。此时,患者过去自认为的核心欲望、核心能力和核心身份,真实存在但不是那么重要。它们从来没有或者不应该处于一种主导地位。这种认知调整本质上是对患者过去认知的扬弃,而不是绝对的否定,因此更易让患者接受。

其二,一阴一阳谓之道,治疗也可以从行为方向入手。首先要明晰患者的行为方式,即患者已经做了什么,这些行为有什么共同特点。两仪心理疗法将患者的行为,根据其对现实挑战的响应方式,分为以下三类:(1)抗争型行为。此时,人们面对现实,迎难而上,努力追求欲望的实现。(2)接受型行为。此时,人们面对现实,知难而退,放弃某种欲望的追逐。(3)回避型行为。此时,人们远离现实,转移注意,抵御欲望的侵袭。明晰行为的本质,即为患者的行为"定性"。这个过程可以帮助患者将注意力集中在问题的解决上,而不是漫无边际的宣泄与抱怨。实际上,很多患者是在不自觉的状态下行动的,他们并不清楚自己做了什么。对于他们,明晰的过程就是审视的过程,反思的过程。

在明晰了患者的行为类型后,医生需要评估这些行为的适应性。任何一种行为都会对人的生活产生一系列积极或消极的影响。当患者常沉迷于行动本身之中,忽略了行为的后果,而后果实非其所愿。当他们发现行为的后果时,常幡然醒悟,奋起改变。而有时,患者对自己行为的正确与否充满怀疑。当他们发现自己的行为产生了那么多积极影响,常心生欢喜。

对于有些患者来说,评估就可以让他们幡然醒悟。但是,对于其他很多患者来说,医生还需要帮助他们根据评估结果改进自己的行为方式。否则,他们可能保持以前的行为模式。患者对于行为的改进,有三种类型:(1)聚焦于症状现实的应对。患者的现实挑战常常引发他们身体心理的症状,如抑郁、焦虑、强迫、游戏成瘾、暴饮暴食等。这些症状影响了他们的生活质量,令他们更加不快。患者的注意力经常集中在症状现实的改变上。很多患者来,直接来寻求症状现实的改变。此时,咨询可以采用两种基本策略对症状进行干预:一为顺向策略。这种策略顺应个人的即时期待,直接减轻和打断他们的不适感觉,减少和消除他们的不良行为。二为逆向策略。这种策略悖逆患者的即时期待,主动增强和加重他们的不适感觉,增加和夸大他们的不良行为。逆向策略最早由意义疗法创建者弗兰克尔提出,并被弗兰克尔称为矛盾意向法。(2)聚焦于日常生活的充实。该方法由日本学者森田正马提出。森田正马指出,神经质的症状是人们出自某一动机,指向某种事实,而由于注意的集中与倾注,经由自我暗示,病态固定下来的产物。这个时候,人们可以忍受痛苦,为所当为,聚焦于日常生活的充实,即无论感到怎样痛苦,都努力投入到实际生活中去,投入外面的世界。这要求人们带着症状逐渐去做自己认为很难做的事情,有时甚至逼迫自己去做。当人们一边忍受着痛苦,一边做应该做的事,常常在不知不觉中得到体验的自信。(3)聚焦于生活难题的应对。有时候,人们之所以出现症状,就是因为他们的生活遭遇难题,这些难题制造了症状。一旦生活难题解决,症状自然缓解,乃至消失。抛开生活难题去处理症状在这个时候是舍本求末,是扬汤止沸,患者的症状不会发生改变。对于生活难题的应对,治疗有两种基本的处理方向:一为继续坚持原来的处理方向,只做具体方法上的调整。例如,如果患者之前是与现实抗争,那么现在继续与现实抗争。他们要的只是一些小的策略变化。二为调整问题处理的方向,对解决问题的思路上作颠覆式改变。这是一种处事风格的改变。改变的方向,因人因事而异。例如,有时患者之前是努力与现实抗争,那么他可能变为努力接受现实。

3. 参照维度

参照是指人们的社会比较对象。人们在现实生活中定义自己的社会特征(如能力、观点、身体健康状况等)时,往往是通过和周围他人的进行比较,在一种比较性的社会环境中获得其意义,而不是根据纯粹客观的标准来定义。参照可以分为基点参照和目标参照。那些与患者背景相似、接触频繁(或曾经如此)的生命为他们的基点参照。那些患者钦佩的、品质卓著的生命为他们的目标参照。基点参照和目标参照的联合作用,影响着患者的思考、判断和决策。

其一,从基点参照入手。典型例子是焦点解决短期治疗中经常运用的正常化技术,该技术通过在他人身上找到患者遇到的问题,患者意识到自己的问题具有某种普遍性而让自己释怀,但基点参照的作用绝不止于此,总起来看,它可以从探讨基点参照的发展状况、正确对待基点参照的观点、管理与基点参照间的交流这三个方面来运用。

探讨基点参照的发展状况。患者困扰的很重要原因就是不能正确认识自我。医生可以通过探讨基点参照的发展状况来更好地评估自己的发展状况,调整自己的思想和行为,从而战胜自我、自在生活。具体操作有:(1)发现基点参照与自己相似的地方。(2)挖掘基点参照比自己落后的地方。(3)发现基点参照比自己领先的地方。

正确对待基点参照的观点。人对问题的看法无时无刻不受到他人思想的影响。在心理治疗中可以充分利用这一点,帮助患者战胜自我、自在生活。具体操作有:(1)邀请基点参照的观点。有时候,患者之所以痛苦,是因为患者完全沉浸在自己的思维逻辑中。这个时候,邀请别人参与到自己的问题中来,常能给患者带来不同视角的启发,甚至震撼,也拓宽了思路,为问题的解决带来机会。(2)扬弃基点参照的观点。有时候,患者感觉需要别人的意见,但实际上他们需要认真思考别人的意见。这里有两种基本的对待方式:采纳他人的意见;拒绝他人的意见。(3)屏蔽基点参照的观点。有时候,患者已经有了自己的决定。此时要做的就是坚持自己心中的理想,坚持自己的追求,屏蔽他人的意见。

管理与基点参照间的交流。从某种意义上说,人际交往对象都是一个个基点参照。不管愿不愿意,他们都会在不知不觉中对患者产生积极或消极影响。如果希望人际交往能促进患者的进步,就需要管理与人的交往,服务患者的成长。具体操作有:(1)激励患者增加与促进个人发展者的交往。有时,患者非常清楚和哪些人交往,能够让自己开心、进步,但仍然裹足不前。他们害怕他人不理睬自己,害怕给他人添麻烦,期望他人来主动找自己等。医生可以认真讨论交往的必要性,帮助患者消除顾虑,协助患者制订时间表,激励患者主动出击,走近他人。(2)激励患者减少与妨碍个人发展者的交往。有时,患者非常清楚和哪些人交往,会令他们紧张、压抑、颓废。但是,由于种种原因,患者仍然与这些人纠缠在一起。这些原因包括碍于情面不好意思,幻想对方改变,希望获得陪伴等。医生可以和患者认真讨论与这些人交往(或过密交往)的危害与不必要性,消除他们的顾虑,激发他们的决心。同时,要和患者一起讨论明确的行动方案,做到既远离这些人但又不伤害这些人。(3)激励患者调整与妨碍个人发展者的沟通。有时,患者清楚知道自己非常不喜欢一些人,但是由于客观的原因,他们不得不与这些人交往,因此常抱怨。但是,抱怨从来不会带来积极的改变,它只是让自己的心情变糟。医生可以和患者讨论通过改变与他人相处的方式,降低乃至消除对方对自己的影响。他人之所以能以一种方式不断地影响自己,让自己不开心,那是因为患者一直用同一种方式回应,有力地配合了对方,支撑了对方,强化了对方。很多时候,如果患者能准确勾勒出双方的互动模式,那么就可以改变这种模式。

其二,从目标参照入手。目标参照对患者的思考、判断和决策拥有巨大的影响力。具体方法有:选择确立合适的目标参照;考察目标参照的发展历程;借鉴目标参照的生活观念。

选择确立合适的目标参照。具体需要:(1)挖掘合适的目标参照。(2)推荐合适的目标参照,需要咨询师针对患者的问题和咨询师本人的知识储备,为他们推荐合适的目标参照。(3)摒弃过时的目标参照。

考察目标参照的发展历程。很多时候医生需要和患者讨论如何有效利用这些目标参照,以给患者安慰与启发。具体可以:(1)回顾目标参照经历的考验。目标参照经常取得比患者大得多的成就,而那些大得多的成就经常从比患者大得多的考验中来。对比目标参照,患者会更加合理化自己的考验,接纳当下的考验,从而直面生活的挑战。(2)借鉴目标参照的应对策略。患者常与目标参照具有相同或相似的价值观,并为患者钦佩。因此,患者很愿意站在巨人的肩膀上,解决自身的问题。虽然目标参照的具体方法,患者可能没办法完全复制,但是他们可以吸取目标参照问题处理的大体方向,进行创造性转化。(3)学习目标参照展现的品质。患者常常欣赏目标参照的成就与品格。从某种意义上说,是目标参照的某种优秀的品质帮助他克服重重困难,经受种种考验。患者学习这些品质也将有助于患者的成功。

借鉴目标参照的生活观念。生活中,人们困扰常常是因为不能对经验进行有效加工,以致看不到问题解决的方向。这时,如果患者能够秉持一个有效的理念,他们可能觉得问题根本不是问题,或者问题的解决之道就在身边。具体运用有:(1)直接使用。(2)重新诠释,有些古代含义朦胧的句子给医生提供了巨大的诠释空间,我们可以根据患者的情况对其展开自由诠释。(3)放弃使用。有时候患者的问题就是由于这些不合理的信念造成的。这些信念曾经在患者的成长中给人很大的帮助,但是岁月流逝,它们不再切合时宜,让患者痛苦,剔除它们可以让患者解脱。有时,某些观念非常强大。这时,医生可以和患者讨论以下三个问题,以摆脱不适宜观念的束缚:(1)谁在灌输?理念灌输者的可信度常可质疑。如果怀疑观念的灌输者,那么观念本身也常常跟着被怀疑起来。

(2)谁在获益？任何一种观点都会让一部分人获益，而可以获益的那一方自会全力宣传该观点。洞悉这一点常让人彻悟。(3)谁在受伤？一种观点让一部分人获益，必使另一部分人受损。很多人的权利就在某种观点的掩护下被无声剥夺而自己毫不知晓。

4. 身体维度

人是身体和思想的统一。人们在困扰之时常沉迷于自己的思想，而将身体遗忘。这时需要放下思想，照顾身体。治疗中，身体策略的具体运用有两种：从安静入手；从运动入手。

其一，从安静入手。首先是身体的安静，之后才可以慢慢安静心灵。现实中，许多人困扰的时候，身体也常躁动不安，两者交互影响。具体操作有深呼吸、正念、写心冥想。

深呼吸。短暂的快速呼吸并无害处，但持续的快速呼吸导致身体不适感，引起恐惧反应，这会形成另一种应激的恶性循环，并常常导致惊恐发作。具体可以这样做：用横膈膜吸气，同时对自己说"吸气"，呼气之前屏住呼吸片刻；缓慢而深沉地呼气，同时对自己说"放松"。暂停并等待下一次自然呼吸。缓慢地吸气，然后短暂屏住呼吸时，请注意自己身体紧张的部位。呼气时，注意体会紧张感的离开。当思维、感觉和感知引起注意时，只要注意一下它们就行了。然后，把注意力拉回到自己的呼吸上来。每次练习5—20分钟。一旦掌握了这个练习，每天在非压力性情境下练习几次。最后，在压力性情境中开始使用该练习，以便减缓个人的紧张。只做几次横膈膜呼吸，说"吸气"和"放松"，然后通过呼气释放紧张。请把注意力集中在放松时的感知上。记住，在深呼吸前，人也需要吸气。当一个人每天都做一两次为时20分钟的呼吸练习时，他就会发现自己更加容易放松身体、平静思绪和应对压力。如果他体会到了深呼吸的益处，咨询师当鼓励其制定计划、坚持每天留出时间练习，建议其在一天中要不时觉察自己的呼吸。一旦发现自己有屏气、浅呼吸和（或）呼吸急促现象，即有意识地去深呼吸。

正念(mindfulness)。正念就是通过对当前一个接一个展开的体验有目的不带批判地留意而获得的意识。正念意味着有意识地关掉那些习以为常的自动思维模式(如对过去的反思或对未来的担忧)，用全身心的觉察来整合事物当前的状态。有两种训练方法：(1)呼吸禅修。首先要选一把固定的椅子。这把椅子既能让自己坐得很舒服又能让人的脊椎部位或多或少保持垂直，因为这样的姿势有利于人的专注,保持脊椎部位的垂直会增强人的警觉性。如果患者愿意,他可以将脊椎部位紧贴在椅子靠背处作为支撑,或者可以坐得稍微靠前一点。总之,患者要找到一个使自己的脊椎可以发挥支撑作用的平衡位置。为了增进正念的效果,患者可以尝试以下的想象:有一根绳子固定在自己的头顶,它轻轻地朝着屋顶或上空的方向拉动人的身体并拉长拉直自己的脊椎。接下来,人可以前后、左右晃动头,让它找到一个自然舒适的平衡点——为了得到一个松弛、端正且能保持警觉的姿势。人可以将双手很轻松地放在自己的大腿或双膝部位以加强稳定感,但不要用手臂去支撑自己的整个身躯以防止身体后倾,因为这样做容易导致紧张。一旦患者以一种舒适且保持警觉的姿势坐下,就请他们闭上双眼。如果一切正常,他们可觉察自己的呼吸。在仰头 20 分钟,需要让他们专注呼吸的感受。尽管人可以从不同的身体角度来觉察呼吸,但就开始的这项练习而言,只需要让自己尽量专注并尝试一下自己能否觉察到呼吸的轮回过程。有时,人们会发现自己的心已经完全离开了对呼吸的关注而去想一些大不相同的事情,这是非常自然的事。在发现这样的情况出现时,人们无须怪罪自己,只需自然地将自己的注意力重新引向呼吸,甚至能够为又一次觉察当下而祝贺自己。在专注自己的呼吸 20 分钟以后,患者可以再花一点时间来感受自己周围的世界。例如,闭上眼,用心倾听外面的声音,就像在听一首歌,不要将声音贴上好恶的标签。然后,睁开眼睛,打量周围,像初次见到一样,注意周围的一切,留心它们的颜色、形状和质感等。(2)身体扫描。顾名思义,就是将注意力在身体各部位间依序移动。具体操作是:首先进行呼吸禅修,专注每一次呼吸在腹部起伏的感受。接着,如果坐着,请将自己的专注点指向身体与座椅和地面接触时的感受;如果躺着,请专注身体与地面、躺椅或床接触时的感受。当专注重力轻轻拉动下的身体被支撑物托住的复杂感受时,即可将对呼吸的专注放在一边。将专注力转向任何一只脚的脚趾。请注意来自这些脚趾的一切感受。感受一下它们是冷还是热,是松弛还是紧张。观察一下自己是否能注意到来自脚趾的这些感受并不是孤立的,而是由一段时间内一系列非常短暂的细微感受串在一起后形成的。请将一种充满兴趣和好奇心的态度引入你的感受中。注意观察这些感受在不同时间内的细微变化。如果在某个时候发现自己的注意力漂移到某种思绪里,请将它轻轻重新拉回对脚趾的专注中。让自己的专注力在脚趾稍作停留,直到你觉得你已经达到一种完全专注的状态。将专注力指向同一只脚的脚面,体会这个位置的一切感受,请注意哪些是好的感受,哪些是不好的感受。同时,注意这个位置是否有冷或热,松弛或紧张的感受。如果发现自己的心开始偏离,请将它轻轻带回对脚面的感受。让专注力在此稍作停留,直到感觉自己已经达到一种完全专注的状态。如果已经做好移向下一个位置的准备,请将专注力转向对脚底的感受。用少许时间保持对这个部位的专注,像刚才一样仔细体会这个部位的各种感受。就这样依次将这个禅修过程继续下去,在这一过程中,扫描身体各个部位并不是关键所在。系统扫描身体将有助于你保持自己的专注力。你可以从身体的一端开始,一直向前,直至到达另一端(人们常常是从脚趾开始一直到达头部)。再将专注力引向同一只脚的脚踝,依次到小腿腓部、小腿胫部、膝部、大腿、腹部、沟部。以同样缓慢而有系统的方式,依次关注另一只脚或腿的各个部位,同样是从脚趾开始,接着可以将专注点移向腹部、胸部、颈部,接下来臀部以及背部下、中、上三个部分。双臂的专注方法练习和腿部非常相似,从一只手的手指开始,然后依次移向手掌、手背、前臂、上臂,直至肩部,另一只手也一样。将专注点移向颈部时,先是颈前部,然后颈后部,接下来是下巴、嘴、面颊、鼻子、眼睛、前额、耳朵,最后到头前部和头后部。

写心冥想。冥想是指在某个时间,有意练习将自己的注意力不作批评地集中在某件事情或事物上。在这里,事情或事物本身并不重要,重要的是它是注意的焦点,但很多患者在困扰时常常排斥关于积极意象的冥想或者中性意象的冥想。患者在困扰时自然闪现的是消极意象。倘若强制性地想象积极意象,患者需要付出一定的意志努力。即便如此,他们仍然禁不住注意转移,禁不住杂念丛生。为了解决这个问题,杨文圣博士等提出写心冥想。

关于心的情绪意象。生活中,人们的头脑里经常自然闪现很多关于心的情绪意象,而且展现出高度的一致性。这种一致性体现在不同性别、年龄、受教育程度、经济水平的人们在相同的情绪下经常呈现出相同的意象。

关于心意象的运用。任何事物均可以作为冥想的对象,所以关于心的情绪意象也可以用来冥想。涧水疗法就是将关于心的意象作为聚焦的对象,并把这种冥想称为写心冥想。步骤如下:(1)讨论意象,请患者用心的意象来表述自己的情绪状态。如果有些患者找不到合适的意象表达自己的情绪。医生可以抛砖引玉,即利用自己对于其情绪的理解推荐一些意象给患者。(2)确定姿势。患者调整自己的坐姿,以便于集中注意。坐在椅子上,双膝舒适地分开,双腿不要交叉放置,双手放于大腿上;后背挺直坐好(但勿僵硬),让头部重量直接放在脊柱上。下颌微收便可坐直腰背，应让背部微微拱起。身体先左右、再前后轻轻摇晃几下，让上半身的中心在臀部找到平衡点。闭上嘴巴，用鼻孔呼吸。舌尖抵住上颌。极尽细致地想象选定的意象，并让注意安住在这些意象里一段时间，让这些意象清晰稳定、丰富细致。(3)加工处理。在这里，缓慢、温和非常重要，不可以激进，不可以试图让意象立刻发生颠覆性改变，因为生活中大部分的变化都是渐进发生的。处理的方法，主要有配置物件(如塑料导管、平板)、施加外力(如挤压、抚摸)、添加物质(如水)、增加背景元素(如音乐)等来改变心的状态。这些方法可以是患者自己想出的，也可以是医生想出的。如果是医生想出的，需要告诉患者，允许并鼓励他们进行调整、修改。需要强调的是，患者永远是意象处理的主刀手，他们对于所有的方案都具有绝对的否决权。因此，严格地说是患者和咨询师共同加工这些意象。

其二，从运动入手，具体操作有体育健身、体力劳动和推拿按摩。

体育健身。持续进行身体运动可以暂时中止人们的消极念头。可以从四个方面帮助和鼓励患者进行运动健身：(1)频率。人们不需要大量运动，而是定期运动。要达到影响情感脑的效果，最少的运动量是一星期运动 3 次，每次 20 分钟。相较于距离和强度，时间更重要。只要人们在运动中能说话，而不是唱歌，就已足够。(2)运动量。运动的好处可能与运动量成正比。开始运动的时候要轻松一点，让自己的身体作向导，目标是达到所谓的心流状态。要做到这一点，人们应处于能力的极限边缘但不过火。能力极限是通向心流的大门。当一个人的能力随着训练增加后，人总有时间跑得更远更快。(3)团队。加入一个运动团队比单独运动更有效。一群人投身于相同的目标，相互支持、鼓励和监督，或者仅仅是志同道合的人所起的示范作用，就可以带来很大区别。一群人一起运动更能遵循必须定期训练的要求。这对于成功至关重要。(4)趣味。人当选择一种自己觉得有趣的运动。它愈接近游戏或爱好，人们就越容易持之以恒。运动的类型并不重要，定期练习就行。

体力劳动也可以帮助患者获得内心的宁静，包括整理办公室和房间、洗衣、养花、购物等，可以帮助人们转移注意力、抑制消极思维、产生内啡肽等化学物质来产生兴奋，还能带来成就感。从某种意义上来说，这是一种积极性休息，使大脑皮层各个部位在兴奋与抑制中及时轮换。

推拿按摩是利用手、足或器械等在人体上进行各种手法操作，刺激人体体表部位或穴位，以提高或改善人体生理功能、消除疲劳和防治疾病的一种方法。

在医疗康复中,按摩可让患者放松舒适,令患者体会到一种被关心、被照顾的感觉,从而降低孤独感以调节情绪。按摩也可以自我实施,可以随时随地进行。治疗时,不建议医生为患者进行按摩。因为无论双方性别,身体按摩可能引起双方对性的联想,从而引发伦理的争议。

5. 利益维度

利益可以分为有形的利益和无形的利益。有形的利益如食品、住房、金钱等,它们真实可见。无形的利益如个人的成就感、价值感、存在感、安全感和控制感等,它们若隐若现,但真实不虚。有形的利益和无形的利益常交错在一起。面对利益,人们有两个基本方向,一为舍弃,一为争取。人的时间、精力、能力和时运等决定了人必须有所为,有所不为。虽然道理非常简单,但是很多人在行为上陷入困境:他们或难以舍弃一些必须舍弃的利益,或不敢大胆争取一些必须争取的利益。他们犹豫彷徨,痛苦迷茫。他们在理性上知道自己该如何选择,但在行动上就是做不到。这个时候,心理咨询如果能够帮助他们舍弃当舍弃的利益,争取当争取的利益,他们就解脱了。

其一,从舍弃入手。对患者来说,尽管他们理智上告诉自己应该放弃某种利益(如一段互相伤害的情感),但是行为上他们做不到。因此,他们依然沉溺其中,纠缠不休。医生能够:帮助患者探索内心掩藏的眷恋;帮助患者转变对于利益的态度;帮助患者调整个人的行为方式。

帮助患者探索内心掩藏的眷恋。患者不忍舍弃某种利益,一个直观的理由是这些利益与很多眷恋捆绑在一起,利益的舍弃将意味着这些眷恋的破灭,而眷恋给患者的坚守以强大的动力。医生可以和患者讨论三个问题:(1)自己曾经有哪些规划?(2)自己曾经有哪些付出?(3)自己曾经有哪些欢乐?

帮助患者转变对于利益的态度。医生需要帮助不愿放弃的患者转变对于利益的态度,帮助他们认识到继续追逐的荒诞。如此,患者才会停止追逐,停止自我折磨,停止困扰和痛苦。医生可以从这些方法开始:(1)帮助患者明了利益的无常性,即任何利益都是一种因缘际会,都是一系列主客观条件下的产物。一旦主客观条件变化,利益就无法存留。医生要帮助患者破除这些幻想,让患者意识到不会有奇迹。(2)帮助患者明了利益的有限性。任何利益对人的贡献都是有限的。因此,舍弃它们对人生活的影响也是有限的。(3)帮助患者明了舍弃获得的收益。舍弃带来的第一种收益就是远离危险。舍弃带来的第二种收益就是收获新的利益。

帮助患者调整个人的行为方式。医生可以：(1)减少激发相关欲望的刺激。减少外部刺激可以有效地减少欲望的激发。(2)阻断与利益相关事物的联想，可以转移注意或冥想技术不让念头持续。(3)做好欲望活跃期的时间管理。医生可以和患者未雨绸缪，提前做好预案，防患未然。

其二，从争取入手。为了生存和发展，人们会自然地去参加利益的追逐。患者的理性告诉他们应该争取某种利益，但是行为上依然选择退缩和拖延。退缩和拖延之后，机遇溜走，他们懊恼、沮丧，甚至愤怒。具体操作有：帮助患者探索内心掩藏的恐惧；帮助患者转变对待风险的态度；帮助患者调整个人的行动方式。

帮助患者探索内心掩藏的恐惧。医生可以和患者讨论这些问题：(1)如果失败了，会发生什么？聚焦的是患者的失败恐惧，失败的核心是未能达成期望的目标。(2)如果成功了，会发生什么？聚焦的是患者的成功恐惧，指个人由于预见到成功会产生使人恐惧的结果，所以在以后从事类似活动时可能放弃积极行动，改以消极应付行为。成功恐惧与对成功结果的预测有关，是对成功可能带来的压力或孤独、后悔、紧张等负性情绪，它主要体现在五个方面：学业或事业压力，担心成功后不能保持现在的好成绩或更上一层楼；人际关系，担心事业成功可能导致择偶困难，或影响家庭生活，或因树敌多而遭人排挤和疏远；生活情趣，担心事业成功后不得不放弃自己的兴趣爱好，从而影响生活品质；对成功的否定，认为自己的成功只是一种偶然和运气，不是自己的真实水平，所以非常心虚，担心自己以后一定会穿帮，被人嘲笑；指标提高，担心成功后父母或单位领导对自己的期望加码，任务加码，令自己更加辛苦而且自己最后一定会无法胜任，这必然导致期望者对自己失望、抛弃。(3)如果去做了，会发生什么？聚焦的是患者的过程恐惧。他们不愿意承受这些艰辛，承受这些煎熬，因为追逐的过程常有违自己的个性，有违自己的兴趣，触碰了自己的弱点。为了掩饰自己内心的恐惧，为了维护个人的尊严，一些患者常为自己的退缩给出一些冠冕堂皇的理由，但实质上是一种掩饰。

帮助患者转变对待风险的态度。医生可以从这些方面入手：(1)帮助患者认识风险的边界。人如果一直忧虑下去，就永远找不出解决办法。具体操作：先无畏地分析整个情势，并找出这个挫折能带来最坏的状况是什么；考虑可能发生的最坏情况后，想办法接受它；平静地想办法从已接受的最坏状况中谋求改进。(2)帮助患者认识个人的身份，包含两个方面，一为人的责任，二为人的权利。一旦人们意识到自己追求利益的过程是身份要求的时候，经常产生某种使命感,从而激发出勇气。强化人的责任意识可以给人勇气。患者还常常忽略自己普通人的身份,这就意味着无可回避的局限性,不能预测和决定未来。(3)帮助患者认识个人拥有的资源,泛指有利于利益争取的一切主客观条件。这些条件,有些属于个体自身,如个人的年龄、性别、能力、性格等,有些属于周围环境,如社会地位、人际关系。在各种资源里,社会支持在激励患者争取利益中处于特别重要的地位。

帮助患者调整个人的行动方式。行动是打败焦虑的最好办法。当患者全身心投入到工作中的时候,他们根本想不起心理紧张问题,甚至在最复杂、最紧张、风险最大的情况下也一样,情绪紧张只出现在事先,或者在事后。行动方式有:(1)快速启动。很多患者之所以胆怯退缩,是因为他们考虑得太多。(2)充分准备。不确定性因素是患者不敢行动的原因,但如果未雨绸缪、充分准备,患者能积极主动地追求利益。(3)聚焦任务。当患者把注意力集中在他人评价时常常恐惧焦虑,但如果将注意力集中在任务及操作细节中则能放松。

6. 同情维度

同情就是当人看到或逼真地想象到他人的遭遇产生的感情。同情的对象不仅仅指向他人,也可以指向自己。同情直接取消了人的怨恨,减少了人的执着性,改变了人心中主动性与执着性的力量对比,为心理困扰的消除赢得了广阔的空间。

其一,治疗从对自我的同情入手。在苦难的日子里,给予自己无条件的关切和安慰,尽管生活困难不变,却能避免恐惧、否定和疏离的袭扰。自我同情可以滋养乐观心态,缓解焦灼,感恩生活,让患者感受生活的美好。治疗时的具体操作有:直面事实真相;拒绝自我否定;坚持自我肯定。

直面事实真相,而不自我欺骗,不自我逃避。对于真相,患者经常不愿意承认它们,因为承认它们意味着自己失败、怯懦、卑微、低俗,甚至卑鄙,为人不齿。因此,患者努力掩饰它们,逃避它们,好让自己体面,好让自己感觉有尊严。于是,很多时候,自己都不知道它们的存在,沉溺在自己的执着性中。直面事实真相,从另一面看就是放弃幻相。人们不愿意直面真相,只是因为他们留恋幻相。一旦他们放弃幻相,真相就自动出现在他们的脑海,自动出现在他们的心田。在实际治疗中,治疗师可以和患者讨论以下三个问题来帮助患者放弃幻相:幻相给我带来的好处是什么?我为幻相付出的代价是什么?幻相成真的条件是什么?这三个问题经常可以让患者走出幻相,直面事实真相。直面事实真相,人会感到痛苦,但这种痛苦是有意义的,痛苦可以转化为动力。凭借这种动力,改变自己,也改变着世界。

拒绝自我否定。自我否定就是患者对自己不满意,责骂自己,认为自己就是一个错误,认为自己不该这样,认为自己当是另外一个人。拒绝自我否定的具体操作有:(1)识破陷阱。一旦患者识破这些陷阱,自我否定的力量也随之减弱。无利不起早,自我否定为什么会存在,是因为它们让患者获益了。自我否定可能从两个方面令患者获益:一方面,当他们攻击自我时,患者身兼批评者和被批评者双重角色。通过对自身的不足报以无情地批评,他们感受到一份正义和力量。患者用高标准要求自己,评价自己,更让自己巧妙地强化与高标准联系在一起,从而生出一种高贵感。这实际上是傲慢的一种隐秘表达。自我否定减少了变化的可能,这样就为患者制造出某种熟悉感,减少了不确定性,由此获得了安全感。另一方面,当患者攻击自我的时候,他们在自我惩罚。通过自我惩罚,他们占领了道德高地,他们可以大大方方地、冠冕堂皇地拒绝他人对自己的指责和攻击,因为"我已经惩罚自己了,你们还想怎么样"。这样,患者通过自我惩罚完成对自我的赦免。这样,似乎就不必为过去的错误承担责任了,似乎就不需要作任何改变了,因为他们已经付出代价了。这样,患者逃避了改变的责任,患者逃避了努力的艰辛。(2)识别语言。改变对待自己方式的第一步是,注意到你在何时会自我攻击。许多人自我攻击的声音不绝于耳,但自己完全意识不到它的存在。不管任何时候,只要你对某事感到很糟糕,就想想刚才你对自己说了什么,请尽量准确地记下你言语的每个字。在你自我攻击的时候使用了哪些词?你使用了何种语气?严厉、冷酷还是愤怒?这个声音让你想起了哪位曾批评过你的人?你肯定想深入了解内部自我批评者,也想知道它何时变得活跃。切切实实地去觉察、了解你是怎样和自己交谈的,将为改变打下坚实的基础。(3)削弱击破。识别出自我否定的语言后,医生可以用事实、用逻辑驳斥这些语言,揭示它们的错误。在驳斥过程中,医生可以利用患者过去经历中与其自我评价明显不符的经验,来揭示他们自我评价的不公正性。医生也可以和患者讨论周围人对自己的正向评价及其产生的可能证据,来揭示他们自我评价的偏差。通过这种方式,医生可以帮助患者消除羞耻感,原谅自我,接纳自我。但有时,医生需要的是削弱而不是击破,因为击破有时是一项不可完成的任务,击破只是使得自我否定的声音抽刀断水水更流。接受承诺疗法指出,你要驳斥一个想法,你就需要判断这个想法的是非真假。在判断的过程中,你会浪费大量时间和能量,你的大脑一遍又一遍地试图让你陷入矛盾之中。为了克服这一难题,接受承诺疗法提出去除认知融合(defusion)技术。接受承诺疗法认为,在通常的语境里,人们把词汇和词汇所指的事物看成几乎一回事,两者融合在一起。去除认知融合技术建议人们将自己的想法仅仅看成想法而不是事实,从而削弱内部语言的影响。具体做法主要有三种:一问自己:"这个想法有益吗?它能帮我创造我想要的生活吗?"如果有帮助,那就关注它;如果不是,就当它在说故事,不去计较它。二问自己:"你真的相信你说的话吗?""你对自己的评价,你自己服气吗?"很多患者听到这样的问话后经常给予否定的回答。三将内部语言改为"……,这是一个想法"或者"我'现在'觉得……"。通过这样的语言处理,患者就悬置了对自我的判断,削弱了自我攻击的力量。这样,医生就可以腾出精力,将它们放在建设性的事情上。去除认知融合技术也可以用意象的方式进行。这种方法建议患者将自己的思想和情绪具象化,无论是以图片还是文字的形式,让它们在没有对人造成伤害之前从人身边飘然而去。这样,患者就避免沉迷其中,避免去分析它们,避免死死纠缠它们或者说避免被它们死死缠住。具体如下:

  试想坐在地上看着自己的想法和情绪随着浮云飘走。
  想象自己坐在小溪边,看着自己的想法和情绪被溪水中的落叶带走。
  看着自己的想法和情绪写在沙滩上,然后被海浪冲走。

在进行这项练习时,谨记全盘接受,不要与它们斗争,不要因持有它们而自我批评,要让这些想法和情绪来去自由。认知疗法则提出去中心化来拒绝自我否定。贝克(Aaron T. Beck)指出,去中心化就是一种能力,将认知看作一种心理活动,而不是真理性叙述。患者要避免卷入负面情绪的旋涡,而是要置身事外来观察,认识到这种思想只是一种"观念",不一定是"事实"。患者如果能标注出思维的"过程"而不是专注它的"内容",那么就达到去中心化了。你可能听说过这样的话:"我又开始自我攻击了。""我又开始看不起自己了。""我又在吓自己了。"诸如这样的反应就意味着患者达到元认知水平。

  坚持自我肯定,指患者在困难面前主动安抚自己,欣赏自己,激励自己。在心理治疗中,帮助患者加强自我肯定可以从以下三个角度入手:首先,帮助患者揭示个人的价值。其次,帮助患者揭示未来的变化。和前面提到的事实真相类似,人的世界也可以分为外部世界和内部世界。外部世界主要指一个人的生活环境、人际关系和生活内容等显性的东西。内部世界主要指一个人的精神追求、感知记忆和情绪状态等隐性的东西。显而易见,人的内部世界和外部世界相互联系,相互影响。无论是人的外部世界还是内部世界随着时间的变化都会发生变化。最后,帮助患者揭示事件的意义。事件的意义经常可以从两个方向去寻找:联系自己的过去寻找;联系自己的将来寻找。

其二,从对他人的同情入手。当人们去同情他人时,他们就不再把注意焦点放在自己的痛苦之上。对自我关注的减少,可以有效减少自己的痛苦。此外,关注同情他人,将自己的命运和他人的命运联系在一起,还可以开阔自己的心胸。这样,自己就站在新的高度上看待自己的喜与悲。对他人的同情,形式有多种,既可以是同情他人的欢乐,也可以是同情他人的痛苦。同情的对象,既可以是与患者的问题密切相关的人,也可以是与患者的问题几无关联的人。所有这些,都可以对人的心理产生积极的影响。治疗中,对他人的同情的运用需要注意三点,即感知他人、支持他人、尊重差异。

感知他人是同情他人的基础。在心理治疗中,运用同情他人策略,就要求患者通过某种方式了解他人的生活,感知他人的世界,感知他人的思想情感。一种最简单的方式就是走进他人的生活,体验他们的生活。但是,有时候直接走进他人的世界不切实际,如他人不在身边,双方交流缺乏等。这决定了患者只能以间接的方式去走进对方的内心世界,感知他人的思想情感。也就是,人们常说的将心比心,换位思考。间接的方式有分析讨论和角色扮演。分析讨论是指治疗师与患者一起分析讨论他人的处境和行为表现,理解患者内心的想法和情感。有时候,因为患者对他人的情绪很大,并不适合分析讨论,这个时候可以尝试角色扮演。角色扮演也有两种方法,一种是在治疗的当下运用空椅子技术,说出自己对他人想说而没有说出来的话,然后坐在另外一个椅子上,以他人的语气说出他人的观点。有些人不善于对面表达,这个时候也可以用书信的方式开展,具体为站在自己的角度给他人写信,写出自己对于对方的情绪等,然后再站在对方的立场,以对方的口吻给自己回信。这样,多次来回促进患者表达出对对方的情感,也感知对方的思想情感,起到很好的作用。

支持他人是同情他人的核心。在心理治疗中,支持他人意味着患者在感知到他人的痛苦或欢乐的基础上,去帮助他人增加欢乐,减轻痛苦。在这一过程中,患者收获价值感,收获成就感,从而走出困扰的阴霾。支持他人的一种最质朴的方式就是陪伴见证。对于患者来说,因为陪伴和见证,自己和他人紧密地关联在一起,而不在自我封闭的牢笼里。在心理困扰的时候,发现自己的价值,贡献自己的价值,对自己是一种莫大的安慰。但有时候,还需要给他人一些切实的帮助,如根据他人的具体情况,为减轻痛苦或增加欢乐给予行动建议。患者在他人痛苦的时候,努力让他人看到希望,看到问题的解决之道,这会给患者一种成就感,一种价值感。他人对患者的感谢和肯定更是对患者的莫大安慰。患者还可以用精神支持的方式表达同情。所谓精神支持,指人们求助于超自然的力量,去表达对他人的一份美好祝愿。有时候,由于条件的限制,人们并不能去陪伴见证他人,也不能给人切实的帮助。这个时候,人们常可以精神支持的方式表达自己的情感,常见的方式有专门去某个教堂寺庙、名山大川或任何可以给自己带来神圣感的地方,去为他人祈祷,为他人祝福。精神支持有一种特别的形式,叫慈心冥想。慈心冥想源于佛学,具体做法为:开始时先调整好禅修练习的姿势,在坐好之后便可以将专注力转向自己的呼吸。接下来,在内心唤起你想同情的,现在正在遭受痛苦的人的形象——如果你想要应对悲伤、愤怒或抑郁,你可以将自己的专注力投向某个你认为非常悲伤、愤怒或绝望的人。在每次吸气时,你要想象自己吸进去的是那个人的痛苦;在每次呼气时,想象自己正将宁静、快乐以及能够缓解患者痛苦的一切都呼出来传送给他或她。这样做的目的是将别人的痛苦完全吸收给自己,并练习如何与痛苦相处,同时将慈爱传送给对方。

尊重差异。人和人是不一样的,医生需要提醒患者在帮助他人时尊重人和人之间的差异。尊重差异,允许人们有自己独特的解决方案,可以促进人们负起责任,彰显生命的力量,从而达成自己的目标。此外,他们内在的发现和选择的路径,会比任何其他人给的解决方案都更有效地匹配他们独特的渴望。尊重不是害怕和畏惧,其本义是按其本来面目发现一个人,认识其独特个性,意味着一个人对另一个人成长和发展应该顺其自身规律和意愿。尊重意味着宽容,宽容他人的不足与错误。

四、两仪心理疗法的优劣

两仪心理疗法的最大优势在于其融合东西方众多心理治疗理论。在认知维度上,对患者欲望认知的明晰与修正,这常常是心理动力学讨论的内容。在行为维度上,对患者行为修正策略的讨论,更直接引用了森田治疗和意义疗法。而整个维度的讨论则透露出现实疗法的气息。两仪心理疗法的其他五个维度的阐释,与行动维度具有共同的特点。它们一方面整合众多的西方心理治疗理论,如心理动力学、人本主义疗法、存在主义疗法、认知行为疗法等,并将之凝练为一个个"招式"。一方面,两仪心理疗法又根据研究者个人的治疗经验,提出一些个性化的策略。这在身体维度上表现尤为明显。在身体维度,两仪心理疗法提出写心技术。写心技术首先邀请患者用关于心的短语或句子表达自己的情绪情感。例如,医生鼓励患者用"心在流血"这样的具有强烈画面感的句子来表达自己的伤悲。然后,请患者凝神定气,细致地想象这个画面,最后加工处理这些画面,从而达到宣泄情绪、安抚情绪的目标。

两仪心理疗法具有浓厚的《易经》阴阳思维。《系辞》云:一阴一阳谓之道,意为事物由阴阳两方面构成,不可执着于一方面。西方经典理论中常执着于一方面。例如,人本主义疗法主要聚焦于发挥个人的主动性,而认知疗法主要聚焦于削弱人的执着性。两仪心理疗法则着力改变双方的力量对比,关注双方的力量消长,从而将人本主义疗法和认知疗法整合起来。在具体实践上,两仪心理疗法高度重视对患者的关心、理解和支持。《易经》还强调变化。《系辞》指出易道"变动不居,周流六虚,上下无常,刚柔相易,不可为典要,唯变所适",大意为易道精神变动不居,它在天地间自由漂流,忽上忽下,忽柔忽刚,没有什么固定的法则,只是随事物的变化而变化。由此,两仪心理疗法提出六维结构模型,心理治疗就是在这个模型中六个维度之间,在各维度的两端之间自由跳跃、漂流。面对患者,何时何种策略奏效其实并无规律可循,需要医生不停地去判断,去尝试,去调整。

两仪心理疗法面对的挑战之一是,需要进一步测试评估临床实践效果,以便得到更多更全面的证据来支撑其疗效。同时,两仪心理疗法对于操作医生的要求较高,操作者需要掌握如心理动力学、人本主义疗法、存在主义疗法、认知行为疗法等诸多西方心理学理论,能够在治疗过程中迅速判断、及时调整并按需使用某理论中的技术。

【复习题】

一、选择题

1. 以下几种心理疗法中理论溯源借鉴了道家学说的是(　　　　)(多选)。

  A. 认识领悟疗法　　　　　　B. 意象对话疗法

  C. 悟践疗法　　　　　　　　D. 道家认知疗法

  E. 疏导疗法　　　　　　　　F. 两仪心理疗法

二、填空题

1. 道家认知疗法的治疗操作中,第一步是测查当前的精神压力,第二步是_____,第三步是_____,第四步是道家哲学思想的导入与实践,第五步是评估和强化疗效。

三、简答题

1. 认识领悟疗法中的领悟是指什么?
2. 两仪心理疗法中的执着性是指什么?
3. 请浅谈认识领悟疗法与精神分析的相同与不同之处。
4. 请浅谈意象对话疗法的优点与不足。

【推荐阅读】

李心天.悟践心理疗法[M]//李心天,主编.医学心理学.北京:北京医科大学中国协和医科大学联合出版社,1998.

钱铭怡.心理咨询与心理治疗(重排本)[M].北京:北京大学出版社,2016.

杨文圣.两仪心理疗法——心理治疗的中国阐释[M].上海:上海三联书店,2017.

朱建军.意象对话心理疗法[M].北京:北京大学医学出版社,2006.

钟友彬.中国心理分析:认识领悟心理疗法[M].沈阳:辽宁人民出版社,1988.

张亚林,杨德森.中国道家认知疗法——ABCDE技术简介.中国心理卫生杂志,1998,12(3):188-190,192.

参 考 文 献

一、中文部分

曾祥龙,刘翔平,于是.接纳与承诺疗法的理论背景、实证研究与未来发展[J].心理科学进展,
　　2011,19(7):92-98.
车文博.西方心理学史[M].杭州:浙江教育出版社,1998.
陈巴特尔.心理咨询与治疗[M].天津:天津大学出版社,2015.
答会明.心理辅导与心理治疗的本土化思考[J].中小学心理健康教育,2009,5(128):14-16.
大卫·凯恩.以人为中心心理治疗[M].合肥:安徽人民出版社,2012.
戴福强.认识领悟疗法的临床应用[J].健康心理学,1994,2(3):177-178.
弗洛伊德.日常生活的心理分析[M].林克明,译.台北:志文出版社,1983.
郭念锋.国家职业资格培训教程·心理咨询师(二级/三级)[M].北京:民族出版社,2005.
贺华玲,冯芦.认识领悟疗法——感受恍然大悟[J].心理与健康,2009,2:16-19.
化振,杨来启,马文涛,施旺红.森田疗法在强迫症中的临床应用[J].国际精神病学杂志,
　　2018,45(3):417-418,436.
怀特(Michael White).叙事疗法实践地图[M].李明,党静雯,曹杏娥,译.重庆:重庆大学出版
　　社,2015.
怀特(Michael White),艾普斯顿(David Epston).故事、知识、权力:叙事治疗的力量[M].廖世
　　德,译.上海:华东理工大学出版社,2013.
霍维茨(Horwitz, L.). *Clinical Prediction in Psychotherapy*. New York: Jason Aronson, 1974.
江光荣.心理咨询的理论与实务(第二版)[M].北京:高等教育出版社,2012.
蒋京川,叶浩生.后现代心理治疗及其伦理问题思考[J].心理学探新,2005,25(4):21-25.
卡特里娜·布朗,托德·奥古斯塔-斯科特,编.叙事疗法[M].方双虎,方红,等译.北京:中国
　　人民大学出版社,2016.
科里(Gerald Corey).心理咨询与治疗的理论及实践(第8版)[M].谭晨,译.北京:中国轻工业
　　出版社,2010.
孔屏.学校心理咨询实务[M].北京:中国轻工业出版社,2010.
雷秀雅.心理咨询与治疗[M].北京:清华大学出版社,2019.
李川莹.叙事治疗模式在青少年网瘾问题中的个案应用[D].保定:河北大学硕士学位论
　　文,2014.
李明.叙事心理治疗[M].北京:商务印书馆,2019.
李曙亮.类比:认识领悟疗法常用的一种心理治疗技术[J].中国临床康复,2005,9(40):128.
李曙亮.认识领悟疗法常用的几种心理治疗技术[J].中国民康医学,2012,24(5):595-597.
李心天.认识活动在神经衰弱治疗上的作用[J].心理学报,1960,1:36-45.

李心天.悟践疗法——一种整体(holistic)的心理治疗方法[J].医学与哲学,2003,24(4):56-57.

李心天.悟践心理疗法[M]//李心天,主编.医学心理学.北京:北京医科大学中国协和医科大学联合出版社,1998.

李心天.悟践心理学[J].中国民康医学,2011,23(12):139-140.

李自璋.认识领悟心理咨询理论及其应用[J].泸州职业技术学院学报,2006(1):42-44.

林建珠.应用森田疗法治疗艾滋病过度焦虑情绪的咨询一例[J].校园心理,2017,15(3):232-235.

刘皓月,贾林祥.后现代主义对现代心理学的影响[J].太原师范学院学报(社会科学版),2012,11(2):133-136.

刘银平,孙配贞.后现代主义与心理学的发展[J].理论导报,2013(9):39-40.

罗鸿.认识领悟疗法在学校心理治疗中的应用[J].商丘职业技术学院学报,2007,6(3):115-116.

麦克威廉斯(Nancy McWilliams),等.精神分析案例解析[M].钟慧,译.北京:中国轻工业出版社,2004.

彭旭,屈英,李心天.悟践疗法与中国心理治疗本土化[J].医学与哲学,2006,27(4):45-46.

钱铭怡.心理咨询与心理治疗(重排本)[M].北京:北京大学出版社,2016.

塞缪尔·格拉丁.心理咨询导论[M].方双虎,译.北京:中国人民大学出版社,2014.

斯蒂芬·麦迪根(Stephen Madigan).叙事疗法[M].刘建鸿,王锦,译.重庆:重庆大学出版社,2017.

田代信维,施旺红.森田疗法理论及其进展[J].神经疾病与精神卫生,2001,1(1):49-51.

童学文,宫铭.从解构到营构:后现代主义在中国[J].社会科学战线,2008,154(4):146-151.

魏源.浸润后现代精神的心理治疗模式——焦点解决短期疗法述评[J].医学与哲学,2004,25(4):34-35.

修慧兰,汤梅,姚萍.心理辅导、心理咨询与心理治疗的异同:辅导是什么?辅导工作如何进行?[J].中国心理卫生杂志,2006,20(3):201-202.

许又新.心理治疗基础[M].北京:中国轻工业出版社,2018.

杨彩霞,王伟.后现代心理学与心理咨询概述[J].社会心理科学,2007(Z3):135-138.

杨文圣.两仪心理疗法简论[J].心理治疗理论与实践,2019,1(1):55-66.

杨文圣.两仪心理疗法——心理治疗的中国阐释[M].上海:上海三联书店,2017.

叶春莉,肖烈.森田疗法对住院神经症患者治疗效果的对照研究[J].心理月刊,2019,14(8):170.

叶浩生.第二次认知革命与社会建构论的产生[J].心理科学进展,2003,11(1):101-107.

叶浩生.社会建构论与心理学理论的未来发展[J].心理学报,2009,41(6):557-564.

叶浩生.西方心理学中的现代主义、后现代主义及其超越[J].心理学报,2004,36(2):212-218.

叶立军,姚信.关于我国心理咨询本土化研究的思考[J].教育探索,2005(1):101-102.

尤娜,叶浩生.叙事心理治疗的后现代视角[J].心理学探新,2005,25(3):6-10.

于春海.易经与取象思维[M].北京:中国社会科学出版社,2016.

俞国良.社会心理学[M].北京:北京师范大学出版社,2010.

袁弘,王蕾.辩证行为疗法与情绪调整[M].重庆:重庆出版社,2007.

约翰·麦克劳德(John McLeod).心理咨询导论(第3版)[M].潘洁,译.陈赐聪,审校.上海:上海社会科学院出版社,2015.

约翰·萨默斯-弗拉纳根(John Sommers-Flanagan),丽塔·萨默斯-弗拉纳根(Rita Sommers-Flanagan).心理咨询面谈技术(第四版)[M].陈祉妍,江兰,黄峥,译.北京:中国轻工业出版社,2014.

乐国安.咨询心理学[M].天津:南开大学出版社,2002.

占淑荣.心理分析中的新鲜血液——认识领悟疗法[J].国际中华神经精神医学杂志,2005,6(3):225-226.

张伯华,刘天起,张雯.心理咨询与治疗教程[M].山东:山东人民出版社,2011.

张道龙.整合式短程心理咨询[M].北京:北京大学出版社,2013.

张小乔.心理咨询的理论与操作[M].北京:中国人民大学出版社,1998.

张亚林,杨德森.中国道家认知疗法——ABCDE技术简介[J].中国心理卫生杂志,1998,12(3):188-190,192.

赵静波.心理咨询与治疗学[M].广州:中山大学出版社,2020.

赵旭东,丛中,张道龙.关于心理咨询与治疗的职业化发展中的问题及建议[J].中国心理卫生杂志,2005,19(3):221-225.

赵兆,赵燕.心理治疗信件在叙事治疗中的应用(综述)[J].中国心理卫生杂志,2015(3):161-166.

郑睦凡.森田疗法概述[J].社科纵横(新理论版),2011,26(1):242-243.

郑日昌,傅纳.心理咨询与治疗[M].北京:开明出版社,2017.

钟友彬.中国心理分析:认识领悟心理疗法[M].沈阳:辽宁人民出版社,1988.

钟友彬.现代心理咨询——理论与应用[M].北京:科学出版社,1992.

朱迪丝·S.贝克(Judith S. Beck).认知疗法:基础与应用(第二版)[M].张怡,等译.北京:中国轻工业出版社,2013.

朱海.认识领悟疗法:弗洛伊德理论的应用——读钟友彬之《认识领悟疗法》有感[J].青年与社会,2014,560(14):333-334.

朱建军.意象对话心理疗法[M].北京:北京大学医学出版社,2006.

二、英文部分

Applebaum, S. A. Psychological mindedness: Word, concept, and essence. *International Journal of Psycho-Analysis*, 1973, 54, 35-46.

Craighead, L. W., Craighead, W. E., Kazdin, A. E., & Mahoney, M. *Cognitive and Behav-*

ioral Interventions. Boston, MA: Allyn and Bacon, 1994.

Murgatroyd, S. Counselling and Helping. London: The British Psychological Society, 1985.

Parry, A., & Doan, R. Story Revisions: Narrative Therapy in the Postmodern World. New York, The Guilford Press, 1994.

Patterson, C. H. A current view of client-centered or relationship therapy. The Counseling Psychologist, 1969, 1(2), 2-25.

Pressly, P. K., & Heesacker, M. The physical environment and counseling: A review of theory and research. Journal of Counseling and Development, 2001, 79, 148-160.

Rogers, C. R. Counseling and Psychotherapy. Boston: Houghton Mifflin Company, 1942.

Rogers, C. R. On Becoming a Person. Boston: Houghton Mifflin Company, 1961.

Rogers, C. R. The necessary and sufficient conditions of therapeutic personality change. Journal of Consulting Psychology, 1957, 21, 95-103.

图书在版编目（CIP）数据

心理咨询与治疗 / 唐云翔，王云霞主编. — 上海：上海教育出版社，2020.12
（上教心理学教材系列）
ISBN 978-7-5720-0505-3

Ⅰ.①心… Ⅱ.①唐…②王… Ⅲ.①心理咨询–高等学校–教材 ②精神疗法–高等学校–教材 Ⅳ.①R395.6 ②R749.055

中国版本图书馆CIP数据核字(2020)第271003号

责任编辑　谢冬华
封面设计　王　捷

上教心理学教材系列
心理咨询与治疗
唐云翔　王云霞　主编

出版发行　上海教育出版社有限公司
官　　网　www.seph.com.cn
地　　址　上海市永福路123号
邮　　编　200031
印　　刷　上海叶大印务发展有限公司
开　　本　787×1092　1/16　印张 23　插页 1
字　　数　376 千字
版　　次　2021年10月第1版
印　　次　2021年10月第1次印刷
书　　号　ISBN 978-7-5720-0505-3/B·0019
定　　价　59.00 元

如发现质量问题，读者可向本社调换　电话：021-64377165